H. Alsleben A. Weiss M. Rufer

Psychoedukation Angst- und Panikstörungen

Heike Alsleben Angela Weiss Michael Rufer

Psychoedukation Angst- und Panikstörungen

Manual zur Leitung von Patienten- und Angehörigengruppen

Unter Mitwirkung von Iver Hand und Barbara Karwen

URBAN & FISCHER
München · Jena

Zuschriften und Kritik an:
Elsevier GmbH, Urban & Fischer Verlag, Lektorat Komplementäre und Integrative Medizin, Dr. A. Basan, Karlstraße 45, 80333 München

Wichtiger Hinweis für den Benutzer
Die Erkenntnisse in der Medizin unterliegen laufendem Wandel durch Forschung und klinische Erfahrungen. Herausgeber und Autoren dieses Werkes haben große Sorgfalt darauf verwendet, dass die in diesem Werk gemachten therapeutischen Angaben (insbesondere hinsichtlich Indikation, Dosierung und unerwünschten Wirkungen) dem derzeitigen Wissensstand entsprechen. Das entbindet den Nutzer dieses Werkes aber nicht von der Verpflichtung, anhand der Beipackzettel zu verschreibender Präparate zu überprüfen, ob die dort gemachten Angaben von denen in diesem Buch abweichen und seine Verordnung in eigener Verantwortung zu treffen.

Wie allgemein üblich wurden Warenzeichen bzw. Namen (z. B. bei Pharmapräparaten) nicht besonders gekennzeichnet.

Bibliografische Information Der Deutschen Bibliothek
Die Deutsche Bibliothek verzeichnet diese Publikation in der Deutschen Nationalbibliografie; detaillierte bibliografische Daten sind im Internet über http://dnb.ddb.de abrufbar.

1. Auflage 2004

Der Urban & Fischer Verlag ist ein Imprint der Elsevier GmbH.

04 05 06 07 08   5 4 3 2 1

Um den Textfluss nicht zu stören, wurde bei Patienten, Angehörigen und Berufsbezeichnungen die grammatikalisch maskuline Form gewählt. Selbstverständlich sind in diesen Fällen immer Frauen und Männer gemeint.

Planung und Lektorat: Dr. Anja Basan, München
Redaktion: Dr. Annette Greifenhagen, Passignano sul Trasimeno (Italien);
Helene Giernalczyk, München
Register: Dr. Ursula Osterkamp-Baust, München
Herstellung: Christine Kosel, München
Satz: Ebner & Spiegel, Ulm
Druck und Bindung: H. Stürtz AG, Würzburg
Zeichnungen: Thomas Braun, Wiesbaden; Gerda Raichle, Ulm
Umschlaggestaltung: Spiesz-Design, Neu-Ulm
Titelfotografie: Fox Photos, Getty Images Deutschland GmbH, München

ISBN 3-437-56660-1
Printed in Germany

Aktuelle Informationen finden Sie im Internet unter **www.elsevier.com** und **www.urbanfischer.de**

Vorwort und Danksagung

Noch ein Manual zur Behandlung von Patienten mit Angsterkrankungen?!
Die Frage stellt sich angesichts der bereits vorhandenen Therapeutenmanuale und der Flut von Ratgebern für Betroffene.
Gibt es denn so viel Neues aus der Therapieforschung, was die Therapeuten nun erfahren müssen? Ganz sicher nicht. Die Grundlagen der verhaltenstherapeutischen Behandlung von Angststörungen wurden in den 70er Jahren vor allem in England, in London (Maudsley und Middlesex Hospital – Marks, Gelder, Matthews, Mayer) und Oxford (Gelder, Matthews) mit dem Nachweis der Wirksamkeit der Expositions-Therapie geschaffen. Seither wurden viele störungsspezifische Manuale (z.B. für Agoraphobie, Panikstörung, Soziale Phobie) für Einzel- oder Gruppentherapien entwickelt. Diese sind sehr unterschiedlich ausgerichtet: z.T. hochgradig standardisiert oder nur grobe Leitfäden. Sie richten sich an unterschiedliche Zielgruppen, z.B. ausgebildete Verhaltenstherapeuten, „Co-Therapeuten" (vor allem in Verhaltenstherapie-Kliniken) oder Ärzte in der Primärversorgung. Manche Manuale unterstützen sehr komplexe, Zeit aufwendige Therapien für chronisch verlaufende Störungen (z.B. Soziales-Kompetenz-Training nach Ullrich und Ullrich), andere eher Minimalinterventionen für akut dekompensierte oder noch nicht verhaltenstherapeutisch vorbehandelte Patienten (z.B. dieses Manual).
Manche Autoren „erfinden das Rad neu", andere lassen erkennen, dass es ihnen eher um eine Optimierung geht, d.h. um „Tradition in Veränderung". Dieses Manual stellt den Versuch einer solchen Traditionspflege dar. Seit 1976 haben wir – ausgehend von den Studien in England – kontinuierlich zwei Pfade der Hilfestellung für Patienten mit Angststörungen gepflegt: Einerseits Therapeuten begleitete (Einzel- oder Gruppen-) Intensiv-Kurzzeit-Therapien mit dem Verfahren „Exposition-Reaktions-Management" (ERM, Hand, 1993) und andererseits Selbsthilfe fördernde Maßnahmen. Zu letzterem zählt etwa das aus dem Englischen übersetzte, auf deutsche Verhältnisse modifizierte und hinsichtlich seiner Wirksamkeit in einer umfangreichen Studie evaluierte „Platzangst"-Manual für Betroffene und Angehörige (Matthews et al., 3. Aufl., 1997; 4. Auflage in Vorbereitung). Die Therapeuten begleitete Intensiv-Exposition kann in Stunden bis wenigen Tagen bei Panikstörung und Phobien zu weitgehendem Symptomabbau führen. Die dabei angestrebte massive Emotionalisierung birgt in der Selbstanwendung jedoch deutliche Risiken. Daher erfordern die Selbsthilfe bezogenen Interventionen ein wesentlich vorsichtigeres, gestuftes und starke Emotionalisierung vermeidendes Vorgehen, um das „Unfall-Risiko" (Verstärkung statt Abbau der Angst) bei den Übungen zu minimieren.
Die beiden Extrempositionen des Therapieangebotes sind also: Der Therapeut, der seinen Patienten (Einzel- oder Gruppensetting) bis zu 6 Stunden kontinuierlich durch die Übungssituationen begleitet, zum

Erleben von maximalen Emotionen ermutigt und zu deren Bewältigung verhilft – oder der Therapeut, der z.B. das Platzangst-Manual mit dem Patienten kurz bespricht und dann die Manual geleitete Selbstexposition des Patienten in den Sitzungen jeweils nur kurz, neben dem jeweiligen Hauptthema, anspricht. Auf dem Kontinuum zwischen diesen Extrempolen liegen die beiden Therapeuten geleiteten Gruppentherapien in diesem Manual. Die Kontaktzeit des Therapeuten pro Patient wird durch die Gruppensituation, die geringe Anzahl der Gruppensitzungen und den weitgehenden Verzicht auf Therapeuten begleitete in-vivo Übungen minimiert. Eine spezifische verhaltenstherapeutische Vorqualifikation der Therapeuten wird durch eine sehr ausführliche Vorgabe zur Gestaltung der einzelnen Sitzungen (sowohl in inhaltlicher wie auch in formaler Hinsicht) weitgehend verzichtbar. Zugleich ist das Risiko der Anwendung (s.o.) durch verhaltenstherapeutisch nicht qualifizierte Therapeuten dadurch gering, dass die Anwendung in unserer Ambulanz seit Jahren den Berufsanfängern übertragen wurde (mit regelmäßiger Kontrolle der Therapieverläufe durch erfahrene Mitarbeiter) und sich in vielen Durchläufen als äußerst risikoarm bei vergleichsweise hoher Wirksamkeit für die Patienten erwiesen hat. Therapeuten waren u.a. Psychologen und Psychiater am Beginn ihrer verhaltenstherapeutischen Aus- bzw. Weiterbildung. Nachdem intern die Wirksamkeit des Gruppenprogramms überprüft worden war (Osen u. Hand, 1995), führte in einem frühen Stadium der Manualentwicklung ein junger „Hausarzt" im Rahmen seiner Dissertation das Programm nach kurzer Einführung weitgehend eigenständig und erfolgreich durch (Schulze et al., 1997). Auf diese Weise wurde überprüft, ob das Gruppenprogramm auch in einer allgemeinärztlichen Praxis umsetzbar ist.
Ein Ergebnis dieser Untersuchungen bestand in der Trennung des Programms in eines für Patienten mit Phobien und eines für Patienten mit Panikstörung – trotz der vielen Gemeinsamkeiten beider Störungen (☞ Kap. 3). Ein Programm für generalisierte Angststörung wurde in diesem Kontext nicht entwickelt, da die Diagnose immer noch recht selten gestellt und zudem ein anderer Interventionsschwerpunkt erforderlich ist.
Neben dieser internen Kontinuität spiegelt sich in diesem Manual auch die externe Kontinuität darin wider, dass eine langjährige Zusammenarbeit mit Hans Ullrich Wittchen (Hand und Wittchen, 1986, 1988) dazu geführt hatte, dass wesentliche Elemente aus dem „Platzangst"-Manual in ein Multiautoren-Manual für Therapeuten „Wie informiere ich meine Patienten über Angst" (Wittchen et al., 1993) einflossen. Dieses erweiterte Manual wurde dann wiederum die Grundlage für die Variationen, die wir für das vorliegende Manual sukzessive entwickelt haben. Die aktuelle Version des Manuals ist hinsichtlich ihrer Wirksamkeit für die Panikstörung (Mundt, 2002) und für Phobien (Möller-Hagenah, 2003) an größeren Fallzahlen überprüft. All den genannten Personen gilt unser herzlicher Dank für die Kooperation bei der Weiterentwicklung dieses Manuals.

Zielgruppe für dieses Manual sind weniger versierte Verhaltenstherapeuten. Es sind vor allem psychologische, ärztliche und Co-Therapeuten aus anderen Berufsgruppen, die ein ausgereiftes, mit dem Wissen vieler Experten versehenes, von Patienten akzeptiertes und in seiner Wirksamkeit überprüftes, Selbsthilfe förderndes Programm suchen. In diesem Sinne ist es ein Beitrag zur verhaltenstherapeutischen Traditionspflege auch über den engeren Kreis der Verhaltenstherapeuten hinaus.

Hamburg, August 2003 Prof. Dr. med. Iver Hand

Inhaltsverzeichnis

1 Hinweise zum Gebrauch des Manuals

Das Manual ist so verfasst, dass der Gruppenleiter die Informationsvermittlung an die Bedürfnisse der Gruppe anpassen kann. Dazu sind **optionale Informationsbausteine** in den Text eingefügt, die Sie bei Bedarf auch weglassen können. Manchmal empfiehlt es sich, stärker auf Beiträge aus der Gruppe einzugehen und damit vom vorgeschlagenen Gruppenablauf abzuweichen. Wie weit Sie das Gruppenkonzept abändern, sollten Sie jeweils individuell entscheiden. Falls Sie wenig Erfahrung in der Leitung von Gruppen haben, können Sie sich sehr eng an das Manual halten. Für erfahrene Therapeuten befindet sich im Anhang alternativ eine inhaltliche Kurzübersicht (☞ Formblätter 23–26 im Anhang/CD-ROM) der einzelnen Sitzungen der Angstbewältigungsgruppen. Sie dienen als Leitfaden, mit dessen Hilfe die Sitzungen eigenständiger und spontaner durchgeführt werden können. Durch das freie Vortragen der Theoriebausteine wird den Teilnehmern das Zuhören erleichtert.

Die nachfolgenden Kapitel des Manuals befassen sich allgemein mit dem Thema **Psychoedukation** sowie mit dem **wissenschaftlichen Hintergrund** und der Evaluation der dargestellten Gruppenkonzepte. Um eine gute Zuordnung der unterschiedlichen Angst-Patienten in die Gruppen zu ermöglichen, haben wir im Anschluss ein Kapitel über **(Kontra-)Indikationskriterien** eingefügt.

Kernstück des vorliegenden Manuals bilden die Kapitel **zur Durchführung der Angst- und Panikbewältigungsgruppen.** Die Theorieteile der ersten Gruppensitzungen sind als Fließtexte in das Manual aufgenommen und können vom Gruppenleiter abgelesen werden. Trotz des vorgegebenen Fließtextes sollten zwischendurch Fragen der Teilnehmer zugelassen werden. Dies dient der Gruppenaktivierung und beugt Ermüdung und Konzentrationsverlust vor. Die Abbildungen im Text sind zusätzlich als Folien im Anhang enthalten und können ausgedruckt werden (☞ im Anhang/CD-ROM).

Informationen zur Umsetzung von Angstmanagement-Strategien befinden sich direkt in den Sitzungsbeschreibungen und zusätzlich im Abschnitt „Anleitung von häuslichen Übungen" (☞ S. 32) sowie im Kapitel 11 „Schwierige Situationen innerhalb der Gruppensitzungen". Das Kapitel „Optionale Ergänzungen der Angstbewältigungsgruppe" (☞ S. 108) beinhaltet u. a. Vorschläge zur Durchführung einer Angehörigengruppe.

Ein weiteres Kapitel befasst sich mit der **Progressiven Muskelentspannung** nach **Jacobson,** die eine wichtige Grundlage in der verhaltenstherapeutischen Behandlung von vielen Angsterkrankten bildet. Am Ende des Manuals geben wir Ihnen Empfehlungen für die **Weiterbehandlung** und **Selbsthilfe.**

Der umfangreiche Anhang beinhaltet eine Sammlung von **Folien** und **Formblättern** (Arbeitsblätter für die Teilnehmer, Arbeitshilfen zur Durchführung der Gruppen und Testdiagostikunterlagen) sowie **Literaturhinweise** und einige **Adressen** für Informationen zur Weiterbehandlung und Selbsthilfe. Die Folien und Formblätter befinden sich zusätzlich auch auf der mitgelieferten CD-ROM.

Begleitend zu diesem Manual erschien der Ratgeber „Stärker als die Angst" (☞ Kap. 13, Rufer et al.), der den Gruppenteilnehmern das Nachlesen der vermittelten Gruppeninhalte ermöglicht. Darüber hinaus ist der Ratgeber ebenfalls für alle anderen Betroffenen oder Interessierten geeignet, sich über Angststörungen und deren Bewältigungsmöglichkeiten zu informieren.

2 Psychoedukation bei Angsterkrankungen

Was ist Psychoedukation?

Im klassischen Sinne bedeutet Edukation „Erziehung" oder „Unterricht". Sie ist üblicherweise an Kinder und Jugendliche gerichtet und kann als Gesundheitserziehung z. B. in allen pädagogischen Einrichtungen erfolgen. Die an Erwachsene gerichteten edukativen Maßnahmen zu gesundheitlichen Belangen werden als Gesundheitsbildung bezeichnet. Wissensvermittlung, Aufklärung und Beratung durch Experten sind die wesentlichen Methoden, die bei spezifischen gesundheitsrelevanten Themen eingesetzt werden, meistens in präventiver Absicht (Waller, 1996). Auch in der Selbsthilfebewegung wird Expertenwissen gezielt zur besseren Bewältigung der eigenen Erkrankung genutzt.
Die Therapie psychischer wie somatischer Erkrankungen sollte immer Information für die Patienten und deren wichtigste Bezugspersonen über die Krankheit, sowie deren Ursachen und Behandlungsmöglichkeiten beinhalten. Im Rahmen der verschiedenen Behandlungsmöglichkeiten spielt die Aufklärung über Selbsthilfemöglichkeiten und die Motivation zur Selbsthilfe eine besondere Rolle. Ein Ziel dabei ist der Abbau des die Störung aufrechterhaltenden oder verstärkenden „Risikoverhaltens" (z. B. Vermeidung Angst auslösender Situationen) des Patienten und ggf. auch seiner Angehörigen. Bei dieser Zielsetzung ist eine klare Abgrenzung zwischen Psychoedukation und Therapie schwierig. So kann man z. B. etliche Maßnahmen der Verhaltenstherapie auch der Psychoedukation zuordnen – und umgekehrt.
Das **Ziel** der Psychoedukation ist die **„Hilfe zur Selbsthilfe"** – die auch ein wesentliches Ziel der Verhaltenstherapie ist. Psychoedukation ist damit ein relevanter Inhalt jeder Verhaltenstherapie. Begrenzt gilt auch umgekehrt: Viele Inhalte psychoedukativer Programme für spezifische Störungen sind in der Verhaltenstherapie entwickelt und hinsichtlich ihrer Wirksamkeit evaluiert worden.

Warum Psychoedukation bei Angsterkrankungen?

Für den Bereich psychischer Erkrankungen gewinnen wirksame edukative Konzepte immer mehr an Bedeutung, als Schnittstelle von professionell durchgeführten und meist auf längere Zeit ausgerichteten Psychotherapien und der reinen Selbsthilfe.

Angsterkrankungen gehören zu den häufigsten psychischen Erkrankungen. In einer Darstellung von Bandelow (2003) werden die Lebensprävalenzraten für Angsterkrankungen im Allgemeinen mit 14,6% (nach Regier, 1998) beziffert.

Gerade bei Angsterkrankten kann eine Chronifizierung (z.B. durch einen nur vermeintlich hilfreichen Umgang mit der Symptomatik) zu weiteren Erkrankungen wie Depressionen, Suchtproblemen oder körperlichen Störungen, wie Bluthochdruck führen. Beispiele für inadäquate Copingstrategien sind: Vermeidung Angst auslösender Situationen, Selbstmedikation oder Dauereinnahme von bestimmten abhängig machenden Medikamenten sowie Alkoholabusus. In Partnerbeziehungen oder Familien können gravierende Spannungen entstehen, da sich die Angehörigen in ihren Freiräumen zunehmend eingeengt fühlen. Der Kontakt zum persönlichen sozialen Umfeld kann verloren gehen. Berufliche Funktionseinschränkungen bis hin zur Erwerbsunfähigkeit können sich entwickeln. Neben dem hohen individuellen Leidensdruck können also die sozialen und ökonomischen Folgen gravierend sein. Alleine für „Ängste am Arbeitsplatz“ wurden die jährlichen Kosten in Deutschland vor einigen Jahren auf etwa 100 Milliarden DM geschätzt (Panse und Stegmann, 1998).

Psychoedukative Konzepte sind ein wichtiger Bestandteil in der Behandlung von Angsterkrankungen

Psychoedukative Maßnahmen helfen, dass die Betroffenen durch gezielte und gute Informationen ein hohes Maß an eigenverantwortlichem Handeln im Umgang mit ihrer Angsterkrankung entwickeln und möglichst wenig professionelle Unterstützung in Anspruch nehmen müssen. Außerdem sollen chronische Krankheitsverläufe und Krankheitsrückfälle minimiert werden. Die Angst- und Panikbewältigungsgruppen stellen ein relativ niedrigschwelliges und kostengünstiges Angebot dar, insbesondere für den ambulanten Bereich. Entsprechend modifiziert sind sie auch gut in (teil-)stationäre Behandlungspläne integrierbar. Die Patienten werden durch die Gruppenteilnahme befähigt, eigene Ressourcen wieder zu aktivieren und in Kombination mit neu erworbenem Wissen und professioneller Beratung aktiv in Selbsthilfe umzusetzen. Das fördert auf der individuellen Ebene Selbstwerterleben. Auf der volkswirtschaftlich-gesellschaftlichen Ebene werden soziale Sicherungssysteme entlastet.

3 Klinischer und wissenschaftlicher Hintergrund

Die heute wirksamsten Verfahren zur Behandlung von Phobien und Panikstörung haben ihren Ursprung überwiegend in der Forschung am Maudsley Hospital/Institute of Psychiatry in London und an dem Warneford Hospital (Universitätsklinik für Psychiatrie) in Oxford.
Sie sind letztlich gedacht als **„Hilfe zur Selbsthilfe“** – und dabei gibt es eine hohe Varianz bezüglich der Intensität der Hilfestellung von Therapeuten und des Umsetzungsvermögens von Patienten.
Die extremen Unterschiede in der **Intensität der erforderlichen Therapeutenhilfe** bei der Selbstanwendung der unterschiedlichen Varianten der Exposition wurden einem der Autoren (I. H.) bereits Anfang der 70er Jahre bei seiner Weiterbildung am Maudsley Hospital deutlich:
In unserer dort durchgeführten ersten Studie zur Exposition in-vivo als Gruppentherapie bei Agoraphobie (Hand et al., 1974) erhielten alle Patienten in 1–2 vorgeschalteten Einzelgesprächen auch eine präzise Information über das geplante therapeutische Vorgehen, insbesondere die Exposition. Dann wurden sie gebeten, vor Therapiebeginn einen „Verhaltens-Test“ (damals „in Mode“) zur Objektivierung ihrer agoraphobischen Beeinträchtigung durchzuführen. Dieser Test beinhaltete, sich vom Maudsley Hospital in eine Einkaufsstraße zu begeben, dort eine Kleinigkeit einzukaufen (mit Beleg), mit einem Bus zu einer weiter abgelegenen U-Bahnstation zu fahren (mit Fahrscheinbeleg), mit der U-Bahn einige Stationen zurückzulegen (mit Fahrscheinbeleg), die Zeiten dafür aufzuschreiben und dann auf dem gleichen Weg wieder in das Maudsley zurückzukehren. Einige Patienten machten sich alleine erst gar nicht auf den Weg, andere bewältigten die ersten 10–20 % der Strecke, wieder andere absolvierten den kompletten Verhaltens-Test, unter letzteren bezeichneten sich einige überraschender Weise als unverändert phobisch und beeinträchtigt. Während andere dagegen erlebten einen vollständig absolvierten Verhaltens-Test als wunderbares Bewältigungserlebnis verarbeiteten. Sie führten daraufhin, ohne vorherige Absprache mit uns, einige weitere Selbstexpositionen durch und betrachteten sich danach als hinreichend gebessert und nicht länger therapiebedürftig.
Bei dieser Studie machten wir auch die Erfahrung, dass Gruppen-Kohäsion und -Humor die in-vivo Exposition von 6–8 Gruppenmitgliedern für Patienten und Therapeuten im Vergleich zur Einzeltherapie eher erleichterte als erschwerte. Viele Patienten hatten also ein erhebliches Selbsthilfepotential, das in der Therapie systematisch genutzt werden konnte.

In dieser Studie machten wir aber auch die Erfahrung, dass ein sehr schneller Therapieerfolg beim Patienten (innerhalb von 3 vollen Tagen in nur einer Woche!) bei den Angehörigen keineswegs immer die erhoffte Freude auslöste. Mitunter kam es zu massiven Aggressionen und dem Vorwurf, der Patient habe jahrelang die Hilfsbereitschaft seines Angehörigen „missbraucht", er sei nicht wirklich krank gewesen. Eine schwere Erkrankung könne man doch nicht in 3 Tagen mit Übungen, die im Wesentlichen das beinhalteten, was der Angehörige dem Patienten auch schon immer empfohlen hatte, beheben. Die frühzeitige **Information der Angehörigen** mit Klärung der Beziehungsmuster ist in solchen Fällen also Voraussetzung für eine erfolgreiche Therapie (Literaturüberblick in Hand, 2000).

In der Praxis der niedergelassenen Verhaltenstherapeuten in Deutschland scheint nach allen vorliegenden Informationen die Begleitung des Patienten bei der Exposition in-vivo eher die Ausnahme zu sein. Patienten führen in der Regel nach Vorabsprache mit ihrem Therapeuten die Übungen eigenständig durch. Der Abbau der phobischen und der Panik-Symptomatik könnte dabei vermutlich oft beschleunigt werden, wenn die Patienten einen Übungsplan zur Hand haben, nach dem sie, im Vertrauen auf ein bewährtes Vorgehen, intensiver an sich selbst arbeiten können.

Die Lebenszeitprävalenz der Angst- und Panikstörungen liegt bei 14–16% der erwachsenen Bevölkerung. Für das Gros dieser Patienten besteht trotz der deutlichen Zunahme kassenzugelassener Verhaltenstherapeuten immer noch eine Mangelversorgung (Margraf u. Poldrack, 2000). Wir stellten daher frühzeitig Überlegungen dazu an, wie auch Erstversorger solcher Patienten ohne eingehende Verhaltenstherapiekenntnisse spezifisch für diesen Störungsbereich geschult und als kompetente Förderer der Selbsthilfe ihrer Patienten wirksam werden könnten. Dabei dachten wir z.B. an psychotherapeutisch aufgeschlossene Ärzte in der Primärversorgung, mit einem teilweise hohen Anteil von Angstpatienten in der Praxisklientel. Aus einer WHO-Studie zur Epidemiologie psychischer Erkrankungen in der hausärztlichen Praxis folgerten Maier et al. (1996), dass eine wichtige Forschungsaufgabe darin liegen müsse, geeignete **Therapieverfahren für psychische Störungen in der allgemeinmedizinischen Versorgung** zu entwickeln, die in begrenzter Zeit mit belegter Effektivität anwendbar seien. Die Bereitschaft zu entsprechender psychotherapeutischer Weiterbildung bei Angststörungen gaben (allerdings unter den Arbeitsbedingungen von 1995) in Hamburg 63,5% von 782 befragten Allgemeinärzten an (Zingel, 1995). Ähnliches könnte grundsätzlich auch für Psychotherapeuten anderer „Schulrichtungen" gelten. Mit Hilfe des jetzt vorliegenden Manuals und des Ratgebers könnten sie die Durchführung der Exposition (in der Psychoanalyse ursprünglich z.B. von Freud oder auch Ferenczi bei Angst- und Zwangsstörungen dringend empfohlen) in ihren Gesamtbehandlungsplan einbauen und damit bei vielen ihrer Patienten den Behandlungserfolg deutlich verbessern. Schließlich könnten auch Verhaltenstherapeuten, die eine Begleitung ihrer Patienten bei der Exposition in-vivo nicht realisieren können, die Selbst-Exposition sowohl erleichtern wie auch standardisieren. In der **stationär-teilstationären Psychotherapie** sind Teilelemente des Manuals vermutlich auch für Co-Therapeuten im Einzel- und Gruppensetting eine wertvolle Unterstützung.

Für alle genannten Therapeutengruppen gilt, dass sie auch ohne spezifische Gruppentherapieerfahrung das Programm umsetzen können.

Erste Erfahrungen mit einem vergleichbaren Ansatz konnten mit dem Therapeutenmanual von Wittchen et al. (1993) und einem Kurztraining von niedergelassenen Primär-Ärzten einerseits und Fachärzten für Nervenheilkunde oder Psychiatrie andererseits gesammelt, aber leider nicht systematisch ausgewertet werden.

Aus den genannten Überlegungen heraus führten wir Anfang der 90er Jahre eine erste kleine Pilotstudie (Osen u. Hand, 1995) mit einer „Kurzzeit-Gruppentherapie zur Erhöhung des Selbsthilfepotentials von Patienten mit Angststörungen“ durch. 10 der 14 Teilnehmer aus 2 Gruppen, mit jeweils 4 Doppelstunden Therapie innerhalb von 2 Wochen, berichteten einen deutlichen Rückgang ihrer Angstsymptomatik.

Dieses Ergebnis ermutigte uns, einen jungen „Hausarzt“ im Rahmen seiner Dissertation nach einer Kurzeinführung in Angststörungen und deren verhaltenstherapeutische Behandlung insgesamt 52 Patienten mit 6 verschiedenen Angststörungen, in 6 Gruppen mit jeweils 4 Doppelstunden innerhalb von 2 Wochen, behandeln zu lassen. Nach Therapieende konnten leider nur die Daten von 34 Patienten (davon 21 mit Agoraphobie) ausgewertet werden (Schulze et al., 1997). Mehr als 50% der Teilnehmer gaben bei Ende der Therapie an, keine weitere professionelle Hilfe zu benötigen. **Profitiert** hatten **in erster Linie die phobischen Patienten,** während solche mit Panikstörung und generalisierter Angststörung (allerdings nur kleine Zahlen) deutlich schlechter abschnitten.

Aus den Ergebnissen dieser beiden Vorstudien entwickelten wir dann **getrennte Gruppenangebote für phobische und für Panik-Patienten,** die bald die Formen erhielten, die in diesem Manual dargestellt sind. Seit langem führen bei uns die „Jung-TherapeutInnen“, bald nach Beginn ihres Trainings in unserem Team, diese Gruppen durch – wobei Supervision jederzeit verfügbar ist, aber wenig in Anspruch genommen werden muss. Die Zwei-Jahres-Katamnesen von mehreren Panikbewältigungsgruppen sind inzwischen fertig gestellt (Mundt, 2002). Von 66 Therapiebeendern (jeweils 5 Gruppensitzungen à 150 Min.) nahmen noch 41 (54,7%) an dieser Katamnese teil – angesichts der Kürze des Therapeutenkontaktes ein ganz akzeptabler Prozentsatz. Von diesen Patienten waren 35% non-Responder, die anderen parzielle oder vollständige Responder. Völlig panikfrei waren in den letzten 4 Wochen vor der Katamnese 55% der Patienten. In der Studie von A. Mundt wurde auch untersucht, ob die gleichzeitige Einnahme (von vor Gruppenbeginn bereits hausärztlich verordneten) Antidepressiva, überwiegend

SSRI, die Effekte der verhaltenstherapeutischen Interventionen verbessern oder behindern würde. Weder das Eine noch das Andere war der Fall. Hinsichtlich der Langzeit-Wirksamkeit der Phobiebewältigungsgruppen ist eine Katamnesestudie mit über 100 Patienten nahezu abgeschlossen. Hier ergab sich ein hoch signifikanter Rückgang der phobischen Symptomatik, die Detailanalysen werden demnächst vorliegen (Möller-Hagenah, 2003).

Mit einer intensiven Behandlung durch erfahrene Verhaltenstherapeuten sind zweifellos deutlich bessere Ergebnisse zu erreichen. Das hier vorgestellte Therapeuten-Manual – mit seinem Schwerpunkt auf Psychoedukation und Förderung der Motivation und Kompetenz zur Selbsthilfe – und der dazu erhältliche Ratgeber „Stärker als die Angst" (☞ 13, Rufer et al.) sollen jene Patienten erreichen, die eine professionelle Verhaltenstherapie entweder gar nicht benötigen oder nur geringfügig in Anspruch nehmen müssen. Darüber hinaus können sie in einer multimodalen Verhaltenstherapie den Zeitaufwand des Therapeuten für die Phobie- oder Panik-Behandlung deutlich reduzieren. Bei der stationären Behandlung dieser Patienten können entsprechende Textbausteine aus Ratgeber und Manual sicher auch nützlich sein. Eine wesentliche Aufgabe für die weiterführende Forschung liegt darin, die Indikationskriterien für diesen die Selbsthilfe betonenden Behandlungsansatz zu präzisieren und damit Fehlzuweisungen und Misserfolgsquoten zu reduzieren.

4 Evaluation und Qualitätssicherung

Die Evaluation psychotherapeutischer Behandlungen stellt einen wichtigen Bestandteil qualitätssichernder Maßnahmen dar, welche nicht zuletzt von den Kostenträgern immer mehr eingefordert werden. In einer Kurzübersicht informieren wir Sie deshalb über die in den beschriebenen Gruppen verwendeten psychologischen Testinventare. Im Anhang befindet sich die in unserem Arbeitsbereich erstellte Einverständniserklärung und der von uns verwendete Soziodemographie-Fragebogen sowie die Testinventare, die bisher nicht in manualisierter Form veröffentlicht wurden. Alle anderen, in diesem Kapitel vorgestellten Tests sind über die Testzentrale in Göttingen zu beziehen (☞ Kap. 13, Angus et al.).
Zur Überprüfung spezieller wissenschaftlicher Fragestellungen können ergänzend andere spezifische Testinstrumente eingesetzt werden.

Beschreibung der Testinventare

Einverständniserklärung

Die Einverständniserklärung (☞ Formblatt 30 im Anhang/CD-ROM) informiert die Teilnehmer über den Zweck der Testdiagnostik und holt hierfür ihre schriftliche Zustimmung ein.

Soziodemographie-Fragebogen

Die Daten, die mit Hilfe des Soziodemographie-Fragebogen (☞ Formblatt 31 im Anhang/CD-ROM) erhoben werden, dienen der **Stichprobenbeschreibung.** Sie können für die Auswertung der Testdiagnostik herangezogen werden.
Außerdem liefern die Daten dem Therapeuten wichtige Informationen zu bisherigen Behandlungen, Medikamenteneinnahmen und möglichen Komorbiditäten der einzelnen Teilnehmer.

SCL-90-R (Symptomcheckliste)

Die 90 Items der Symptomcheckliste von Derogatis (deutsche Fassung, 2. Auflage von G. Franke, 2002) unterteilt sich in neun Subskalen und drei globale Kennwerte. Diese geben Hinweise auf mögliche psychische Belastungen innerhalb der vergangenen 7 Tage. Sie eignet sich insbesondere als Instrument zur Verlaufsbeschreibung. Die fünfstufige Antwortskala reicht von 0: „überhaupt nicht“ bis 4: „sehr stark“.

Kurzbeschreibung der neun Subskalen

1. **Somatisierung** (einfache körperliche Belastung bis hin zu funktionellen Störungen): fokussiert auf Distresserleben, das durch die eigene Wahrnehmung der verschiedenen körperlichen Dysfunktionen entsteht – 12 Items.
2. **Zwanghaftigkeit** (leichte Konzentrations- und Arbeitsstörung bis hin zu ausgeprägter Zwanghaftigkeit): berücksichtigt werden Symptome, die eng mit dem klinischen Syndrom der Zwanghaftigkeit zusammenhängen, wie konstant erlebte, ich-fremde Gedanken, Handlungen und Impulse – 10 Items.
3. **Unsicherheiten im Sozialkontakt** (leichte soziale Unsicherheit bis hin zum Gefühl völliger persönlicher Unzulänglichkeit): bezieht sich auf das Gefühl der Minderwertigkeit, besonders im Vergleich mit anderen – 9 Items.
4. **Depressivität** (Traurigkeit bis hin zur schweren Depression): umfasst die Bandbereite manifester klinischer Depressionen – 13 Items.
5. **Ängstlichkeit** (körperlich spürbare Nervosität bis hin zu tiefer Angst): fokussiert auf manifeste körperliche Angst bis hin zu Panikattacken. Die kognitiven Komponenten umfassen Gefühle von Besorgnis, Furcht und somatische Symptome der Angst – 10 Items.
6. **Aggressivität/Feindseligkeit** (Reizbarkeit und Unausgeglichenheit bis hin zu starker Aggressivität mit feindseligen Aspekten): bezieht sich auf Gedanken, Gefühle oder Handlungen, die charakteristisch für den negativen Gefühlszustand von Ärger sind und Aggression, Irritierbarkeit, Zorn und Verstimmung umfassen – 6 Items.
7. **Phobische Angst** (leichtes Gefühl von Bedrohung bis hin zur massiven phobischen Angst): umfasst andauernde und unangemessene Furcht als Reaktion auf eine bestimmte Situation oder ein Objekt, die zu Flucht- oder Vermeidungsverhalten führt – 7 Items.
8. **Paranoides Denken** (Misstrauen und Minderwertigkeitsgefühle bis hin zu paranoidem Denken): Dabei wird paranoides Verhalten grundsätzlich als Denkstörung verstanden. Primäre Aspekte sind: Gedankenprojektion, Feindseligkeit, Argwohn, Grandiosität, gedankliche Einengung, Angst vor Autonomieverlust und wahnhafte Täuschungen – 6 Items.
9. **Psychotizismus** (mildes Gefühl der Isolation und Entfremdung bis hin zur dramatischen Evidenz psychotischer Episoden): umfasst eine kontinuierliche Dimension des menschlichen Erlebens, die von verzerrtem, isoliertem, schizoiden Lebensstil bis hin zu Primärsymptomen der Schizophrenie reicht, wie Halluzinationen und Gedankenzerfall – 10 Items.

Kurzbeschreibung der drei globalen Kennwerte

1. **GSI** (Global Severity Index): misst die grundsätzliche **psychische Belastung.**

2. **PSDI** (Positive Symptom Distress Index): misst die **Intensität der Antworten.**
3. **PST** (Positive Symptom Total): gibt Auskunft über die **Anzahl der Symptome,** bei denen eine Belastung vorliegt.

Die drei globalen Kennwerte geben **Auskunft über das Antwortverhalten bezogen auf alle Items.** Neben den 83 Items der oben beschriebenen neun Skalen gehen weitere sieben Zusatz-Items mit in deren Berechnung ein.
Die **Zusatz-Items** beinhalten Fragen nach schlechtem Appetit; Einschlafschwierigkeiten; Gedanken an Tod und Sterben; dem Drang, sich zu überessen; frühem Erwachen am Morgen; unruhigem oder gestörtem Schlaf und Schuldgefühlen.

AKV (Angst, Kognition und Vermeidung)

Das von A. Ehlers und J. Margraf (1993) ins Deutsche übersetzte Testinventar zu **Körper bezogenen Ängsten, Kognition und Vermeidung** unterteilt sich in drei Fragebögen. Es wird als Screening-Instrument für Paniksyndrom, Agoraphobie und somatoforme Beschwerden eingesetzt und dient zur Diagnostik und Erfolgskontrolle sowie zur Therapieplanung.

Beschreibung der drei Unterfragebogen:

1. **BSQ*** – (Body Sensations Questions): **Fragebogen zur Angst vor körperlichen Symptomen.** Mit Hilfe von 17 Items wird erfasst, wie stark die Angst von körperlichen Symptomen ausgeprägt ist. Die fünfstufige Antwortskala reicht von „gar nicht beunruhigt oder ängstlich" bis „extrem ängstlich".
2. **ACQ*** – (Agoraphobic Cognitions Questions): **Fragebogen zu Angst bezogenen Kognitionen,** der die beiden **Faktoren „Kontrollverlust"** und **„Körperliche Krise"** beinhaltet, für die getrennte Subscores berechnet werden können. Mit Hilfe von 14 Items wird erfasst, wie häufig typische Angst bezogene Kognitionen bei den Patienten auftreten. Die fünfstufige Antwortskala reicht von „Der Gedanke kommt nie vor" bis „Der Gedanke kommt immer vor".
3. **MI*** – (Mobility Inventory): Das **Mobilitätsinventar** beschreibt mit Hilfe von 27 Items Vermeidungsverhalten in den wichtigsten „agoraphobischen" Situationen. Die zwei **Subskalen „Vermeidung alleine"** (MIA) und **„Vermeidung in Begleitung"** (MIB) tragen zur Differenzierung des Vermeidungsverhaltens bei.

* Anmerkung: Wegen der internationalen Vergleichbarkeit wurden die Abkürzungen entsprechend der englischen Originalbegriffe beibehalten.

U-Fragebogen

Der **Unsicherheitsfragebogen** von Ullrich & Ullrich (1998) enthält 65 Items zur Erfassung problematischer Einstellungen und Verhaltensweisen von Menschen mit Störungen des Selbstwertgefühls oder der sozialen Kompetenz. Die sechsstufige Antwortskala reicht von 0: „trifft nicht zu" über 1: „sehr viel besser" bis 5: „trifft voll und ganz zu".

Beschreibung der sechs Subskalen bzw. Faktoren

1. **Fehlschlag- und Kritikangst** – (FE): Erhöhte Angst vor Blamage, Misserfolg, Kritik und öffentlicher Beachtung – 15 Items.
2. **Kontaktangst** – (KO): Schwierigkeiten im Äußern von Zuneigung, Schüchternheit und Hemmungen im Umgang mit dem anderen Geschlecht, Ängste vor Verpflichtungen und Abhängigkeit, ständige Bedenken, anderen zur Last zu fallen – 15 Items.
3. **Fordern können** – (FO): Im engeren Sinne: Unfähigkeit, Forderungen zu stellen und diese durchzusetzen. Im weiteren Sinne: Probleme bezogen auf Selbstsicherheit, Entscheidungsfreude, Vertrauen in das eigene Urteil und die Kritikfähigkeit – 15 Items.
4. **Nicht-Nein-Sagen-Können** – (NN): Übergroße Nachgiebigkeit gegenüber den Anforderungen anderer, Vermeidung von Auseinandersetzungen „um des lieben Friedens willen", Ärger lieber „schlucken" als offen ansprechen – 10 Items.
5. **Schuldgefühle** – (S): Schuldgefühle, die entstehen, wenn materielle Ansprüche anderer, besonders bedürftiger oder zuvorkommender Menschen nicht erfüllt werden – 5 Items.
6. **Anständigkeit** – (A): Überhöfliche Beachtung von Normen, übergroße Peinlichkeit im Hinblick auf mögliche Verletzungen solcher Anstandsregeln – 5 Items.

Die Skalen **Schuldgefühle** wie auch **Anständigkeit** stellen **Nebenskalen** dar, mit deren Hilfe relevante Einstellungen zum sozialen Verhalten objektiviert werden sollen.

MHS (Marital-Happiness Scale)

Bei diesem Testinventar (☞ Formblatt 32 im Anhang/CD-ROM) handelt es sich um ein Selbstbeurteilungsinstrument zur Einschätzung a) der eigenen momentanen Zufriedenheit mit der aktuellen Partnerbeziehung und b) der vermuteten Zufriedenheit des Partners mit der Partnerschaft. Dazu müssen jeweils 10 Items zu unterschiedlichen (Lebens-)bereichen der Partnerschaft auf einer Skala von 1: „absolut unzufrieden" bis 10: „absolut zufrieden" beurteilt werden. Obwohl es nicht in manualisierter Form vorliegt, findet es Einsatz in der klinischen Forschung (Azrin, 1973).

SF-36 (Fragebogen zum Gesundheitszustand)

Das von M. Bullinger und I. Kirchberger (1998) ins Deutsche übersetzte Testinventar erfasst auf insgesamt acht Dimensionen **gesundheitsbezogene Lebensqualität und subjektives Gesundheitserleben.** Neben der von uns eingesetzten Selbstratingvariante existieren zusätzlich auch Fremdratingvarianten und Interviewbogen. Die Beantwortung der Items erfolgt bezogen auf ein Zeitfenster von einer Woche bzw. von vier Wochen. Die Antwortkategorien innerhalb der einzelnen Dimensionen wurden unterschiedlich gewählt.

Beschreibung der acht Skalen (Bullinger und Kirchberger, 1998):

1. **Körperliche Funktionsfähigkeit:** Ausmaß, in dem der Gesundheitszustand, körperliche Aktivitäten wie Selbstversorgung, Gehen, Treppensteigen, Bücken, Heben und mittelschwere oder anstrengende Tätigkeiten beeinträchtigt sind – 10 Items.
2. **Körperliche Rollenfunktion:** Ausmaß, in dem der körperliche Gesundheitszustand, die Arbeit oder andere tägliche Aktivitäten beeinträchtigt, z.B. weniger schaffen als gewöhnlich, Einschränkung in der Art der Aktivitäten oder Schwierigkeiten, bestimmte Aktivitäten auszuführen sind – 4 Items.
3. **Körperliche Schmerzen:** Ausmaß an Schmerzen und Einfluss der Schmerzen auf die normale Arbeit, sowohl im als auch außerhalb des Hauses – 2 Items.
4. **Allgemeine Gesundheitswahrnehmung:** Persönliche Beurteilung der Gesundheit, einschließlich des aktuellen Gesundheitszustands, zukünftige Erwartungen und Widerstandsfähigkeit gegenüber Erkrankungen – 5 Items.
5. **Vitalität:** Sich Energie geladen und voller Schwung fühlen versus müde und erschöpft – 4 Items.
6. **Soziale Funktionsfähigkeit:** Ausmaß, in dem die körperliche Gesundheit oder emotionale Probleme normale soziale Aktivitäten beeinträchtigt sind – 2 Items.
7. **Emotionale Rollenfunktion:** Ausmaß, in dem emotionale Probleme die Arbeit oder andere tägliche Aktivitäten beeinträchtigen; u.a. weniger Zeit aufbringen, weniger schaffen und nicht mehr so sorgfältig wie üblich arbeiten – 3 Items.
8. **Psychisches Wohlbefinden:** Allgemeine psychische Gesundheit, einschließlich Depression, Angst, emotionale und verhaltensbezogene Kontrolle und positive Gestimmtheit – 5 Items.

Zusatz-Item – Veränderung der Gesundheit: Beurteilung des aktuellen Gesundheitszustandes im Vergleich zum vergangenen Jahr – 1 Item.

Veränderung der Gesundheit CGI (Clinical Global Impression)

Das vom National Institut of Mental Health verfasste **Clinical Global Impression Inventar** dient der klinischen Verlaufsdiagnostik. Erfasst werden der Schweregrad der psychischen Störung von Patienten und die im Rahmen einer Behandlung erzielte Verbesserung. Das CGI existiert als **Selbst- und Fremdrating,** wobei die Selbstbeurteilungsskalen weniger bekannt sind als die international zur Verlaufskontrolle häufig eingesetzten Fremdbeurteilungsskalen.

Patienteneinschätzung (Selbstbeurteilung)

Der Patient wird am Ende der Psychotherapie gebeten, die **Gesamtveränderungen seiner Beschwerden,** die sich seiner Einschätzung nach durch die Therapie ergeben haben, auf einer achtstufigen Skala zu beurteilen. Zu späteren Messzeitpunkten können mit Hilfe des CGI Katamnesedaten erhoben werden, die eine Aussage zur Stabilität des Behandlungserfolgs ermöglichen (☞ Formblätter 36 und 37 im Anhang/ CD-ROM).

Therapeuteneinschätzung (Fremdbeurteilung)

Vor Behandlungsbeginn und an deren Ende schätzt der Therapeut den **„Schweregrad der Störung"** des Patienten auf einer achtstufigen Beurteilungsskala ein. Auch diese Fremdeinschätzung kann zu späteren Messzeitpunkten wiederholt werden, um Katamnesedaten zu erheben (☞ Formblätter 33–37 im Anhang/CD-ROM).
Nach Ende der Behandlung (und ggf. auch zu den Katamnese-Messzeitpunkten) erfolgt zudem eine **„Gesamtbeurteilung der Zustandsänderung"** (☞ Formblätter 34 und 35 im Anhang/CD-ROM) des Patienten durch den zuvor behandelnden Therapeuten, ebenfalls auf einer auf achtstufigen Beurteilungsskala.

Einsatz der Testinstrumente

Ergänzend können weitere spezifische Testinventare eingesetzt werden

Zur Datengewinnung über **Langzeiteffekte der Gruppenbehandlungen** kann die Testdiagnostik den Teilnehmern zu einem späteren Nachuntersuchungstermin (z. B. sechs Monate nach Gruppenende) noch einmal vorgelegt werden. Die Fragebogen können dazu den ehemaligen Teilnehmern gemeinsam mit einem Begleitschreiben und einem frankierten Rückumschlag per Post zugestellt werden.

Tabelle 4.1

Übersicht über den Einsatz der Testinstrumente zu den Messzeitpunkten „Prä“ (vor Behandlungsbeginn) und „Post“ (nach Abschluss der Behandlung).

Testinstrument	Messzeitpunkt „Prä“	Messzeitpunkt „Post“
Einverständniserklärung	+	–
Soziodemographie-Fragebogen	+	–
SCL-90-R	+	+
AKV (BSQ, ACQ,MI)	+	+
U-Fragebogen	+	+
MHS	+	+
SF-36	+	+
CGI-Patienteneinschätzung	–	+
CGI-Therapeuteneinschätzung	+	+

5 Indikationskriterien

Indikationen zur Teilnahme an der Angstbewältigungsgruppe

Legt man die ICD-10 (International Classification of Diseases, 10. Revision) als Diagnostikinstrument zugrunde, ist die Angstbewältigungsgruppe für Patienten mit folgenden Störungsbildern geeignet:

- Alle **spezifischen (isolierten) Phobien** (F40.2), bis auf die BVK-Phobie (Blut-Verletzungs-Katastrophen-Phobie, ☞ „Kontraindikationen").
- Umschriebene **soziale Phobien** (F40.1), wie z. B. sich ausschließlich auf soziale Mittelpunktsituationen beziehende Ängste.
- **Agoraphobie** mit und ohne Panikstörung (F40.00 bzw. F40.01).

Die Angstbewältigungsgruppe kann als Symptom orientierte niedrigschwellige Erstintervention im **ambulanten Rahmen** stattfinden. Bei stark ausgeprägten Störungsbildern und stationär behandlungsbedürftigen Patienten kann sie in ein **stationäres** bzw. **teilstationäres Gesamtbehandlungskonzept** eingebettet sein. In erster Linie ist die Gruppe eher für Patienten ohne verhaltentherapeutische Vorerfahrung geeignet, sie kann aber auch durchaus sinnvoll sein, um bereits bekannte Inhalte zu reaktiveren („boostern").
Grundsätzlich sollten die Patienten motiviert sein, Übungen durchzuführen. Diejenigen, die die alleinige Ursache ihrer Ängste in ihrer Kindheit suchen und ausschließlich darüber sprechen möchten, fühlen sich oft fehl am Platze. Ihre Teilnahme kann aber trotzdem Erfolg versprechend sein, denn „manchmal kommt der Appetit erst beim Essen".
Die Dauer einer Erkrankung beeinflusst die Indikation weniger als bereits erfolglos durchgeführte, nachweislich adäquate verhaltenstherapeutische Behandlungsversuche.

Kontraindikationen zur Teilnahme an der Angstbewältigungsgruppe

- Bei Patienten mit **primär depressiven Erkrankungen** (mit/ohne Suizidalität) und begleitendem Angsterleben sollte die Depression vorrangig behandelt werden.
- An einer **somatoformen Störung** (ICD-10: F45) Erkrankte erleben ebenfalls häufig Ängste. Da sich für diese Patienten Übungssituationen nur schwer herstellen lassen und sie zudem oft auf einem soma-

tischen Erklärungsmodell für ihre Körpersymptomatik beharren, ist der Gruppenrahmen meistens nicht ausreichend.

- Bei allen teilnehmenden Patienten sollte vor der Aufnahme der häuslichen Übungen abgeklärt sein, ob körperlich bedingte Kontraindikationen zur Belastbarkeit vorliegen. Patienten mit **somatischen Erkrankungen,** bei denen eine **körperliche Belastung nicht angezeigt** scheint (insbesondere bei ausgeprägtem Hypertonus) sollten nicht an der Gruppe teilnehmen.
- Patienten, die **eine phobische Störung** (z.B. Herztodphobie- oder Agoraphobie) **aufgrund einer lebensbedrohlichen Erkrankung** (z.B. Herzinfarkt oder Aneurysma) in der Vorgeschichte entwickelt haben, und bei denen trotz vollständiger Genesung weiterhin ausgeprägte somatische Erkrankungsängste bestehen, sind in Einzelgesprächen besser zu behandeln, da Sie oft den Gruppenrahmen „sprengen".
- **BVK** (Blut-Verletzungs-Katastrophen)**-Phobiker,** bei denen **tatsächlich erlebte Ohnmachten** in Angstsituationen auftreten. Am besten bekannt sind in diesem Zusammenhang Blut- und Spritzenphobiker. Diese Patienten unterscheiden sich von anderen Phobikern darin, dass sie in einer Angstsituation tatsächlich mit einem dramatischen Blutdruckabfall reagieren, zum Teil treten dabei sogar kurzzeitige Herzstillstände auf. Eine Übungstherapie sollte bei dieser Patientengruppe nur unter ärztlicher Überwachung und mit anderen Strategien als denen, die in der Angstbewältigungsgruppe vermittelt werden, erfolgen (Hand, Schröder, 1989).
- Patienten mit einer **Psychoseerkrankung** sollten nicht in die Gruppe genommen werden. Ein zu hoher Anstieg der Angst triggert möglicherweise neue psychotische Symptome. Dies gilt in gemilderter Form selbst für Patienten mit nur einer psychotischen Episode in der Vorgeschichte.
- Patienten mit einer **Stoff gebundenen Suchtproblematik** sollten bei einer komorbiden Angststörung nur nach hinreichend langer Abstinenz an der Gruppe teilnehmen. **Ohne stabiles Abstinenzverhalten** sollen keine Übungen durchgeführt werden, da die Patienten nicht bewerten können, ob sie diese nur deshalb bewältigen konnten, weil sie ihre Suchtsubstanz einnahmen. Zudem besteht die Gefahr, dass die Patienten im Anschluss an die Gruppensitzungen die Suchtsubstanz konsumieren, um sich zu entspannen.
- Auch Patienten ohne eine Suchtproblematik sollten während der Gruppenteilnahme **keine Benzodiazepine** einnehmen, da diese die im Rahmen der (häuslichen) Übungen gewünschte Habituation an Angst auslösende Situationen oft negativ beeinflussen.

Indikationen und Kontraindikationen zur Teilnahme an der Panikbewältigungsgruppe

Ausgehend von ICD-10 können Patienten mit einer **Panikstörung** (F41.0), auch in Kombination mit **gering ausgeprägter Agoraphobie** (F40.01), in die **Panikbewältigungsgruppe** aufgenommen werden.
Die Ausschlusskriterien decken sich mit denen der Angstbewältigungsgruppe. Der Übungsschwerpunkt in dieser Gruppe bezieht sich auf körperliche Aktivität und auf das Erlernen eines Entspannungstrainings. Das Ziel ist ein veränderter kognitiver Umgang mit den eigenen Körperreaktionen. Daher sollten die Patienten, ebenso wie die in der Angstbewältigungsgruppe, Übungsbereitschaft, Zeit und Engagement mitbringen. Zusätzlich sollte in dieser Gruppe Bereitschaft zum Erleben und Verarbeiten induzierter Panikattacken bestehen.

6 Durchführung psychoedukativer Gruppen

Allgemeine therapeutische Strategien

Struktur und Aufbau der Gruppensitzungen

Die Gruppenstruktur sollte sich über alle Sitzungen hinweg gleichen. Dies signalisiert den Teilnehmern eine gewisse Verlässlichkeit und Strukturiertheit. Außerdem fördert die zunehmende Vertrautheit mit dem Ablauf der Gruppe das Vertrauen des Patienten in das Konzept und in die Kompetenzen des Therapeuten.
Die Sitzanordnung ist kreisförmig angelegt, um die Kontaktaufnahme und Interaktion zu vereinfachen, was sich positiv auf die Gruppenkohäsion auswirkt. Jede Gruppensitzung in diesem Manual hat den folgenden allgemeinen Aufbau.

Allgemeiner Aufbau der Gruppensitzung

1. Begrüßung
2. Blitzlicht (optional)
3. Eröffnungsrunde
4. Hauptteil
5. Abschlussrunde
6. Verabschiedung

1. Begrüßung

Die Begrüßung dient den Gruppenteilnehmern als „Warming-up". Außerdem soll sie das Interesse für die kommenden Inhalte wecken. Der Leiter sollte die Teilnehmer offen und zugewandt begrüßen, begleitet von einem positiven Kommentar über ihr Erscheinen.

2. Blitzlicht

Das Blitzlicht sollte entsprechend der Bezeichnung wirklich kurz gehalten sein (ca. 30–60 Sek./Teilnehmer) und nur wenige Sätze zum aktuellen Befinden der einzelnen Teilnehmer enthalten. Der Therapeut erhält dadurch einen Überblick, ob alle Patienten ihre Aufmerksamkeit auf die Gruppensituation richten können. Falls ein Teilnehmer über eine beginnende Panikattacke oder eine schwierige Situation und daraus resultierendes schlechtes Befinden klagt, kann der Therapeut dies in der Eröffnungsrunde kurz aufgreifen (s.u.). Auch ohne die Durchführung eines Blitzlichtes werden im Allgemeinen derartige Situationen von den Patienten angesprochen, überwiegend in der Eröffnungsrunde.

3. Eröffnungsrunde

Auftreten einer Panikattacke innerhalb der Sitzung (☞ Kap. 11)

Die Eröffnungsrunde bietet den Patienten Raum für Kommentare, aber auch für Fragen, die sich z. B. aus der vorangegangenen Sitzung ergeben haben. Falls ein Patient über eine ihn belastende Situation oder über eine Panikattacke auf dem Weg zur Sitzung berichtet, sollte der Therapeut kurz auf die individuelle Situation eingehen. Oft reichen eine Verständnis signalisierende Rückmeldung wie *„Das ist wirklich eine schwierige Situation für Sie"* und lobende Worte, dass der Patient trotzdem zur Sitzung erschienen ist. Auch die Nachfrage, ob es dem Teilnehmer möglich sei, sich dennoch auf die Gruppeninhalte zu konzentrieren, sollte nicht fehlen. In aller Regel wirkt dieses ernst nehmende Verhalten auf den Patienten entlastend, sodass seine weitere Teilnahme nicht gefährdet ist. In Ausnahmesituationen sollte der Therapeut abwägen, ob der betreffende Patient außerhalb der Gruppe einen zusätzlichen Gesprächstermin erhalten sollte.

4. Hauptteil

Der Hauptteil jeder Gruppensitzung dient der theoretischen sowie praktischen Wissensvermittlung, inklusive deren Wiederholung. Der Aktivitätsschwerpunkt liegt in den ersten beiden Theorie vermittelnden Sitzungen eindeutig bei dem Gruppenleiter. Obgleich der Therapeut zur Vermittlung von Wissen einen eher referierenden Stil hat, werden die Teilnehmer immer wieder aufgefordert, eigene Erfahrungen oder Beispiele zu nennen und Zwischenfragen zu stellen. Dadurch ist nicht nur der Rahmen aufgelockert, sondern die Teilnehmer fühlen sich ernst genommen und verstanden.
Am Ende des Hauptteils werden außerdem die aus den Sitzungsinhalten abgeleiteten Hausaufgaben besprochen (☞ „Anleitung von häuslichen Übungen", S. 32).

5. Abschlussrunde

In der Abschlussrunde werden die jeweils vorgesehenen Informationsmaterialien für die Patienten ausgegeben. Zusätzlich sollte ein Hinweis auf die Seiten im Ratgeber „Stärker als die Angst" erfolgen, auf denen die Teilnehmer die Inhalte der jeweiligen Sitzung nachlesen können. Außerdem sollte ausreichend Zeit für Fragen oder Kommentare bleiben.

6. Verabschiedung

Die Verabschiedung sollte stets Dankesworte für die Aufmerksamkeit der Teilnehmer, ggf. auch für deren rege und engagierte Mitarbeit enthalten. Begleitend sollte die Bereitschaft der Patienten für häusliche Aufgaben und Übungen bis zur nächsten Sitzung durch motivierende Äußerungen unterstützt werden.

Beispiel
„Ich bin gespannt, was Sie nächstes Mal zu Ihren häuslichen Übungen berichten können."

Didaktik

Wichtige didaktische Elemente sind:
1. Fachsprache vermeiden
2. Direktive und strukturierende Gesprächsführung
3. Interaktives und aktivierendes Vorgehen
4. Lernhilfen einsetzen

Fachsprache vermeiden

Eine wichtige Voraussetzung für ein Verständnis der vermittelten Inhalte bildet die Sprache. Diese sollte auf die Patienten zugeschnitten sein. Unserer Erfahrung nach hat sich eine Kombination bewährt, die allgemein verständlich spezifische Inhalte beschreibt und zudem die entsprechende Übersetzung in die „Expertensprache" bietet.

Beispiel
„Das Üben Angst besetzter Situationen abgestuft in kleinen Schritten, nennen wir in der Fachsprache ***gestufte Reizkonfrontation.****"*

Damit wird dem unterschiedlichen Bildungsniveau der Teilnehmer Rechnung getragen. Außerdem werden die Patienten darin unterstützt, Experten für ihre Erkrankung zu werden.

Direktive und strukturierende Gesprächsführung (Interaktiv und aktivierend vorgehen)

Oft nehmen sehr unterschiedliche, d.h. ruhige aber auch sehr redefreudige und damit Zeit fordernde Patienten an den Gruppen teil. Um allen Teilnehmern trotz der zeitlichen Limitierung gerecht zu werden, sollte die Dauer der Redebeiträge strukturiert werden. Da für die Gruppensitzungen nur eine begrenzte Zeit zur Verfügung steht, muss der Leiter „innerlich" eine Zeiteinteilung vornehmen und sie „äußerlich" umsetzen.
Doch nicht nur für die zeitliche Struktur ist der Gruppenleiter zuständig, sondern auch für die Einhaltung der inhaltlichen Struktur. Er achtet darauf, dass Patienten nicht vom Thema abschweifen, und übernimmt die inhaltliche Zuordnung der Redebeiträge nach bestimmten Kriterien, z.B. um bei dieser Gelegenheit theoretisches Wissen zu wiederholen. Direktive Vorgaben des Leiters können für die Patienten oft sehr hilfreich sein.

Strukturierung der Beiträge
„Ich möchte Sie jetzt bitten, von Ihren körperlichen Symptomen zu berichten. Der Einfachheit halber gehen wir die Runde nacheinander im Uhrzeigersinn vor und beginnen mit Herrn/Frau ...“ **statt:** *„Wer möchte denn beginnen, von seinen körperlichen Symptomen zu erzählen?“*

Dieses Vorgehen hilft lange Schweigeminuten zu vermeiden, die üblicherweise zu einer angespannten Atmosphäre führen und nicht förderlich für die Gruppenkohäsion sind. Der Therapeut sollte darauf achten, dass jeder Teilnehmer etwa gleich viel Redezeit erhält. Eher ruhige Teilnehmer sollten durch genaues Nachfragen ermuntert werden, ausführlicher zu berichten. Sehr mitteilsame Teilnehmer sollten hingegen behutsam in ihren Beiträgen begrenzt werden. Beispielsweise stellt der Therapeut weniger Nachfragen oder er nutzt eine Redepause, um sich für den Beitrag zu bedanken, einen Teil dessen zu paraphrasieren und daraus eine Überleitung zum nächsten Thema zu entwickeln.

Mittels einer direktiven Gesprächsführung können die Teilnehmer also auch aktiviert und ins Gruppengeschehen eingebunden werden, wodurch ihre Lernfähigkeit erhöht wird. Mittlerweile ist hinreichend bekannt, dass neue Lerninhalte besser im Gedächtnis abgespeichert werden, wenn diese selbst erarbeitet wurden oder mit Emotionen einhergehen. Daher sollte darauf geachtet werden, dass die Patienten auch eigene zum theoretischen Wissen passende Erfahrungen einbringen können. Der Leiter sollte zudem möglichst oft die genannten Beispiele und Erfahrungen der Patienten mit neuen Lerninhalten verbinden, sodass viele „Aha-Effekte“ entstehen.

Lerninhalte an Erfahrungen und Emotionen knüpfen

Die gelenkte Gesprächsführung kann die gesamte Gruppeninteraktion in eine gewünschte Richtung beeinflussen, z. B. soll der gezielte, punktuell angeregte Austausch untereinander ein „Wir-Gefühl“ fördern.

Lernhilfen einsetzen

Wiederholungen stellen eine wichtige Lernhilfe zur Festigung des bereits erworbenen Wissens dar. Diese können ganz regelhaft, z. B. jeweils zu Beginn des Hauptteils einer Gruppensitzung erfolgen. Der Therapeut kann aber auch spontan Weiderholungen einbringen, wenn sie in den Kontext passen. Wiederholungen sollten nur noch als kurze Kerninformationen präsentiert werden. Sie sind besonders effektiv bei der Besprechung der Hausaufgaben. Mögliche Fehler können mit deren Hilfe korrigiert und Erfolge verstärkt werden.

Audiovisuelle Hilfen, wie beispielsweise die Präsentation von Lerninhalten mit dem Overheadprojektor oder die Arbeit mit dem Flipchart, erleichtern die Konzentration und Aufnahme des Wissens. Je mehr Sinneskanäle angesprochen werden, desto effektiver ist die Lernleistung. Grundsätzlich sollten Erklärungen anhand vieler Beispielsituationen und Metaphern erfolgen. So kann beispielsweise die Auslösesituation für eine Panikattacke nach einer lang anhaltenden Belastungssituation auch als der berühmte Tropfen, der das Fass zum Überlaufen brachte, dargestellt werden.

Therapeutische Grundhaltung

Wichtige Grundhaltung des Therapeuten:
1. Empathie und Akzeptanz
2. Gewährung der Eigenständigkeit des Patienten
3. Zuversicht vermitteln
4. Lebensfreude und Humor

Empathie und Akzeptanz

Die nach **Carl Rogers** (1972) entwickelte und aus der **klientenzentrierten Therapie** stammenden Grundhaltung der Empathie und Akzeptanz hat längst Eingang gefunden in alle (psychotherapeutischen) Gruppenverfahren, so auch in die psychoedukativen Gruppen. Der Therapeut begegnet dem Patienten **offen und zugewandt mit positiver Wertschätzung,** ohne dass eine kritische Beurteilung erfolgt. Er akzeptiert die Gefühle, Gedanken und Einstellungen sowie das Verhalten des Patienten. Kurz gesagt, der Patient wird so angenommen und respektiert, wie er ist. Ursprünglich stehen direktiv initiierte und kurzfristige Veränderungen nicht im Vordergrund des therapeutischen Handelns. Mit der Durchführung psychoedukativer Gruppen sind jedoch klare und oft schnelle Veränderungsziele intendiert. Diese zielen Symptom bezogen auf die Gefühle, Gedanken, Einstellungen und Bewertungen sowie auf das Verhalten der Patienten. Dies entspricht zumeist den Wünschen der Patienten. Durch die Transparenz der Ziele von Therapeut und Patient bleibt das wohlwollende Akzeptieren trotz des direktiven Vorgehens erhalten: im Sinne des **joinings** – „join the client where he is“. Der Therapeut verhilft den Gruppenteilnehmern in dieser Vertrauen stiftenden Atmosphäre, das erworbene Wissen anzunehmen und umzusetzen.

Gewährung der Eigenständigkeit des Patienten

Wichtig ist, dass der Therapeut den Patienten nicht unter Leistungsdruck bzw. Veränderungsdruck setzt, denn dies wirkt sich überwiegend kontraproduktiv aus. Die Patienten gehen in den inneren Widerstand und fühlen sich nicht ernst genommen. Es sollte stets daran gedacht werden, dass die Gruppenteilnehmer (zumindest im ambulanten Rahmen) freiwillig kommen und ein eigenes Interesse bekunden. Auch eine Nicht-Veränderung hat Gründe, die aber in einer so kurz angelegten Intervention, wie in diesem Manual dargestellt, zumeist nicht hinreichend geklärt werden können.

Zuversicht vermitteln

Der Veränderungswunsch der Patienten hin zu mehr Lebensqualität durch weniger Angstsymptome ist oft begleitet von einer gewissen Resignation. Dies ist verständlich da die meisten Gruppenteilnehmer schon Vieles ausprobiert haben, um die behindernden Ängste zu bewältigen, oft nur mit geringem Erfolg. Eine gewisse Skepsis, manchmal aber auch eine unangemessen hohe Erwartungshaltung an die Gruppenbehandlung sind die Folgen. Hier hat der Gruppenleiter die Aufgabe, diese beiden eher hinderlichen Einstellungen in eine realistische Zuversicht zu transformieren. Der Therapeut sollte Ressourcen orientiert arbeiten und Vertrauen in die Fähigkeiten der Patienten signalisieren. Hierzu gehört auch Vertrauen in die Umsetzung der neu erworbenen Fertigkeiten: *„Angstbewältigung ist auch für Sie möglich!"*

Angstbewältigung ist für jeden möglich

Lebensfreude und Humor

Zuletzt sei noch darauf verwiesen, dass in jeder Gruppe trotz der ernsten Inhalte auch gelacht werden darf. Humor und Lachen helfen Spannungen zu lösen und Lebensfreude zu aktivieren. Der Gruppenleiter zeigt den Patienten mit seinem Humor, dass es im Leben nicht nur Schwere gibt – auf die vielfach von Patienten aber auch von Therapeuten zu stark fokussiert wird – sondern auch Leichtigkeit bzw. viele positive Dinge. Dieser Perspektivenwechsel hilft, trotz der Angsterkrankung eine positive Lebenseinstellung zu behalten oder zu erreichen.

Verhaltenstherapeutische Gesprächstechniken

Verhaltenstherapeutische Gesprächstechniken:

1. Aktives Zuhören
2. Offene Fragestellungen mit „W-Fragen"
3. Verstärkung
4. Löschen

Intuitiv werden spezifische Methoden der Gesprächsführung von vielen Menschen im Alltag benutzt, z. B. in der Kindererziehung (Kind bindet sich erstmalig die Schnürsenkel alleine zu. Reaktion: *„Das hast Du aber toll gemacht"*). In den Gruppensitzungen lassen sich die folgenden Gesprächstechniken gezielt einsetzen, um die Wahrscheinlichkeit, das erwünschte Verhalten zu zeigen, zu erhöhen. Übergeordnetes Ziel dabei ist, dass die Teilnehmer in ihrem Gesamterleben positive und lösungsorientierte Erfahrungen verankern.

Aktives Zuhören

Aktives Zuhören bildet dabei die Basis. Zunächst muss der Patient das Gefühl haben, ernst genommen und verstanden zu werden. Das erreicht der Therapeut, indem er den Ausführungen des Patienten aufmerksam folgt, dabei Blickkontakt herstellt und durch kurze unterstützende verbale oder nonverbale Signale den Gesprächsfluss in Gang hält. Paraphrasierungen, also das Zusammenfassen und Wiedergeben von Gesprächsinhalten in eigenen Worten, bilden einen weiteren Bestandteil des aktiven Zuhörens.

„W-Fragen"

Offene Fragestellungen helfen das Gespräch zu lenken und eine Situation differenziert klären und erfassen zu können. Dies bildet die Grundlage, um mit dem Patienten, Verhaltensänderungen zu planen und umzusetzen. Bewährt haben sich die so genannten „W-Fragen", also Fragen, die mit „Wann, wie, wo, welche, etc." beginnen. Selbst das unter Psychotherapeuten oft verpönte „Warum" (ersatzweise „Wie kommt es, dass …") kann häufig sehr gut zu einer Situationsklärung beitragen und den Patienten motivieren. Zudem führen die Gesprächssequenzen mit offener Fragestellung vielfach zu einer Erhöhung der Selbstreflexion aller Gruppenteilnehmer.

Verstärkung

Berichtet ein Patient, das gewünschte Verhalten eingesetzt zu haben, in unserem Falle z. B. das Anwenden der Angstbewältigungsstrategien, so sollte das durch lobende, d. h. das Verhalten positiv verstärkende Kommentare bekräftigt werden. Um dieses konstruktive Alternativ-Verhalten schließlich zu stabilisieren, werden lobende Kommentare im Gruppenverlauf nur noch intermittierend eingesetzt.

Löschen

Dysfunktionale Verhaltensweisen und Kognitionen (z. B. Vermeidungsverhalten und Katastrophengedanken) tragen entscheidend zur Aufrechterhaltung der Angstsymptomatik bei. Nach hinreichender Vermittlung des Therapierationals und individueller Besonderheiten sollten diese Dysfunktionen bei Auftreten bzw. im Gespräch zunehmend durch Nichtbeachtung gelöscht werden. Unerwünschtes Verhalten reduziert sich zwar nicht alleine dadurch und auch nicht sofort, aber in Verbindung mit positiven Verstärkern ist es sinnvoll und effektiv. Die Tabelle 6.1 fasst die therapeutischen Strategien der Gruppensitzungen zusammen.

Tabelle 6.1

Die Therapeutischen Strategien auf einen Blick
Wiederkehrende Gruppenstruktur
Begrüßung
Blitzlicht (falls gewünscht)
Eröffnungsrunde
Hauptteil
Abschlussrunde
Verabschiedung
Didaktische Prinzipien
Fachsprache ohne verständliche Übersetzung vermeiden
Direktive und strukturierende Gesprächsführung zu Zeit und Inhalten einsetzen
Interaktiv und die Gruppe aktivierend Lerninhalte vermitteln
Lernhilfen wie Visualisierungen, Metaphern, Wiederholungen verwenden
Therapeutische Grundhaltung
Empathie und Akzeptanz gegenüber der „inneren und äußeren" Ist-Situation des Patienten
Gewährung der Eigenständigkeit des Patienten
Zuversicht für Veränderungsmöglichkeit der Symptomatik ausstrahlen
Lebensfreude und Humor trotz Symptomatik vermitteln
Verhaltenstherapeutische Gesprächstechniken
Aktives Zuhören
Offene Fragestellungen mit „W-Fragen"
Verstärkung von erwünschtem Verhalten und funktionalen Kognitionen
Löschen von nicht gewünschtem Verhalten und dysfunktionalen Kognitionen

Durchführung der Angstbewältigungsgruppe

Zielgruppe

Das Behandlungskonzept der Angst- und Panikbewältigungsgruppe wurde für Patienten mit Angsterkrankungen (☞ Kap. 5, „Indikationskriterien") primär für den ambulanten Bereich entwickelt. Es kann aber auch ohne großen Aufwand in eine stationäre oder teilstationäre Behandlung integriert werden. Da diese Patienten in ihrer Belastbarkeit gegenüber ambulanten Patienten eher eingeschränkt sind, sollte in diesem Fall die Sitzungsdauer verkürzt, dafür die Anzahl erhöht und deren Inhalte gestreckt werden.

Die Dauer der Angsterkrankung ist kein Kriterium für oder gegen die Gruppenteilnahme. Nicht nur Patienten, für die die Teilnahme eine rasche Intervention in einem frühen Stadium ihrer Erkrankung darstellt, können profitieren, sondern auch Patienten mit einer langen Erkrankungsdauer. Dies betrifft insbesondere langjährig unbehandelte Patienten oder Patienten, bei denen bisher keine adäquaten verhaltenstherapeutischen Strategien zur Anwendung kamen. Profitieren können auch Patienten mit verhaltenstherapeutischen Vorerfahrungen im Sinne einer Auffrischung von bereits bekannten Inhalten („boostern").

Nach unseren Erfahrungen sind die Gruppen heterogen bezogen auf die Angsterkrankungen, aber auch hinsichtlich der Vorinformationen und des Bildungsniveaus der Teilnehmer. Damit alle Patienten gleichermaßen erreicht werden können, haben wir im Manual **Wissensbausteine unterschiedlichen Schwierigkeitsgrades** zur Auswahl gestellt. Die nicht weiter zu reduzierenden bzw. zu vereinfachenden Informationen bilden die Basis der Wissensvermittlung. Differenzierende Zusatzinformationen sind optional angeführt. Sehr komplexe Ausführungen erscheinen nicht sinnvoll, da diese nur den ohnehin schon extrem gut informierten Patienten nutzen, aber insgesamt nicht zu einer weiteren Verbesserung des aktiven Angstmanagement führen.

Die optionalen Wissensbausteine können individuell eingesetzt werden

Aus unserer Erfahrung erreichen wir mit der im Manual beschriebenen Behandlung eine große Gruppe von Patienten mit Angsterkrankungen.

Rahmenbedingungen

Anzahl der Teilnehmer

Es können zwischen 6–10 Patienten an der Angstbewältigungsgruppe teilnehmen. Nach unserer Erfahrung hat sich eine Gruppengröße von 6–8 Teilnehmern bewährt. Bei dieser Anzahl lässt sich die Gruppenkohäsion optimal fördern. Außerdem müssen die Teilnehmer sich gegenseitig nicht so lange zuhören, sondern können sich häufiger selbst beteiligen. Diese Einschätzung teilen auch Patienten in mündlichen Befragungen am Ende der Gruppe. Eine Gruppengröße von 10 Patienten eignet sich hauptsächlich für die reine Informationsvermittlung ohne individuell abgesprochene Übungen.

In erster Linie wurde dieses Gruppenkonzept für Menschen mit einer **phobischen Angsterkrankung** entwickelt. Sollte es gewünscht sein, lassen sich Sitzung 1 und 2 auch ohne größeren Aufwand zu einer Angehörigengruppe modifizieren. Hinweise dazu finden Sie im Anschluss an die Beschreibung der Angstbewältigungsgruppe (☞ Kap. 8).

Anzahl der Therapeuten

Die Durchführung der Gruppe erfordert einen Therapeuten, der mit diesem Manual hinreichend vertraut ist. Bei Bedarf kann ein Co-Therapeut teilnehmen. Die Gruppe kann von Diplom-Psychologen, Ärzten, Sozialarbeitern oder erfahrenen Mitarbeiter aus der psychiatrischen Krankenpflege geleitet werden. Verhaltenstherapeutische Grundkenntnisse sind wünschenswert.

Zeitlicher Ablauf

Die Angstbewältigungsgruppe umfasst insgesamt **vier Therapiesitzungen.** Diese dauern jeweils **150 Min.** Um die Konzentrationsfähigkeit der Teilnehmer zu erhalten, sollte etwa nach der Hälfte jeder Sitzung eine **kurze Pause** eingelegt werden.
Zwischen den ersten beiden Sitzungen sollten 1–2 Tage liegen. Die **dritte** Sitzung sollte etwa 5 Tage nach der zweiten stattfinden. Zwischen der dritten und der vierten Gruppensitzung sollten weitere 7 bis 10 Tage eingeplant werden, abhängig davon, wie viel Zeit man den Teilnehmern zum vertiefenden Üben gewähren werden möchte (☞ Tab. 6.2).

Tabelle 6.2

Zeitlicher Ablauf	
Ausgangspunkt	**Zeitlicher Abstand zwischen den einzelnen Gruppensitzungen**
1. und 2. Gruppensitzung	2–3 Tage
2. und 3. Gruppensitzung	Etwa 5 Tage
3. und 4. Gruppensitzung	Etwa 7–10 Tage

Der zeitliche Rahmen ist individuell modifizierbar. Einzelne Bestandteile der Gruppe können flexibel verkürzt oder erweitert werden. Einige Modifikationsmöglichkeiten werden bei der Beschreibung der einzelnen Gruppensitzungen aufgeführt.

Ziele der Angstbewältigungsgruppe

Das Gruppenkonzept beinhaltet folgende allgemeine **Behandlungsziele:**

- Die Vermittlung von theoretischen Informationen zur Entstehung und Aufrechterhaltung von Angsterkrankungen sowie deren Behandlungsmöglichkeiten.
- Die Verbesserung der Selbsthilfe im Umgang mit der Angsterkrankung. Das erfolgt durch die Vermittlung von Selbstmanagement-Strategien zur Angstreduktion und deren Umsetzung in den Angst besetzten Situationen, abgestuft nach Schwierigkeitsgrad.

Inhaltliche Schwerpunkte

Innerhalb der ersten beiden Therapiesitzungen werden den Patienten Informationen zur Entstehung, Aufrechterhaltung und zur Behandlung von Angststörungen vermittelt. Dabei wird unterschieden zwischen Selbsthilfestrategien und professionellen Behandlungsangeboten, wie Verhaltenstherapie oder psychopharmakologischer Behandlung. Es erfolgt eine Anleitung der Teilnehmer bezogen auf die Umsetzung von Angstbewältigungsstrategien in individuellen Übungssituationen. In der dritten und vierten Sitzung wird der Verlauf dieser individuellen häuslichen Übungen besprochen und ausgewertet. Dabei wird die Anwendung der Angstbewältigungsregeln durch die Wiederholung theoretischer Informationen und das Heranziehen von eigenen Erfahrungen vertieft. Am Ende der vierten Gruppensitzung bewerten die einzelnen Teilnehmer ihren eigenen Behandlungserfolg. Wenn notwendig, werden weitere (psycho-)therapeutische Behandlungsempfehlungen ausgesprochen.

Indikationsgespräch

Mit jedem Teilnehmer sollte vor Gruppenbeginn mindestes ein Einzelgespräch erfolgen. Dieses dient der diagnostischen Einschätzung nach ICD-10, einschließlich Indikationsstellung für die Gruppenteilnahme (☞ Kap. 5, „Indikationskriterien"). Vorbehandlungen und ggf. auch eine aktuelle psychopharmakologische Medikation sollten erfragt und ggf. bei der Indikationsstellung berücksichtigt werden. Außerdem sollte die Motivation und Risikobereitschaft des Patienten abgeklärt werden, an einem übungsorientierten Gruppensetting teilzunehmen. Gleichzeitig sollte der Patient Informationen über den Gruppenablauf erhalten und die Möglichkeit eingeräumt bekommen, seinerseits Fragen zu stellen.

Dokumentation

Zur Dokumentation des Gruppenverlaufs sollte ein Stundenprotokoll (☞ Formblatt 21 im Anhang/CD-ROM) geführt werden. Nach Abschluss der Gruppe sollte zusätzlich eine Epikrise (☞ Formblatt 29 im Anhang/CD-ROM) verfasst werden, die mit dem Einverständnis des Patienten an den zuweisenden bzw. weiterbehandelnden Therapeuten geschickt werden.

Allgemeine Vorbereitungen vor Gruppenbeginn

Da die organisatorischen Vorbereitungen für die Angstbewältigungsgruppe und die Panikbewältigungsgruppe identisch sind, beziehen sich die nachfolgenden Erläuterungen auf beide Gruppen.

Terminplan erstellen

Vor Beginn der jeweiligen Gruppe sollte ein verbindlicher Terminplan erstellt werden, der ggf. mit dem Co-Therapeuten abzusprechen ist (☞ „Zeitlicher Ablauf", s.o.).

Einladungsschreiben

Die potenziellen Teilnehmer sollten frühzeitig mit einem Einladungsschreiben über die Terminplanung informiert werden und innerhalb einer angemessenen Rückmeldefrist ihre verbindliche Teilnahme zusagen (☞ Formblatt 17 und Formblatt 19 im Anhang/CD-ROM). Es ist zudem möglich, eine Warteliste (☞ Formblatt 18 im Anhang/CD-ROM) anzulegen, damit weitere Teilnehmer nachrücken können, falls auf die Einladungen Absagen erfolgen.

Tipp Vor Gruppenbeginn kann den Teilnehmern zusätzlich ein Informationsblatt zur Angstbewältigungsgruppe ausgehändigt werden (☞ Formblatt 1 im Anhang/CD-ROM).

Räumlichkeiten

Entsprechend der angestrebten Gruppengröße sollte ein ausreichend großer, möglichst ruhig gelegener Raum zur Verfügung stehen. Die sich darin befindlichen Stühle sollten in Form eines Kreises angeordnet werden. Nachfolgende Hilfen zur Visualisierung sollten zur Verfügung stehen: ein Flipchart mit ausreichend Papier und Stiften sowie ein Overhead-Projektor.

Arbeitsblätter und Fragebogen vorbereiten

Die Formblätter (☞ Anhang/CD-ROM) müssen für die Teilnehmer vor jeder Sitzung in ausreichender Stückzahl kopiert werden. Sollen die Gruppen evaluiert werden, müssen zudem die dazu benötigten Fragebogen den Teilnehmern vor Beginn der Gruppe zugeschickt bzw. ausgehändigt werden.

Anleitung von häuslichen Übungen im Rahmen der Angstbewältigungsgruppe

Ab der zweiten Gruppensitzung werden mit den Gruppenmitgliedern individuelle Übungen zum Erlernen bzw. Anwenden von Angstmanagement-Strategien vereinbart. Es bedarf einer sorgfältigen Vor- und Nachbesprechung, damit diese Übungen erfolgreich verlaufen und dem Teilnehmer neue Erfahrungen ermöglichen. Grundlage bei der Durchführung der Übung sind die in der nachfolgenden Abbildung dargestellten **„10 goldenen Regeln“** zur Angstbewältigung, die im Kapitel 7 (☞ Formblätter 7 und 8) genau erläutert werden.
Da es sich gelegentlich als schwierig erweist, ad hoc geeignete Übungssituationen zu konstruieren, enthält der nachfolgende Kasten einige Beispiele.

Übungen zur Angstbewältigung

Menschen mit agoraphobischen oder klaustrophobischen Ängsten

- Öffentliche Verkehrsmittel benutzen (Bus, U-/S-Bahn, Straßenbahn oder Fernbahn).
- Mit einem Fahrstuhl fahren.

- Sich im Supermarkt oder Kaufhaus aufhalten.
- Sich im Supermarkt an einer Kassenschlange anstellen.
- Eine Fußgängerzone aufsuchen.
- Ein Straßenfest, eine Sportveranstaltung oder einen Jahrmarkt besuchen.
- Einen Stadtbummel machen.
- Ein Cafe, Restaurant oder eine Kantine besuchen (sich alleine an einen Tisch setzen).
- Sich in einer Wartesituation aufhalten: z.B. Friseurbesuch, Behörde, Arzttermin.
- Ein Kino, Theater oder Konzert besuchen (nach Möglichkeit Platz in der Mitte wählen).
- Einen Tagesausflug machen (sich vom Wohnort entfernen).
- Eine Schiffs- oder Bootsfahrt machen.

Menschen mit soziophobischen Ängsten
- Eine einfache Ansprechübung machen: z.B. nach dem Weg oder nach der Uhrzeit fragen.
- Ein Cafe- oder Restaurant besuchen, sich anfangs alleine an einen Tisch setzen.
- Einen Behördengang erledigen.
- Einen Volkshochschulkurs besuchen.
- Blickkontakt zu anderen Menschen aufnehmen.
- Sich in einer Beobachtungssituationen aufhalten (öffentlichen Verkehrsmittel, Fahrstuhl usw.).
- Eine andere Person um etwas bitten (Geldwechsel, Beratungsgespräch usw.).
- An einer öffentlichen Führung teilnehmen und eine Frage stellen.

Menschen mit monophobischen Ängsten (spezifische Phobien)
- Fahrt einer vorher festgelegten überschaubaren Strecke mit dem Auto (Autofahrphobie).
- Die Straßenseite nicht wechseln, wenn dem Betreffendem ein angeleinter Hund entgegen kommt (Hundephobie).
- Ein Besuch in einer Zoohandlung (Kleintierphobie).
- In einem höheren Stockwerk eines Hochhauses aus dem Fenster sehen (Höhenphobie).
- Einen Aussichtsturm besteigen (Höhenphobie).
- Über eine Fußgängerbrücke gehen (Höhenphobie).
- Ein Informationsgespräch beim Zahnarzt (Zahnarztphobie).
- Mit dem Auto oder zu Fuß durch einen Tunnel (Klaustrophobie).

Angstintensitäts-Skala

Die in der nachfolgenden Tabelle dargestellte Angstintensitäts-Skala (☞ Folie 35 im Anhang/CD-ROM) dient den Patienten als visuelle Unterstützung, ihr eigenes Angsterleben im Verlauf einer Übung einschätzen zu lernen. Ziel ist es, die Selbstwahrnehmung der einzelnen Teilnehmer zu schulen. Sie sollen lernen, die Abstufungen der eigenen Angstintensität differenziert wahrzunehmen (☞ Tab. 6.3).

Tabelle 6.3

Skala zur Einschätzung des Angsterlebens im Übungsverlauf („Angstkurve")									
Angstwert	0	1	2	3	4	5	6	7	8
Bedeutung	gar keine Angst		geringe Angst		merkliche Angst		starke Angst		Panik

Tipp

Erläuterung der Angstintensitätsskala

- Ein Angstwert von **0 bis 1** bedeutet, dass Sie in einer Situation **keinerlei Ängste** verspüren und sich (fast) völlig entspannt fühlen.
- Ein Angstwert von **2 bis 3** bedeutet, dass Sie **geringe Angst** erleben, also eine leichte körperliche Anspannung oder leichte Körpersymptome verspüren, wie sie auf den Seiten 63ff beschrieben wurden.
- Ein Angstwert von **4 bis 5** heißt, dass Sie **merkliche Angst** erleben. Körperliche Symptome und Anspannung sind in diesem Fall schon deutlicher ausgeprägt als bei der geringen Angst.
- Starke Angst, also ein Wert zwischen **6 bis 7** bedeutet, dass Sie sich aufgrund Ihrer körperlichen Angstsymptome bereits **stark belastet** erleben.
- Panik und damit ein Angstwert von **8** bedeutet, dass Sie eine **massive körperliche Angstreaktion** erleben.

Vorbesprechung von Übungen

Der Gruppenleiter sollte soweit mit Angststörungen vertraut sein, dass er im Dialog mit den Patienten den Schweregrad einer Übung einschätzen kann.

Übungsabsprachen

Bei der Absprache von häuslichen Übungen sollte im Dialog mit den Teilnehmern für jeden eine geeignete Übung festgelegt werden, die realistisch durchführbar ist.
Um dieses einschätzen zu können, haben sich die nachfolgenden Fragen bewährt.

▶▶ **Hilfreiche Fragen zur Übungsabsprache:**

- *„Wie hoch ist momentan Ihre Erwartungsangst?"* (☞ Tab. 6.3)
- *„Welche konkreten Befürchtungen haben Sie?"*
- *„Was könnte im schlimmsten Fall passieren?"*
- *„Wie realistisch sind diese Befürchtungen?"*
- *„Sind Sie bereit, diese Befürchtungen in der Realität zu überprüfen?"*

Planung von häuslichen Übungen

Um die Patienten bei der Auswahl ihrer Übungen zu unterstützen und zu deren Gelingen beizutragen, sind einige zusätzliche Aspekte bei deren Planung zu beachten.

Rahmenbedingungen

Die Übungen sollten nach dem **„Prinzip der kleinen Schritte"** geplant werden, im Sinne einer gestuften Reizkonfrontation. Während der Übung sollen die Patienten die **„10 goldenen Regeln"** zur Angstbewältigung anwenden.
Zudem sollte die Übung für einen **bestimmten Tag** und einer **festgelegten Uhrzeit** geplant und umgesetzt werden. Dieses ist wichtig, um die Patienten in ihrer Selbstverpflichtung zu unterstützen und einem eventuellen Vermeidungsverhalten entgegen zu wirken. Denn aus Erwartungsangst neigen einige Teilnehmer dazu, ihre Übungen mit den unterschiedlichsten Begründungen so lange aufzuschieben, bis sie diese schließlich gar nicht mehr durchführen.
Die Übung sollte möglichst alleine, also **ohne** eine vermeintlich „hilfreiche" **Begleitperson** durchgeführt werden.
Zusätzlich sollten die Teilnehmer beim Üben auf **beruhigende Medikamente (Benzodiazipine)**, wie z. B. Tafil®, Valium® oder Tavor®, **Alkohol** und **Drogen gänzlich verzichten.** Zwischen der Übung und der Einnahme von beruhigenden Medikamenten sollte genug Zeit vergangen sein, dass sich die Substanzen im Körper abgebaut haben. Erlaubt sind jedoch Medikamente aus der Gruppe der Antidepressiva (☞ „Medikamentöse Behandlung von Phobien und Panikstörungen", Kap. 7). **Vermeintliche „Hilfsmittel"**, wie z. B. ein Handy oder eine Bedarfsmedikation sollten beim Üben zu Hause gelassen werden. Da die Patienten ansonsten in der Folge möglicherweise, nur dann ihre Ängste erfolgreich bewältigen könnten zu, wenn sie diese Gegenstände mit sich führen.

Vermeidung von Über- bzw. Unterforderung

Damit die Patienten einschätzen können, ob und wann sie eine Übung abgeschlossen und bewältigt haben, sollte die Übung **inhaltlich klar umschrieben** und **zeitlich begrenzt** sein.
Um eine Über- bzw. Unterforderung zu vermeiden, sollte die Übung für den Teilnehmer weder zu leicht noch zu schwer ausgewählt werden. Als hilfreicher Richtwert hat sich die Selbsteinschätzung des Patienten bewährt, eine Übung mit Hilfe der „10 goldenen Regeln" mit einer **Erfolgswahrscheinlichkeit von etwa 60 – 70 % bewältigen** zu können.
Teilnehmer, die dazu neigen, sich schnell zu überfordern, sollten sich nach einer erfolgreich bewältigten Übungssituation nicht spontan zur Durchführung weiterer und schwierigerer Übungsschritte entscheiden. Eine daraus möglicherweise resultierende Überforderung kann leicht zu einem Misserfolgserleben führen, das die Betreffenden auf den gesamten Übungsverlauf beziehen, obgleich sie die zuvor vereinbarte Übung erfolgreich bewältigt hatten.
Weitere „Überforderungsfallen" sind komplexe Übungssituationen, die zuvor nicht kleinstufig genug unterteilt wurden.
Im Folgenden zwei Beispiele, wie zu komplexe agoraphobische Übungen unterteilt werden können.

Übung 1: Der Patient möchte einen Supermarkt aufsuchen
Unterteilungsmöglichkeiten: Will der Patient einen Zeitpunkt wählen, zu dem es wahrscheinlich eher voll oder eher leer ist? – Will er sich nur im Eingangsbereich aufhalten oder im Supermarkt umhergehen? – Will er sich in der Kassenschlange anstellen oder den Supermarkt wieder verlassen, ohne etwas einzukaufen?

Übung 2: Der Patient will sich auf einer U-Bahn-Station aufhalten
Unterteilungsmöglichkeiten: Will sich der Patient nur oben im Eingangsbereich aufhalten oder auch unterirdisch im Tunnelbereich? Welchen Weg will der Patient nehmen, um in den U-Bahnschacht zu gelangen? Will er die normale Treppe benutzen oder ggf. die Rolltreppe?

Viele Patienten haben zudem sehr hohe Erwartungen an die Durchführung der Übungen und reagieren enttäuscht auf negative Erfahrungen. Um dieser Erwartungshaltung vorzubeugen, ist es wichtig darauf hinzuweisen, dass es sich bei den Übungen erst einmal „nur" um ein Experiment handelt. Mögliche „Fehler" sind erlaubt, denn aus ihnen können die Teilnehmer viel lernen.

Belohnung festlegen

Bereits in der Planungsphase der Übung sollen die Teilnehmer ihre anschließende Belohnung festlegen. Belohnungen sollten unabhängig von anderen Personen ausgewählt werden. Sonst besteht das Risiko, spontan umdisponieren zu müssen, da z. B. eine Verabredung abgesagt wird. Die Belohnung sollte Freude bereiten, aber nicht zu viel Geld kosten. Sie kann immateriell sein, z. B. ein Entspannungsbad zum Wohlfühlen oder Musik hören bei Kerzenschein.

Wiederholen der Übung

Zu einem späteren Zeitpunkt sollte die abgesprochene **Übung** bis zur nächsten Sitzung **mindestens ein weiteres Mal wiederholt werden.** Diese Wiederholung ist wichtig, damit die Teilnehmer überprüfen können, ob sie noch einmal das gleiche Ergebnis erzielen, wie in der ersten Übung. Zudem können die Teilnehmer durch die Vertrautheit mit der Übung leichter auf ihre unterschiedlichen Erfahrungen achten und gegebenenfalls bereits einen ersten Habituationserfolg (Gewöhnungserfolg) erreichen.
Diese Rahmenbedingungen finden sich für die Patienten in einer Zusammenfassung auf der Folie 35 „Planungshilfe – Was Sie beim Üben beachten sollten" und auf dem Formblatt 10 im Anhang/CD-ROM.

Tipp Am Ende der Vorbesprechung kann noch einmal eine Zusammenfassung der wichtigsten Verhaltensregeln in Übungssituationen erfolgen, einschließlich des Umgangs mit Flucht- oder Vermeidungsverhalten.

Umgang mit Flucht- oder Vermeidungsverhalten in häuslichen Übungen:

- Fordern Sie die Patienten auf, sich zu überlegen, was ihr Vermeidungsverhalten ausgelöst haben könnte. Zum Beispiel: Überforderung; ausgeprägte Erwartungsangst; Zeitdruck ...
- Danach sollte die Übung noch einmal mit etwas innerem Abstand, in abgestufter Form wiederholt werden.
- Nach Möglichkeit sollten die Patienten eine Übung nicht mit einem Misserfolgserlebnis beenden. Andernfalls könnte sich im Anschluss ihre Erwartungsangst vor weiteren Übungen erhöhen.

Regelmäßige Mahlzeiten und genügend Flüssigkeitszufuhr

Weisen Sie die Gruppenteilnehmer auf die Wichtigkeit regelmäßigen Essens und Trinkens hin. Aufregung vor dem Üben kann dazu führen, dass Patienten aufgrund ihrer Anspannung vermeiden oder vergessen, etwas zu essen. Entweder weil sie das Empfinden haben „keinen Bissen herunter zu bekommen“ oder weil sie Übelkeit vermeiden möchten. Das kann sich jedoch negativ auf ihre Übung auswirken. Ein Auslassen der Hauptmahlzeiten, kann zu einer Unterzuckerung (Hypoglykämie) des Körpers führen, denn der Energieverbrauch ist durch das Üben und die damit verbundene Aufregung eher erhöht. Eine Hypoglykämie provoziert körperliche Symptome, die den körperlichen Angstreaktionen sehr ähnlich sind und deshalb irrtümlich mit ihnen verwechselt werden können. Außerdem ist in diesem Zustand ein Erfolg versprechendes Üben kaum mehr möglich. Derartige körperliche Missempfindungen können dann durch das Üben natürlich auch nicht zurückgehen.

Schwierige Situationen bei der Absprache von Hausaufgaben

Wir möchten Ihnen beispielhaft einen **fiktiven Dialog** schildern, der typische Schwierigkeiten beim Absprechen einer Hausaufgabe enthält und der Möglichkeiten beinhaltet, wie Sie damit umgehen können (G: Gruppenleiter, P: Patient):
In der Runde zur Absprache der Hausaufgaben meldet sich Herr Meier zu Wort.

Problem: Überforderung

G: *„Herr Meier, was ist Ihnen als Idee für ein erstes „Übungs-Experiment“ eingefallen?“*
P: *„Ich möchte unbedingt wieder schnell zur Arbeit kommen können. Jetzt fahre ich wegen der Angst schon mehr als 1 Jahr lang mit dem Bus, aber mit der U-Bahn ginge es rascher. Mit der U-Bahn fahren wäre leichter, als alleine mit dem Auto zu fahren, denn da könnte ich ja andere gefährden. Also, ich glaube, das kriege ich hin. Ich könnte das am Sonntag ausprobieren.“*
G: *„Wie viele Stationen müssten Sie fahren? Wie viele davon unterirdisch? Ist das für Sie bezogen auf Ihre Angst ein Unterschied, ob über- oder unterirdisch?“*

Überforderungen fördern Misserfolgserlebnisse und führen zu Fehlinterpretationen/-attribuierungen

P: *„Es sind fünf Stationen, allesamt unterirdisch. Das macht mir größere Angst, als oberirdisch zu fahren. Schon der Gedanke, alleine zur Station in den Tunnel zu gehen, treibt mir den Schweiß auf die Stirn."*
G: *„Hmmh, wenn ich mir überlege, dass Sie ein Jahr lang weder in der U-Bahn noch im Stations-Tunnel-Bereich waren, scheint mir die Fahrtstrecke zur Arbeit als erste Übung doch zu schwierig."*

Problem: Keine passende Übung
P: *„Ja, wenn ich mir das genauer überlege, stimmt das wohl. Aber was könnte ich sonst noch machen? Im Kaufhaus bin ich noch länger nicht gewesen, ebenso wenig wie im Supermarkt. Mir erscheint das alles gleich schwierig."*
G: *„Ich kann mir verschiedene Möglichkeiten vorstellen, z.B. könnte ein erster Schritt für die U-Bahn-Übung sein, sich überhaupt in den Tunnelbereich zu wagen und dort aufzuhalten, bis die Angst weniger wird. Als Supermarktübung wäre ein erster Schritt z.B. der Fußweg dahin oder der Aufenthalt im Eingangsbereich des Supermarktes. Ein Einkauf bzw. das Stehen an der Kasse wäre bereits eine andere und in aller Regel schwierigere Übung. Ähnlich zergliedern ließe sich die Kaufhaussituation."*
Zur Gruppe gewandt: *„Normalerweise gehen wir in einen Supermarkt, um einzukaufen, und nicht, um uns ohne für andere Menschen ersichtlichen Grund im Eingangsbereich aufzuhalten. Daher ist es auch gar nicht einfach, sich etwas ungewöhnliche Teilziele zu überlegen. Aber wichtig sind alleine Sie und Ihre Übung!
Für welche Übung möchten Sie sich entscheiden, Herr Meier?"*

Problem: Patient kann sich nicht entscheiden
P: *„Tja, wenn ich das wüsste. Ich möchte ja wirklich gerne schneller zur Arbeit kommen. Aber einkaufen können, ob im Supermarkt oder Kaufhaus, ist auch wichtig. Vielleicht sollte ich etwas ganz anderes machen, z.B. ins Kino gehen. Da verbinde ich das Angenehme mit dem Nützlichen, aber wirklich wichtig ist das nicht."*
G: *„Es scheint Ihnen schwer zu fallen, eine Entscheidung für die eine oder andere Übung zu treffen, kennen Sie das auch aus anderen Lebensbereichen? Wenn ja, was macht es für Sie so schwierig?"*
P: *„Das ist ein generelles Problem von mir. Ich könnte mich ja falsch entscheiden, wer weiß, was dann daraus alles resultieren kann."*
G: *„Das heißt, falls wir hier eine Übung absprechen, wären das in Wirklichkeit zwei Übungen für Sie. Erstens, sich für eine Übung festzulegen, ohne genau zu wissen, was passieren wird und zum zweiten die Übung, die sich auf Ihre Angstsymptomatik bezieht."*
P: *„Genau!"*
G: *„Das ist wirklich eine schwierige Situation für Sie. Nun haben Sie in dieser Gruppe ja schon eine Reihe neuer Informationen erhalten; unter anderem wie wichtig es ist Risikoverhalten zu erhöhen, um neue Erfahrungen überhaupt machen zu können. Und ganz wichtig sind die Angstregeln, die wir gerade durchgesprochen haben. Könnten Sie sich auf dieser Grundlage für eine Angstbewältigungsübung entscheiden? Und dadurch in der Realität überprüfen, ob das Eingehen eines Risikos zwangsläufig eine Katastrophe oder zumindest negative Konsequenzen zur Folge haben wird?"*

P: *„Na schön, so schlimm kann es ja nicht werden. Ich bleibe dann doch bei der U-Bahn und werde mich nur im Tunnelbereich aufhalten. Der ist an meiner Haltestelle auch ziemlich groß."*
G: *„Wollen Sie den gesamten Haltestellen-Tunnelbereich als Übung nutzen? Meines Wissens gibt es dort zwei Ebenen."*
P: *„Nur die obere Ebene wäre nicht schwierig genug. Ja, es soll der gesamte Bereich sein."*
G: *„Toll, dass Sie sich entscheiden konnten! Und wann wollen Sie üben?"*

Problem: Patient hat wenig Zeit zum Üben
P: *„Mmh, heute ist Freitag, Mittwoch sehen wir uns ja schon wieder. Eigentlich habe ich gar keine Zeit. Am Wochenende helfe ich Freunden beim Renovieren und werktags arbeite ich immer lange."*
G: Zur Gruppe gewandt, auch um dem Patient nicht noch mehr Aufmerksamkeit zu geben: *„Vielleicht kennen Sie auch das Phänomen, dass alles andere wichtiger ist als Sie selber. Man mag nicht Nein Sagen, sich nicht abgrenzen, um sich vermeintlich nicht unbeliebt zu machen oder einfach, weil es schon immer so war. Das führt aber häufig zu Überforderungen, die wiederum zu Stress- oder Angstreaktionen führen. Lernen Sie wieder, sich selber ebenso wichtig zu nehmen, wie Sie sonst andere wichtig nehmen!"*
Zu Herrn Meier gewandt: *„Wann wollen Sie Ihre Übungen durchführen?"*
P: *„Ich probiere die Übung am Sonntag gegen 11.00 Uhr vor der Renovierung und am Dienstag um 19.00 Uhr aus. Vielleicht ist es dann sogar schwieriger, weil noch mehr Menschen unterwegs sein werden. Aber das wäre auch in Ordnung. Ich glaube, das werde ich schaffen."*
G: *„Wunderbar, jetzt fehlt nur noch Ihre mögliche Belohnung."*
P: *„Am Sonntag werde ich mir das Fußballspiel X gegen Z im TV ansehen, statt mich wie sonst auf meine Arbeit am nächsten Tag vorzubereiten. Und Montag werde ich mal einen ganzen Abend lang nicht ans Telefon gehen und stat dessen in Ruhe meine neue CD anhören."*
G: *„Das sind wirklich gute Ideen. Viel Erfolg!"*

Nachbesprechung von Übungen

Bei der Nachbesprechung von häuslichen Übungen steht im Vordergrund, im Dialog mit den Teilnehmern den Verlauf der Übungen und die dabei neu gewonnen Erfahrungen zu hinterfragen und anhand der vermittelten theoretischen Informationen einzuordnen. Kam es für einen Teilnehmer im Übungsverlauf zu Misserfolgserlebnissen bzw. zu Fluchtverhalten, ist die kognitive Umbewertung dieser Erfahrungen sowie eine Wiederholung dazugehöriger theoretischer Informationen Ziel der Nachbesprechung.
Um diese Ziele zu erreichen, haben sich die nachfolgenden Fragen bewährt.

Hilfreiche Fragen zur Nachbesprechung von Übungen:

1. Inhalt und Verlauf der Übung
- *„Was genau hatten Sie sich als Übung vorgenommen?"*
- *„Wie ist Ihre Übung verlaufen?"*
- *„Was lief bei Ihnen gut bzw. konnten Sie anwenden und anders machen als sonst?"*
- *„Was war für Sie schwierig umzusetzen?"*

2. Verlauf der Angstkurve
- *„Wie hat sich bei Ihnen die Angstkurve verhalten?"*
- *„Wie hoch war die Angst minimal/maximal?"*
- *„Wie hoch war Ihre Angst auf einer Skala von 1 bis 8 vor und während der Übung?"*
- *„Wie hoch war Ihre Angst als Sie die Übung beendet haben?"*
- *„Haben Sie nach dem Anstieg der Angst eine Angstreduktion erlebt?"*
- *„Welche Körpersymptome sind bei Ihnen vor und während der Übung aufgetreten?"*

3. Gedanken und Befürchtungen während der Übung
- *„Welche Erwartungsängste haben bei Ihnen eine Rolle gespielt?"*
- *„Welche gedanklichen Befürchtungen sind bei Ihnen vor und während der Übung aufgetreten?"*
- *„Was hätte schlimmstenfalls passieren können?"*
- *„Was konnten Sie in der Realität feststellen?"*

4. Verhalten in der Übungssituation
- *„Welche der „10 goldenen Regeln" haben Sie angewandt?"*
- *„Welche Erfahrungen haben Sie damit gemacht?"*
- *„Haben Sie vermeintliche „Hilfsmittel" im Sinne der indirekten Vermeidung angewandt?"*

5. Vermeidungsverhalten – eine Übung wurde nicht durchgeführt oder abgebrochen

☞ „Kognitive Umbewertung"

Außer diesen Detailfragen sind im Rahmen der Übungsnachbesprechung folgende Aspekte zu beachten:

Verstärken von Risikoverhalten

Im Rahmen der Nachbesprechung stellt die Verstärkung von „Risikoverhalten" während der Übungen eine wichtige Intervention dar. Als operante Methode in der Verhaltenstherapie dient sie der Unterstützung zur Erhöhung von erwünschtem Verhalten. Verstärker können beispielsweise lobende Kommentare (☞ „Verhaltenstherapeutische Gesprächstechniken", Seite 26) oder (Selbst-)belohnungen für Risikoschritte sein.

Kognitive Umbewertung

Den Teilnehmern sollen Zusammenhänge verdeutlicht werden, die zwischen den bei ihnen aufgetretenen dysfunktionalen Gedanken und Bewertungen (z. B. bezogen auf die Wahrnehmung von Körpersymptomen) und ihrem Flucht- oder Vermeidungsverhalten bestehen. Durch das Hinterfragen seiner Angst verstärkenden Gedanken soll der Patient einschätzen lernen, wie realistisch seine Befürchtungen tatsächlich sind. Außerdem soll er darin angeleitet werden, alternative und hilfreiche Gedanken zu entwickeln (z.B. wie in Regel 1 und 2 enthalten, ☞ Formblatt 7 im Anhang/CD-ROM).

Hilfreiche Fragen zur kognitven Umbewertung:

- *„Welche Gedanken oder Befürchtungen haben dazu beigetragen, dass Sie Ihre Übung abgebrochen haben?"*
- *„Wie realistisch waren diese Gedanken?"*
- *„Was hätten Sie stattdessen anders machen oder denken können?"*
- *„Haben Sie die Übung zu einem späteren Zeitpunkt noch einmal wiederholt?" bzw. „Was hat Sie davon abgehalten?"*
- *„Welche Erfahrungen haben Sie bei der Wiederholung der Übung gemacht?"*

Veränderungsmotivation und Alternativverhalten

Es ist wichtig die Gruppenmitglieder regelmäßig darauf hinzuweisen, dass zur erfolgreichen Angstbewältigung die Konfrontation mit dem eigenem Angsterleben und -verhalten notwendig ist (z.B. Regel 7, ☞ Formblatt 7, im Anhang/CD-ROM). Der Hinweis auf positive Übungserfahrungen anderer Teilnehmer innerhalb der Gruppe hat sich als hilfreich erwiesen, um Verhaltensalternativen für künftige Angstsituationen aufzuzeigen.

Durchführung der Panikbewältigungsgruppe

Zielgruppe

Die Panikbewältigungsgruppe wurde in unserer Verhaltenstherapie-Ambulanz 1998 begonnen, zu dem Zeitpunkt liefen bereits mehrere andere Gruppenkonzepte für Angststörungen seit vielen Jahren: Angstbewältigungsgruppe (s. o.), Agoraphobiegruppe und soziales Kompetenztraining für Soziophobiker. Warum also noch ein Gruppenkonzept, speziell für Patienten mit Panikstörungen? Solche Patienten wurden bis dahin in der Angstbewältigungs- oder Agoraphobiegruppe behandelt, aber es fiel auf, dass sich die Patienten mit hauptsächlich scheinbar „aus heiterem Himmel" auftretenden Panikattacken in diesen beiden Gruppen häufig „fehl am Platze" fühlten. Die Gruppenkonzepte wurden Ihren Problemen offensichtlich nicht gerecht. Ein wichtiger Grund war, dass ein inhaltlicher Schwerpunkt, nämlich das Motivieren zur Aufgabe von Vermeidungsverhalten, von den Panikpatienten zwar verstanden wurde, aber häufig nicht sehr hilfreich war. Die Patienten erlebten die Panikattacken oft als unvermutet auftretend, **nicht gebunden** an Phobie-typische Situationen. Die für phobische Ängste vermittelten Erklärungsmodelle griffen für Panikpatienten zu kurz, da sie das situationsungebundene Auftreten von Panikattacken nicht erklärten. Gerade weil diese Erklärungen für Panikpatienten nicht plausibel waren, hielten sie an eher somatischen Erklärungsmodellen fest und wurden dementsprechend durch die Gruppentherapie oft nicht ausreichend motiviert, sich ihren Ängsten zu stellen (z.B. sportliche Aktivitäten wieder aufzunehmen).

Notwendig erschien daher eine Ergänzung der Angstbewältigungsgruppe im Sinne eines multimodalen verhaltenstherapeutischen Vorgehens. Insbesondere zwei zusätzliche Bausteine erschienen sinnvoll: (1.) der Einsatz von **weiteren kognitiven Strategien** zur Vermittlung eines individuellen psychologischen Erklärungsmodells und (2.) die Durchführung von **Expositionen in vivo mit** Angstmanagement unter Therapeutenanleitung. So werden die Patienten motiviert, sich aktiv den Ängsten zu stellen und sie können auch nach Therapieende die Panikattacken bewältigen. Gleichzeitig war uns wichtig, dass auch die Panikinformationsgruppe eine **Kurzzeittherapie** bleibt, da ein hoher Bedarf von Patientenseite bestand und wir die Gruppen daher möglichst häufig durchführen wollten, um lange Wartezeiten zu vermeiden.

Seit August 1998 wird die Panikbewältigungsgruppe in unserer Verhaltenstherapie-Ambulanz nach dem im Folgenden beschriebenen Konzept etwa alle 2 Monate (6–8 Gruppen im Jahr) durchgeführt. Es nehmen Patienten mit Panikstörungen ohne Agoraphobie oder mit leichter Agoraphobie teil (☞ Kap. 5). Von vielen Patienten haben wir positive Rückmeldungen bekommen, in Studien zeigte sich eine hohe Wirksamkeit. Die Therapeuten führen die Gruppe gerne durch, da sie durch die verschiedenen Bausteine abwechslungsreich und lebendig ist.

Setting

Allgemeine therapeutische Strategien zum Umgang mit dem Gruppen-Setting wurden bereits beschrieben. Insbesondere die folgenden Aspekte bei der Durchführung sollen hier nochmals kurz erläutert werden, da sie nach unserer Erfahrung bei der Durchführung der Panikbewältigungsgruppe besonders relevant sind.

Es kommen bei der Panikbewältigungsgruppe innerhalb von nur wenigen Sitzungen (5 Sitzungen zu je 150 Min.) verschiedenste Therapie-Module zur Anwendung (☞ „Therapiebausteine"). Diese beinhalten für die Patienten teilweise eine emotionale Auseinandersetzung mit persönlichen Themen bzw. eine Konfrontation mit ihren Ängsten vor der Gruppe. Dies zu ermöglichen stellt eine besondere Herausforderung an den Therapeuten dar: Es muss innerhalb kürzester Zeit gelingen, dass die Gruppe einen starken kohäsiven Zusammenhalt entwickelt. Das heißt vor allem, dass sich die Teilnehmer in der Gruppe ohne Konformitätsdruck wohl fühlen und merken, dass sie bei der Darstellung ihrer Probleme Wertschätzung und Unterstützung bekommen. Es müssen Bedingungen von Offenheit und Vertrauen geschaffen werden sowie eine positive, aktive Arbeitshaltung. Das verlangt vom Therapeuten einen Balanceakt: Zum einen den Patienten neue Informationen zu vermitteln und neue Interpretationen anzuregen und zum anderen echtes Interesse an den Erzählungen der Patienten zu zeigen, deren Ressourcen zu aktivieren und die Patienten untereinander in Kontakt zu bringen. Wenn dies gelingt hat die Panikbewältigungsgruppe nach unseren bisherigen Erfahrungen auch Vorteile gegenüber der einzeltherapeutischen Behandlung, die über den ökonomischen Aspekt hinausgehen:

- Dadurch dass die Patienten sich gegenseitig Feedback geben, kann jeder etwas darüber erfahren, wie er auf andere wirkt. Speziell bei Panikpatienten löst es nach unserer Erfahrung oft schon in der ersten Sitzung Erstaunen und Erleichterung aus, dass sie den anderen deren Ängste und Panik nicht ansehen können und daraus folgern, dass andere es ihnen selbst auch nicht ansehen.
- Bei einigen Patienten wirken die Berichte der anderen Teilnehmer darüber, dass auch diese ähnliche körperliche Symptome haben aber keinen organischen Befund hierfür, viel überzeugender als wenn sie dies nur von ihrem Arzt hören.
- Hinzu kommen allgemeine Faktoren, wie die Erleichterung nicht alleine zu leiden und eine Verstärkung von Hoffnung durch den Zuspruch der anderen.
- Es findet eine gegenseitigen Unterstützung bei Schwierigkeiten und Rückschlägen statt, was z. B. die Motivation zu Expositionsübungen zwischen den Sitzungen verstärkt.
- Gerade in den letzten beiden Sitzungen, in denen bei jedem Patienten individuelle Angst-Teufelskreisläufe und Auswege hieraus erarbeitet werden, können die Patienten durch Zuhören von den Coping-Strategien der anderen Patienten lernen.

Vom Vorgehen her bedeutet das für den Therapeuten, von Anfang an interaktionelle Aspekte mit zu beachten. Abgesehen davon ändert sich der therapeutische Stil in Abhängigkeit von der jeweiligen Sitzung:

- In den Sitzungen 1 und 2 werden hauptsächlich Informationen vermittelt.
- In Sitzung 3 liegt der Schwerpunkt in der Motivation zu Risikobereitschaft.
- In den Sitzungen 4 und 5 steht der Stil einer „Einzeltherapie in der Gruppe“ im Vordergrund.

Rahmenbedingungen

Anzahl der Teilnehmer

Nach unseren Erfahrungen liegt die ideale Gruppengröße bei **8 Teilnehmern.** Bei größeren Gruppen können individuelle Aspekte (insbesondere in den Sitzungen 4 und 5) nicht ausreichend beachtet werden. Bei hingegen weniger als 5 Teilnehmern kommen unter Umständen (abhängig davon, wie offen und aktiv die einzelnen Teilnehmer sind) die oben beschriebenen Vorteile der Behandlung in Gruppen weniger zum Tragen.

Anzahl der Therapeuten

Die Durchführung der Gruppe ist durch **einen Therapeuten** gut möglich, bei noch wenig Erfahrung des Therapeuten mit dem Konzept ist eine eher kleinere Gruppengröße von 6 Patienten zu empfehlen. Sonst wird es erfahrungsgemäß schwierig, die individuellen Aspekte insbesondere in den letzten beiden Sitzungen bei allen Patienten ausreichend zu beachten. Es braucht doch einige klinische Erfahrung, um in der relativ kurzen Zeit pro Patient dennoch hilfreiche und neue Interpretationen und Anregungen geben zu können. Generell ist es sehr viel angenehmer die Gruppe zusammen mit einem **zweiten (Co-)Therapeuten** zu leiten. Bei der Informationsvermittlung kann man sich dann abwechseln, ebenso bei der Erarbeitung der individuellen Teufelskreisläufe. Gerade bei letzterem fallen dem jeweils anderen Therapeuten oft noch zusätzliche, hilfreiche Aspekte ein. Es bewährt sich in diesem Fall, die Aufgaben zwischen den Therapeuten klar zu verteilen, so dass immer einer für einen bestimmten Teil der „Leiter“ ist und der andere für diesen Teil jeweils nur Anregungen ergänzt. Sonst kann das strukturierte Vorgehen, das aufgrund der kurzen Therapiedauer notwendig ist, auch behindert werden! Von der Ausbildung der Therapeuten her sind verhaltenstherapeutische Grundkenntnisse und generelle Erfahrungen in der Beratung oder Behandlung von Patienten mit Angststörungen notwendig. Dann kann die Gruppe von verschiedenen Berufsgruppen durchgeführt werden: Ärzten, Psychologen, Sozialarbeitern/-pädagogen, Krankenschwestern/-pflegern und anderen.

Zeitlicher Ablauf

Es finden 5 Sitzungen zu je 2,5 Zeitstunden (150 Min.) im wöchentlichen Abstand statt. Fakultativ bieten wir anschließend für einen Teil der Patienten, die auch bei Gruppenende noch eine deutliche Vermeidung von agoraphoben Situationen zeigen, noch 1–3 zusätzliche Sitzungen Expositionen in vivo an. Erfahrungsgemäß wird dies selten benötigt und wenn dann nur von wenigen Patienten. Falls dies für mehrere Pati-

enten einer Gruppe zutrifft finden auch diese Expositionen in der (dann deutlich kleineren) Gruppe statt.
Diese Rahmenbedingungen sind sicherlich nicht zwingend. Sie erscheinen uns aber für den ambulanten Bereich ideal, da die Gesamtbehandlung so in einer relativ kurzen Zeit (5 Wochen) durchführbar ist, was von vielen Patienten so gewünscht ist und sich für viele auch als Erfolg versprechend erwiesen hat. So erschiene beispielsweise eine Gruppensitzung von nur 50 Min. (und dafür 15 Sitzungen) eher zu aufwendig für diese Patienten und auch nicht notwendig, da die Konzentrationsfähigkeit bei einer entsprechend lebendigen Gestaltung der Gruppe für 150 Min. (bei natürlich einer Pause zwischendurch) nach unserer Erfahrung ausreichend ist. Andererseits wäre ein noch schnelleres Vorgehen (z. B. 2 × pro Woche je 150 Min.) nicht sinnvoll, da auch ausreichend Zeit zwischen den Sitzungen (z. B. für Übungen) notwendig ist. Hier können Patienten durchaus anderer Meinung sein und ein „schnelleres" Vorgehen wünschen, um „das mit der Angst bald zu erledigen". Es bietet sich dann eine erste Möglichkeit von therapeutischen Interventionen: Den Patienten können Panikattacken kurz als möglicher Ausdruck von Stress dargestellt werden („mehr werden Sie darüber dann in der Gruppe erfahren ...") und von daher ein zu leistungsorientiertes („stressiges") Vorgehen in der Therapie als eher kontraproduktiv erklärt werden.
Ganz anders können die idealen zeitlichen Rahmenbedingungen der Gruppentherapie beispielsweise im Rahmen von stationären oder teilstationären Settings aussehen. Hier finden sich oft eher Patienten mit mehr komorbiden psychischen Störungen und schwererer Angst-Symptomatik. Diese können weniger belastbar sein als ambulante Patienten und arbeiten oft parallel in anderen Therapien noch an weiteren Themen. Von daher kann hier – je nach Notwendigkeit – die Sitzungsdauer verkürzt werden, häufigere, kürzere Sitzungen angeboten werden, ggf. auch 2 × wöchentlich mit mehr Wiederholungen und mehr „Übungen".

Dokumentation

Neben der Testdiagnostik (☞ Kap. 4, „Einsatz der Testinstrumente") sollten individuelle Aspekte der einzelnen Sitzung für jeden Patienten kurz dokumentiert werden. Nach Abschluss der Gruppe sollte zusätzlich eine kurze Epikrise verfasst werden, die (mit dem Einverständnis des Patienten) an den weiterbehandelnden Therapeuten geschickt wird.

Organisatorische Vorbereitungen

☞ „Allgemeine Vorbereitungen vor Gruppenbeginn"

Therapiebausteine

Die folgenden therapeutischen Bausteine und Verfahren kommen im Verlauf der Panikinformationsgruppe zur Anwendung:

Tipp

Wissensvermittlung und Patientenschulung
- Informationen über normale Ängste, Angsterkrankungen, Behandlungsmöglichkeiten
- Teufelskreis der Angst
- Modell von chronischem und akutem Stress; hierbei auch Informationen zum allgemeinen Gesundheitsverhalten
- Angstmanagement, „10 goldene Regeln“, Selbstverbalisationen und Selbstinstruktionen für das Verhalten in Expositionen

Kognitive Strategien
- Modifikation der katastrophisierenden Fehlinterpretationen von körperlichen Symptomen
- 3-Spaltentechnik anwenden
- Typische dysfunktionale Denkstrategien besprechen
- Kognitive Neubewertung bei Expositionsübungen

Expositionen
- In vivo: Konfrontation mit internen Reizen durch körperliche Anstrengung
- In sensu: Explizites Aussprechen von schlimmsten Befürchtungen

Körperbezogene Verfahren
- Progressive Muskelrelaxation
- Imaginationsübungen

Nutzung des Gruppen-Settings
- Austausch zwischen Patienten fördern
- Nutzung der Gruppendynamik zur Motivationsförderung
- Nutzung der „Weisheit der Gruppe“ bei der Suche nach Lösungen
- Modellernen

Erarbeiten eines individuellen Störungsmodells
- „Einzeltherapie in der Gruppe“
- Erweitertes, individuelles Angstmodell (individueller Teufelskreis) mit Entstehungs-, Auslöse- und aufrechterhaltenden Bedingungen sowie Funktionalitäten
- Anregung zu konkreten Veränderungen, z. B. in der Lebensführung

Transfer-Sicherung, Hausaufgaben
- Selbstbeobachtung
- Angsttagebuch, 5-Spalten-Technik
- Anregung zur schrittweisen Aufgabe von Meidungsverhalten
- Regelmäßiges Durchführen von körperbezogenen Verfahren, insbesondere Progressiver Muskelrelaxation

Rückfallprophylaxe

Tipp

- Mitgabe von Materialien
- Adressenaustausch der Patienten untereinander, wenn gewünscht
- Therapeuten stehen bei „Angst-Rückfällen" als Ansprechpartner weiter zur Verfügung (z.B. durch Telefonat, einmalige Beratung oder „booster sessions" nach längerer Zeit)

Wann welches Verfahren bzw. welcher Baustein eingesetzt wird ergibt sich aus den in Kapitel 9 beschriebenen Sitzungsinhalten. Ganz generell stehen in den ersten beiden Sitzungen die Wissensvermittlung und Patientenschulung im Vordergrund, in der dritten Sitzung die Exposition und in den letzten beiden Sitzungen das Erarbeiten eines individuellen Störungsmodells und daraus abgeleiteten Veränderungsideen. Kognitive Strategien kommen eher in den Sitzungen 3–5 zur Anwendung. Körperbezogene Verfahren, Nutzung des Gruppensettings und Transfersicherung spielen bei allen Sitzungen eine wichtige Rolle.

Konzeptuelle Unterschiede zwischen Angstbewältigungs- und Panikbewältigungsgruppen

Die nachfolgende Tabelle fasst die wichtigsten Unterscheidungsmerkmale zwischen den beiden, in diesem Manual dargestellten Gruppenkonzepten, zusammen.

Tabelle 6.4

Unterschiede zwischen der Angst- und Panikbewältigungsgruppe (Therapiebausteine)	
Angstbewältigungsgruppe	**Panikbewältigungsgruppe**
Umfasst 4 Gruppensitzungen	Umfasst 5 Gruppensitzungen
Der Schwerpunkt liegt bei der individuellen Anleitung häuslicher Übungen zum Angstmanagement, einschließlich Nachbesprechung	Einmalige Therapeuten begleitete Exposition in vivo
	Anleitung der progressiven Muskelentspannung nach Jacobson
	3-Spaltentechnik zur kognitiven Neubewertung dysfunktionaler Denkstrategien
	Erarbeitung individueller Störungsmodelle

7 Die Gruppensitzungen der Angstbewältigungsgruppe

Tabelle 7.1

Überblick über die Themenschwerpunkte der Angstbewältigungsgruppe	
Sitzung	**Themenschwerpunkte**
1.	✏ Vorstellung der Teilnehmer ✏ Organisatorisches ✏ Theoretische Grundlagen zur Angstentstehung (z.B. Flucht-Kampf-Reaktion, Stressmodell, Angstkreislauf) ✏ Merkmale verschiedener Angsterkrankungen ✏ Teufelskreis der Angst ✏ Hausaufgabe: Selbstbeobachtungsübung
2.	✏ Besprechung der Hausaufgabe ✏ Behandlungsmöglichkeiten für Angsterkrankungen ✏ „10 goldene Regeln" der Angstbewältigung ✏ Vorbesprechung der Hausaufgabe ✏ Hausaufgabe: Durchführung von Angstbewältigungsübungen
3.	✏ Nachbesprechung der Erfahrungen aus den durchgeführten Angstbewältigungsübungen ✏ Vertiefung der theoretischen Informationen über Angsterkrankungen und die Anwendung der Angstbewältigungsregeln ✏ Vorbesprechung der neuen Hausaufgabe ✏ Hausaufgabe: Durchführung der neuen Angstbewältigungsübungen
4.	✏ Nachbesprechung der Erfahrungen aus den durchgeführten Angstbewältigungsübungen ✏ Vertiefung der theoretischen Informationen über Angsterkrankungen und die Anwendung der Angstbewältigungsregeln ✏ Individuelle Bewertung des Gruppenverlaufs ✏ Individuelle Empfehlungen zur Weiterbehandlung ✏ Verabschiedung

1. Sitzung

Materialien

- Overhead-Projektor
- Overhead-Folien 1–22 aus diesem Manual (☞ im Anhang/CD-ROM)
- Flipchart mit Papier und Stiften

- Arbeitsblätter, jeweils entsprechend der Anzahl der Gruppenteilnehmer:
  - „Stressmodell" (☞ Folien 9 und 10),
  - „Teufelskreis der Angst" (☞ Folie 22).
- Evtl. kleine Haftnotizzettel (☞ für den „Teufelskreis der Angst")

Tipp Die Prä-Testdiagnostikbögen (☞ „Evaluation und Qualitätssicherung" in Kap. 4) sollten den Teilnehmern bereits vor Gruppenbeginn ausgehändigt oder zugeschickt werden.

Schwerpunkte der 1. Gruppensitzung

In der ersten Gruppensitzung werden den Teilnehmern theoretische Grundlagen zur Angstentstehung (z.B. Flucht-Kampf-Reaktion, Stressmodell, Angstkreislauf) vermittelt. Außerdem werden sie über die Merkmale verschiedener Angsterkrankungen informiert.

Struktur der 1. Gruppensitzung

1. Gruppensitzung

1. Begrüßung der Teilnehmer und Vorstellung des/der Therapeuten
2. Vorstellung der Gruppenstruktur und -inhalte
3. Einführung der Gruppenregeln
4. Vorstellungsrunde der Teilnehmer
5. Theorieteil 1: u.a. Flucht-Kampf-Reaktion, Stressmodell, Angstkreislauf
6. Hausaufgabe: Selbstbeobachtungsübung
7. Austeilen des schriftlichen Materials und Hinweis auf entsprechende Seiten im Ratgeber
8. Verabschiedung

Tipp Etwa nach der Hälfte der Sitzung ist eine 10minütige Pause einzuplanen. Diese dient dazu, dass sich die Teilnehmer erholen können und die Möglichkeit haben, untereinander in Kontakt zu kommen.
Einen Leitfaden für die 1. Sitzung gibt Ihnen Formblatt 23 („Kurzform der 1. Sitzung").

Begrüßung der Teilnehmer

Der Gruppenleiter stellt sich mit Namen und Berufsbezeichnung vor und heißt die Teilnehmer herzlich willkommen. Er weist darauf hin, dass sich alle Teilnehmer zusammengefunden haben, weil sie unter einer Angsterkrankung bzw. unter starken Ängsten vor real nicht bedrohlichen Situationen leiden.

Vorstellung der Gruppenstruktur und -inhalte

Der Gruppenleiter gibt die Termine der weiteren Gruppensitzungen bekannt (☞ Formblatt 17 im Anhang/CD-ROM).
Anschließend informiert der Therapeut die Teilnehmer über Ziele und Inhalte der Angstbewältigungsgruppe und klärt sie darüber auf, was sie in den einzelnen Sitzungen erwartet (☞ Abb. 7.1).

- ▶ Was ist Angst?
- ▶ Wie entstehen Angsterkrankungen?
- ▶ Welche Angsterkrankungen gibt es?
- ▶ Welche Behandlungsmöglichkeiten gibt es?
- ▶ Was kann man selber dagegen tun?

Inhalte der Angstbewältigungsgruppe

Abb. 7.1 (Folie 1)

Außerdem erfolgt der Hinweis, dass die Patienten die theoretischen Informationen dieser Gruppe im Ratgeber „Stärker als die Angst" nachlesen können.
Offene Fragen der Teilnehmer zum Ablauf der Gruppe werden ggf. abschließend geklärt.

Tipp

An dieser Stelle biete es sich an, die Prä-Testdiagnostik einzusammeln.

Formulierungsbeispiel

„Ich möchte Ihnen im Rahmen dieser Angstbewältigungsgruppe näher bringen, was man im Allgemeinen unter Angst versteht, welche Angsterkrankungen es gibt und wie diese entstehen. Außerdem werden wir auch darüber sprechen, wie Sie lernen können, diese Ängste zu bewältigen. Ich werde erläutern, welche therapeutischen Hilfsangebote Sie dabei unterstützen können. Damit Sie lernen, Ihre Ängste schrittweise zu vermindern, werde ich mit Ihnen ab der zweiten Therapiesitzung kleine individuelle Übungen absprechen. Dazu aber erst mehr in der nächsten Sitzung.
Die theoretischen Inhalte dieser Angstbewältigungsgruppe können Sie auch in dem Ratgeber „Stärker als die Angst „ nachlesen. Zusätzlich enthält der Ratgeber eine Fülle von Informationen, die ebenfalls in diese Gruppe einfließen werden, und ein Kapitel für Angehörige.
Haben Sie zum Ablauf der Angstbewältigungsgruppe an dieser Stelle noch Fragen?"

Option: An dieser Stelle kann ein Blitzlicht eingefügt werden (☞ Kap. 6)

Erläuterung der Gruppenregeln

Die Teilnehmer werden vom Gruppenleiter darauf hingewiesen, dass es innerhalb der Angstbewältigungsgruppe wichtig ist, einige Gruppenregeln zu beachten, da diese zu einer positiven und vertrauensvollen Arbeitsatmosphäre beitragen. Im Anschluss werden diese Gruppenregeln erläutert (☞ Abb. 7.2).

1. Schweigepflicht
2. Einander ausreden lassen
3. Pünktlichkeit
4. Regelmäßige Teilnahme

Abb. 7.2 (Folie 2) **Gruppenregeln**

Erläuterung der Gruppenregeln
Schweigepflicht
„Hiermit ist gemeint, dass Sie alles, was in der Gruppe von anderen Teilnehmern berichtet wird, vertraulich behandeln, und dass Sie anderen außerhalb dieser Gruppe nichts mitteilen, was auf die Namen und die Identität anderer Gruppenmitglieder schließen lässt."

Einander ausreden lassen
„Jeder von Ihnen sollte den anderen ausreden lassen. Trauen Sie sich bitte auch, Verständnisfragen zu stellen, falls Sie etwas einmal nicht verstehen sollten."

Pünktlichkeit
„Bitte erscheinen Sie rechtzeitig zu allen Therapiesitzungen, wir werden pünktlich beginnen. Ein zu spätes Erscheinen ist für alle Anwesenden recht störend."

Regelmäßige Teilnahme
„Da es sich bei der Angstbewältigungsgruppe um ein zeitlich sehr begrenztes Angebot handelt, möchten wir Sie bitten, an allen vier Sitzungen teilzunehmen, denn nur so können Sie selber gut profitieren. Falls Sie aus wichtigen Gründen, wie Krankheit, einmal verhindert sein sollten, möchte ich Sie bitten, direkt bei mir abzusagen. Sie können mich unter folgender Telefonnummer erreichen (Telefonnummer anschreiben)."

Tipp

- Sie können die Gruppenregeln auch als Flipchart-Plakat während der gesamten Gruppensitzung für alle Teilnehmer sichtbar aufhängen.
- Zusätzlich können Sie die Gruppenteilnehmer fragen, ob ihrerseits Ergänzungswünsche zu den Gruppenregeln bestehen.

Vorstellungsrunde der Teilnehmer

1. Bitte stellen Sie sich kurz vor.
2. Wegen welcher Ängste nehmen Sie an unserer Gruppe teil?
3. Wie lange bestehen diese Ängste bereits?
4. Was haben Sie bisher unternommen, um Ihre Ängste zu bewältigen?

Vorstellungsrunde

Abb. 7.3 (Folie 3 a)

Der Gruppenleiter bittet die Teilnehmer (☞ Folie 9), sich nacheinander kurz vorzustellen.

Tipp

Tipp zur Vorstellungsrunde:

- Während der Vorstellungsrunde überprüft der Therapeut anhand der Anwesenheitsliste (☞ Formblatt 19 im Anhang/CD-ROM) die Anwesenheit der angemeldeten Personen. Nach Belieben können dabei kurze Anmerkungen zu den einzelnen Personen notiert werden.
- Diese Vorstellungsrunde soll den Teilnehmern als „Warming-up" dienen. Deshalb ist es sinnvoll, bereits zuvor die Gruppenregeln zu erläutern.
- Die Teilnehmer sollten, falls notwendig, mittels offener Fragen darin unterstützt werden, etwas von sich mitzuteilen. Sie sollten aber nicht zu stark bedrängt werden, mehr von sich preiszugeben, als sie zu diesem Zeitpunkt möchten.

Option: An dieser Stelle kann danach gefragt werden, welche der Teilnehmer eine Teilnahmebescheinigung z. B. für den Arbeitgeber benötigen (☞ Formblatt 22 im Anhang/CD-ROM). Diese können vom Gruppenleiter in der Pause erstellt werden.

Theorieteil 1

Anschließend leitet der Therapeut zum Theorieteil über, der als Fließtext abgelesen werden kann.

Was ist Angst?

Angst ist ein normales Gefühl

Angst ist ein normales Gefühl, wie z. B. Freude, Traurigkeit oder Wut, das bei jedem Menschen immer wieder auftritt. Zumeist tritt Angst in Situationen auf, die als bedrohlich, ungewiss und unkontrollierbar eingeschätzt werden. Wichtig ist dabei: Angst ist nicht gefährlich! Oft ist sie sogar eine Schutzreaktion, um in einer gefährlichen Situation adäquat reagieren zu können. Obwohl sie häufig als unangenehm erlebt wird, ist sie ein natürliches und biologisch in unserem Organismus festgelegtes Gefühl. Auf die biologischen Grundlagen der Angst komme ich später noch ausführlicher zu sprechen. In bestimmten Phasen der menschlichen Entwicklung treten Ängste sogar regelhaft auf, ein Beispiel hierfür ist das „Fremdeln" bei Kleinkindern (☞ Abb. 7.4). Man kann Angst nicht nur bei Menschen beobachten, sondern auch bei Tieren.

Was ist Angst?

- Angst ist ein normales Gefühl.
- Angst äußert sich unterschiedlich.
- Angst hat verschiedene Gründe.

Abb. 7.4 (Folie 4) **Was ist Angst?**

Optionale Frage an die Gruppe
„Wer von Ihnen erinnert sich an solche normalen Ängste aus eigener Erfahrung?"

Angst äußert sich unterschiedlich

Angstreaktionen sind individuell verschieden und können sehr unterschiedlich verlaufen. Alle von Ihnen haben vermutlich schon einmal ängstliche Gefühle erlebt. Erinnern Sie sich beispielsweise an die ängstliche Anspannung, wenn Sie vor einer Prüfung den Klassenraum betreten, oder an das unangenehme, ängstigende Gefühl, wenn Sie mitten in der Nacht durch ein seltsames Geräusch wach geworden sind. Einige Menschen erleben länger andauernde ängstliche Stimmungen und Sorgen, andere dagegen erleben plötzlich auftretende starke Angstgefühle. Den meisten Menschen ist nicht hinreichend bekannt, dass unangenehme Körperempfindungen ein Ausdruck von Angst oder starkem Stress sein können. Typische Beispiele solcher Körperreaktionen sind: Herzrasen, Zittern, Unruheempfindungen und Beklemmungen im Brustbereich. Das wird Ihnen noch verständlicher, wenn wir zu den Themen „Biologie und Stressreaktion" (☞ s. u.) kommen.

Bereits vor Gruppenbeginn sollten bei jedem Patienten somatische Ursachen der Angst ausgeschlossen oder behandelt worden sein!

Angst hat verschiedene Gründe

Angst kann ganz unterschiedliche Gründe haben. So kann Angst beispielsweise auch im Zusammenhang mit einer körperlichen Erkrankung auftreten, wie z. B. einer Schilddrüsenüberfunktion oder einer Herzerkrankung. Auch wenn dies nur relativ selten vorkommt, sollte diese Möglichkeit dennoch im Rahmen einer ärztlichen Untersuchung abgeklärt und ausgeschlossen werden.

Optionale Frage an die Gruppe
„Wer von Ihnen hat sich bereits einer ärztlichen Untersuchung unterzogen?"

Die meisten Situationen, in denen man Angst verspürt, werden im Laufe des Lebens erlernt. Ein unangenehmes oder beängstigendes Erlebnis kann dazu führen, dass die betreffende Person Angst vor ähnlichen Situationen entwickelt.

Beispiel zur Entstehung von Angst
Wenn Sie aufgrund eines Stromausfalls für längere Zeit in einem Aufzug stecken bleiben, reagieren Sie zunächst möglicherweise mit ansteigender Aufgeregtheit und Besorgnis. Sie sind eingeschlossen und fragen sich, wie lange es wohl dauern wird. Unrealistische Katastrophengedanken können auftauchen, wie z. B.: *„Ich werde ersticken"*, *„Ich bekomme keine Luft mehr"*, *„Ich werde nie mehr befreit werden"* oder *„Gleich erleide ich einen Herzanfall"*. Derartige Gedanken sind in der Regel verbunden mit typischen körperlichen Erregungssymptomen. Sie beginnen also beispielsweise zu schwitzen, zu zittern oder fühlen sich körperlich extrem angespannt. Im Anschluss an ein solches Erlebnis stellen Sie vielleicht bei der nächsten Gelegenheit fest, dass sich Ihr Verhältnis zum Aufzug fahren grundlegend verändert hat. Sie reagieren schon im Voraus mit einer gewissen Aufgeregtheit oder mit Angstgefühlen. Das von Ihnen ehemals als unproblematisch erlebte Fahrstuhl fahren ist für Sie nun zu einer Situation geworden, in der Sie fast automatisch eine ängstliche Anspannung verspüren, bis hin zum Panikerleben. Derartige Angstgefühle können sich im Anschluss auf ähnliche Situationen übertragen, zum Beispiel auf das Fahren mit der U-Bahn.

Warum entwickeln Menschen Angst?

Vielleicht fragen Sie sich gerade: Aber warum ist das so? Warum entwickeln Menschen überhaupt Angstgefühle?
Während der menschlichen Entwicklungsgeschichte stellte Angst lange Zeit eine Reaktion mit einem hohen Überlebenswert dar. Als die Menschen noch in der freien Natur lebten, war Angst häufig eine lebensnotwendige Vorbereitung auf eine Flucht oder einen Kampf (☞ Abb. 7.5).

Optionaler Wissensbaustein: Flucht-Kampf-Reaktion
Der biologische Verlauf einer normalen Flucht-Kampf-Reaktion:
Die normalen biologischen Reaktionen werden durch das **autonome Nervensystem,** auch vegetatives Nervensystem genannt, gesteuert. Das autonome Nervensystem reguliert die gesamten inneren Vorgänge, auf die der Mensch keinen willkürlichen Einfluss hat. Das betrifft beispielsweise den Kreislauf, die Verdauung und den Schlaf. Das Ziel ist, ein körperliches Gleichgewicht aufrechtzuerhalten.

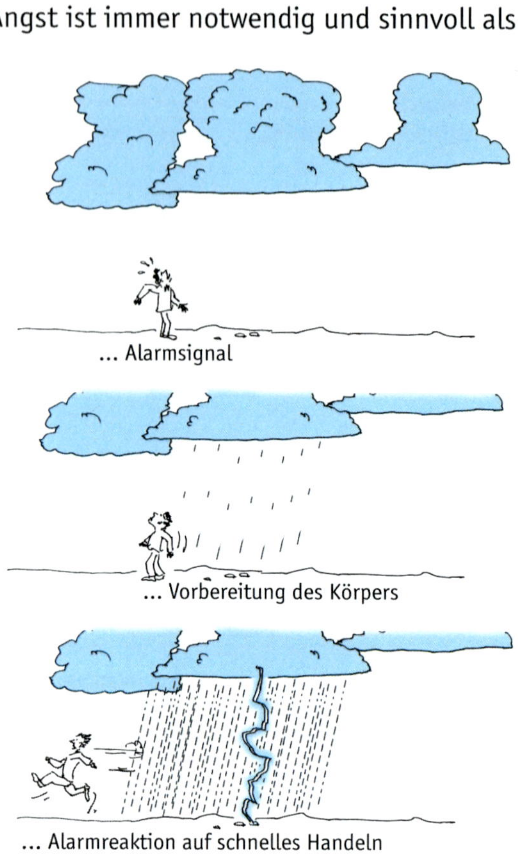

Abb. 7.5 (Folie 5) **Angst ist sinnvoll und notwendig als ...**

Das automone Nervensystem umfasst drei Bereiche (☞ Abb. 7.6):

- Bestimmte **Gehirnbereiche** wie z.B. den Hypothalamus und die Hypophyse.
- Das **sympathische Nervensystem (Sympathikus)**, zuständig für Aktivierung und Energieverbrauch.
- Das **parasympathische Nervensystem (Parasympathikus)**, zuständig für Entspannung und Energieaufbau.

Alle drei Anteile stehen in Wechselwirkung miteinander. Ihre Steuerung erfolgt mittels elektrischer Nervenimpulse und der Ausschüttung von Hormonen ins Blut.

Bei Auftreten eines Stressors, kommt es nach einer kurzen **„Schreckminute"** zu einer Aktivierung des Sympathikus. Die „Schreckminute" kann als eine

Reaktion des Parasympathikus verstanden werden, in der eine Gefahrenabschätzung möglich ist, um situationsgerecht reagieren zu können. Die vom Sympathikus ausgelösten Hormonausschüttungen von **Adrenalin, Noradrenalin** und **Kortisol** aktivieren nun den ganzen Körper.

Dazu gehören:

- Bestimmte Gehirnareale (z.B. Hypothalamus und Hypophyse)
- Sympathisches Nervensystem (Aktivierung)
- Parasympathisches Nervensystem (Entspannung)

Autonomes Nervensystem

Abb. 7.6 (Folie 6)

Typische Reaktionen des Sympathikus (☞ Abb. 7.7):

- Herzschlag und Blutdruck erhöhen sich durch eine Engstellung der Blutgefäße.
- Die Skelettmuskulatur spannt sich an.
- Die Bronchien erweitern sich.
- Zur raschen Bereitstellung von Energie wird Blutzucker ausgeschüttet und die Verdauung wird gehemmt (weitere Beispiele ☞ Tab. 7.2).

Durch diese Systemaktivierung (Adrenalin, Noradrenalin) erfolgt kurzfristig eine **maximale Leistungsbereitschaft.** Dem Gegenüber dient die Ausschüttung von **Kortisol** einer **längerfristigen Leistungsbereitschaft** des Körpers, ohne diesen so überzuaktivieren, wie durch Adrenalin.

Dazu gehören beispielsweise:

- Erhöhung von Herzschlag und Blutdruck durch Engstellung spezifischer Blutgefäße
- Anspannung der Skelettmuskulatur
- Erweiterung der Bronchien
- Bereitstellung von Energie durch Ausschüttung von Blutzucker

Einige typische Reaktionen des Sympathikus sind ...

Abb. 7.7 (Folie 7)

Die maximale Aktivierung der Hormone Adrenalin und Noradrenalin wird nach einigen Minuten wieder gestoppt. Das erfolgt durch die Aktivierung des parasympathischen Nervensystems sowie durch die Gewöhnung an den Stressor und den chemischen Abbau der Hormone. Auch körperliche Bewegung trägt zur Regulierung bei.
Der **Parasympathikus** ist der so genannte **Gegenspieler zum Sympathikus,** der den Körper in seinen Normalzustand zurückführt.

Typische Reaktionen des Parasympathikus (☞ Abb. 7.8):

- Das Herz schlägt langsamer.
- Der Blutdruck fällt ab, die Blutgefäße werden wieder weit gestellt.
- Die Bronchien verengen sich, die Skelettmuskulatur erschlafft und die Verdauungsvorgänge werden angeregt (weitere Beispiele ☞ Tab. 7.2).

Der Parasympathikus reagiert aber nicht als Gesamtsystem auf ein Mal, wie das beim Sympathikus geschieht, sondern aktiviert nur die Funktionen, die gerade zum **Ausgleichen** nötig sind. Entspannungsmethoden, wie z. B. Autogenes Training, Progressive Muskelentspannung usw. unterstützen die Aktivierung dieses Systems.

Dazu gehören beispielsweise:

- Verlangsamung des Herzschlags und Blutdruckabfall durch Weitstellung spezifischer Blutgefäße
- Verengung der Bronchien
- Erschlaffung der Skelettmuskulatur

Abb. 7.8 (Folie 8) **Einige typische Reaktionen des Parasympathikus sind ...**

Die nachfolgende Tabelle (modifiziert nach Morschitzky, 2002) stellt noch einmal detailliert die einzelnen körperlichen Veränderungsprozesse dar, die durch die Aktivierung von Sympathikus bzw. Parasympathikus in Gang gesetzt werden.

Option: Tabelle 7.2 kann den Teilnehmern als Kopie verteilt werden.

Ein gewisses Ausmaß an Angstfähigkeit, im Sinne einer automatischen Alarmreaktion, ist auch heutzutage durchaus sinnvoll.
Wenn beispielsweise beim Überqueren einer Straße plötzlich ein Auto mit großer Geschwindigkeit auf Sie zukommt, lässt Sie eine automatische Angstreaktion rasch zur Seite springen und rettet Ihnen somit möglicherweise das Leben.

Tabelle 7.2

Wirkung von Sympathikus und Parasympathikus		
Körperbereich	**Sympathikus (Aktivierung)**	**Parasympathikus (Beruhigung)**
Herz	Beschleunigung des Herzschlags Kraftsteigerung Erweiterung der Herzkranzgefäße	Verlangsamung des Herzschlags Verengung der Herzkranzgefäße
Blutgefäße der arbeitenden Muskulatur	Erweiterung (bessere Durchblutung)	Verengung (Herstellung des Normalzustands)
Blutgefäße der Haut	Verengung (Kälteempfindung in den Extremitäten)	Erweiterung bzw. Erschlaffung (Wärmeempfindung in den Extremitäten)
Blutdruck	Steigerung durch Beschleunigung der Herztätigkeit und Verengung der Blutgefäße der Haut	Reduzierung durch verringerte Herztätigkeit und Erweiterung der Blutgefäße der Haut
Stoffwechsel	Steigerung, Energieabbau	Reduzierung, Energieaufbau und -einsparung
Bronchien (Lunge)	Erweiterung	Verengung, Schleimproduktion
Magen/Darm	Hemmung der Verdauungsfunktionen	Anregung der Verdauungsfunktionen
Harnblase	Harnverhalt	Harnentleerung
Muskulatur, allgemein	Anspannung	Entspannung
Schweißdrüsen	Wenig klebriger Schweiß	Viel dünnflüssiger Schweiß
Speicheldrüse	Hemmung (trockener Mund)	Verstärkung (vermehrter Speichelfluss)
Tränendrüse	Geringer Tränenfluss	Starker Tränenfluss
Gehirn	Bewusstseinsaufhellung	Bewusstseinsminderung

Die körperlichen Veränderungen, die mit Angst verbunden sind, wie ein erhöhter Herzschlag oder die stärkere Durchblutung der Muskeln, dienen also zur Vorbereitung des Körpers auf schnelles Handeln, z.B. rasch wegzulaufen.
Ein weiterer wichtiger Nutzen der angstbedingten Alarmreaktion besteht darin, dass sie ein Signal für den Organismus darstellt die Aufmerksamkeit zu erhöhen. Kommt es zum Auftreten gefährlicher Situationen, z.B. beim Bergsteigen, sendet unser Körper Angstsignale aus, die uns möglicherweise von lebensgefährlichen Handlungen zurückhalten. Das heißt, ohne die Fähigkeit zur Angstreaktion wäre der Mensch genauso schutzlos wie bei angeborener Schmerzunempfindlichkeit.
Darüber hinaus reagiert der Mensch aufgrund eines biologischen Programms, das sich im Laufe der Evolution entwickelt hat, von Natur aus

stärker mit Angst auf bestimmte Umweltbedingungen wie Dunkelheit und Gewitter oder auf Tiere wie z. B. potentiell gefährliche Schlangen oder Spinnen.
Wenn Angst im Alltag allerdings ein sinnvolles Ausmaß überschreitet, bringt sie mehr Nachteile als Vorteile mit sich. So kann starke Angst beispielsweise die Konzentrationsfähigkeit reduzieren und zu starken Einschränkungen im Alltagsleben führen.

Wie verläuft eine Stressreaktion?

Stressreaktionen gleichen Angstreaktionen

Angstreaktionen lassen sich in vielen Aspekten gleichsetzen mit dem, was wir im Alltagsleben als Stress bezeichnen. Jeder Mensch erlebt jeden Tag eine Vielzahl schwächerer und stärkerer Belastungen – auch Stressoren genannt –, die jeweils unterschiedlich starke Stressreaktionen auslösen können. Stressoren finden sich in allen Lebensbereichen. Erkrankungen stellen körperliche Stressoren dar. Seelische Stressoren sind beispielsweise lang andauernde negative Gefühle wie Wut, Enttäuschung oder chronische Unzufriedenheit. Eine hohe Verantwortungslast, Beziehungsprobleme, wirtschaftliche Not und Lärmbelästigung stellen weitere Stressfaktoren dar. Die Stärke der individuellen Stressreaktion ist von der subjektiven Bewertung der jeweiligen Belastung durch den Betroffenen abhängig. Stress mindernd wirkt sich das Gefühl aus, die Situation unter Kontrolle zu haben und sie beeinflussen zu können. Stress erhöhend wirkt sich hingegen das Gefühl aus, machtlos zu sein und die Situation nicht verändern zu können.
Den typischen Verlauf einer Stressreaktion möchte ich Ihnen anhand der folgenden Grafik erläutern (☞ Abb. 7.9).

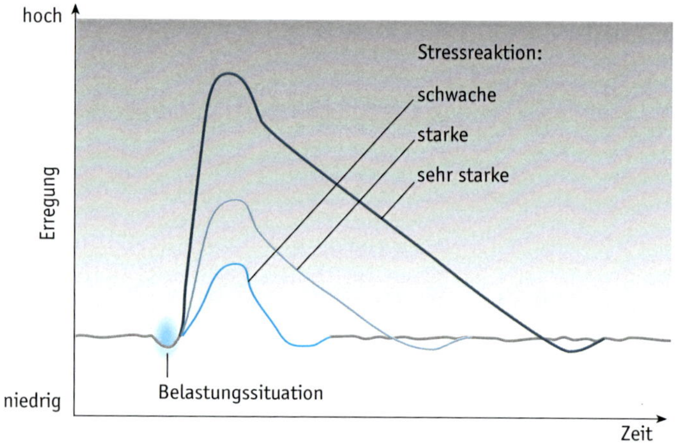

Abb. 7.9 (Folie 9) **Die Stressreaktion**

Beim Auftreten einer Belastungssituation kommt es schnell und automatisch zu einem Anstieg vieler Körperreaktionen, ähnlich wie bei den körperlichen Symptomen der Angst (☞ S. 54). Dabei kommt es beispielsweise zu einer Erhöhung des Herzschlags und einer Anspannung der Muskulatur. Das Ausmaß dieses Erregungsanstiegs ist abhängig von der Stärke der Belastungssituation und der individuellen Einschätzung ihrer Bedrohlichkeit – also der **gedanklichen Bewertung.** Starke Belastungssituationen führen in der Regel zu stärkeren Stressreaktionen. Kleinere Belastungssituationen führen zu schwachen Stressreaktionen, die automatisch ablaufen und oft überhaupt nicht bewusst wahrgenommen werden. Der Erregungsanstieg dient auch hier in der Hauptsache zur Vorbereitung des Körpers auf schnelles Handeln. Sobald die Belastungssituation vorüber ist oder bewältigt wurde, fällt das Erregungsniveau wieder ab. Bei starken Stressreaktionen dauert dies eher länger, bei schwachen Stressreaktionen erfolgt die Rückkehr zum normalen Erregungsniveau sehr rasch.

Die meisten Stress- und Angstreaktionen dauern nur kurz an

Die meisten Stressreaktionen dauern nur kurz an. Sie werden aufgrund der in unserem Körper angelegten Steuerungsvorgänge automatisch und spontan wieder heruntergeregelt. D.h., eine Stressreaktion dauert ebenso wie eine Angstreaktion (als Folge der Aktivierung des Parasympathikus) nie „ewig" auf hohem Niveau an. Beide fallen nach kurzer Zeit wieder spontan ab, auch ohne dass Sie etwas dagegen unternehmen müssen.

Jeder von uns erlebt täglich unzählige kleinere und größere Belastungssituationen, wie in Abbildung 7.10 dargestellt. Manche der nachfolgenden Stressreaktionen sind eher kurz, wie eine Schreckreaktion beim Autofahren. Manche dauern eher länger an, z.B. das Erwarten einer schlechten Nachricht in großer ängstlicher Besorgnis.

Wichtig für das Verständnis von Angst ist, sich bewusst zu machen, dass **ein und dieselbe Belastung unterschiedlich stark erlebt** werden

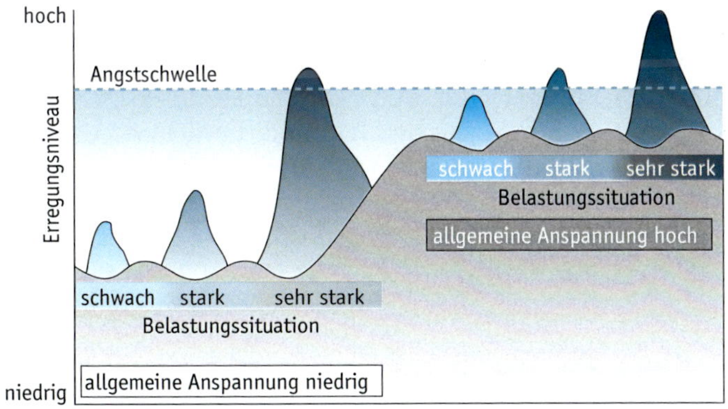

Stress und Angstreaktionen im Alltagsleben

Abb. 7.10 (Folie 10)

kann. Je nachdem, in welchem Zustand sich der Organismus befindet, fallen die Stressreaktionen und ihr Erleben unterschiedlich aus. Auf der Folie 10 (☞ Abb. 7.10) sehen Sie drei unterschiedlich ausgeprägte Belastungssituationen: eine geringe, eine mittlere und eine starke Belastungssituation. Im linken Teil des Bildes treten die Belastungen auf, während der Organismus und seine gesamte Erregungslage ausgeglichen sind, die allgemeine Anspannung während der Belastung also niedrig ist. Die zweite Belastungssituation verursacht zwar eine Zunahme der Erregung, erreicht aber nicht die Schwelle zum Angsterleben. Erst bei der dritten, starken Belastungssituation – denken Sie an eine Schreckreaktion beim Autofahren oder an mein Aufzugbeispiel – kommt es zu einem plötzlichen starken Anstieg der Erregung, so dass dies als unangenehm oder angstvoll erlebt wird.

Starke körperliche Anspannung fördert Angsterleben in Belastungssituationen

Wie Sie im rechten Teil der Abbildung erkennen, führen die gleichen Belastungssituationen an Tagen mit allgemeiner hoher körperlicher Anspannung sehr viel leichter zu Angstreaktionen. An solchen Tagen erleben Sie häufiger – körperlich wie auch gedanklich – schon mittlere oder gar geringe Belastungssituationen angstvoll, verbunden mit unangenehmer Erregung.

Fassen wir zusammen: Befindet sich Ihr Organismus in einem **ausgeglichenen niedrigen Anspannungsniveau** (z. B. nach einem Urlaub), löst eine Belastungssituation eine wesentlich schwächere Stressreaktion aus als in einem hohen Anspannungsniveau. Diese kann von Ihnen in der Regel leicht bewältigt werden, ohne dass Sie überhaupt körperliche Angstsymptome an sich selbst wahrnehmen.

Bei **hoher körperlicher Anspannung** werden Sie im Vergleich vermutlich bereits bei kleinen Stressbelastungen Ängste empfinden. Oder aber Ihr Körper reagiert scheinbar unerklärlich und ohne deutlichen Anlass mit Stresssymptomen, wie z. B. Herzrasen, Schwitzen und Übelkeit.

Bei manchen Menschen treten derartige Körpersymptome jedoch erst in der Phase der Stressentlastung auf, nachdem die eigentliche Belastungssituation bereits wieder vorüber ist. Warum das so ist, werden sich einige von Ihnen bestimmt schon gefragt haben. War der Adrenalinspielgel aufgrund von starkem Stress über längere Zeit erhöht, sinkt er mit nachlassender Belastung nicht automatisch sofort auf ein Normalmaß. Nach Ende der Belastungssituation ist mehr Zeit und Ruhe vorhanden, diese Stress bedingten körperlichen Veränderungen an sich selbst wahrzunehmen. Durch die ängstliche Selbstbeobachtung setzt dann ein „Teufelskreis der Angst" ein. Mehr dazu im Verlauf der Sitzung (☞ „Wie entstehen Angststörungen").

Optionaler Wissensbaustein: Chronische Belastungen und Stress

Chronische, d.h. lang andauernde Belastungen können zu einer „Überforderung" des autonomen Nervensystems führen und dessen Gleichgewicht stören. Fehlen ausreichende Erholungsphasen, kann sich dieses System nicht mehr vollständig regulieren. In der Folge kann z. B. das Immunsystem geschwächt werden. Außerdem können sich hormonell bedingte Veränderungen im Kreislaufsystem entwickeln, die sich negativ auf den Blutdruck oder die Blutfette auswirken. Daher ist es wichtig, chronische Belastungsfaktoren oder den Umgang damit längerfristig zu verändern. Wenn Sie unter chronischen Belastungen und Stress leiden, sollten Sie darauf einwirken, diese Belastungsfaktoren zu verringern. Beispiele dafür, was unter einem gesunden Lebensstil verstanden wird, wurden nachfolgend aufgelistet und können gemeinsam mit den Teilnehmern am Flipchart oder Telefon gesammelt werden.

Möglichkeiten zur Verminderung von chronischer Belastung und Stress

- Regelmäßiger Ausdauersport
- Regelmäßiges Anwenden von Entspannungsübungen
- Gesunde ausgewogene Ernährung
- Verzicht auf übermäßigen Konsum von Alkohol, Zigaretten und Kaffee
- Regelmäßige Arbeitspausen
- Klare Trennung zwischen Arbeit und Freizeit
- Ausgleich fördernde Freizeitaktivitäten und angenehme soziale Kontakte
- Klärung von chronischen zwischenmenschlichen Konflikten
- Verminderung von wiederkehrenden Überforderungssituationen
- Ausreichender Schlaf

Wie äußert sich Angst?

An den Beispielen, die ich Ihnen genannt habe, können Sie erkennen, dass Angst immer aus **vier Anteilen** besteht:

1. **Körperliche Symptome,** wie z. B. Herzrasen, Schwitzen oder Muskelanspannungen.
2. **Gedankliche Anteile,** wie z. B. der Furcht davor, die Kontrolle zu verlieren, einen Herzanfall zu erleiden oder zu sterben.
3. **Gefühlsmäßige Anteile,** wie z. B. Hilflosigkeit, Verzweiflung, Traurigkeit.
4. **Verhalten,** das Sie in entsprechenden Situationen zeigen, wie z. B. zu flüchten oder die Situation bereits im Voraus zu vermeiden.

Diese vier Anteile (☞ Abb. 7.11) müssen nicht immer gleichzeitig auftreten. Außerdem sind sie individuell unterschiedlich ausgeprägt. Bei manchen Menschen stehen eher die körperlichen Anteile der Angst im Vordergrund, bei anderen eher die gedanklichen Anteile oder die Verhaltensanteile. Alle vier Aspekte der Angst spielen jedoch sowohl bei der Entstehung als auch bei der Aufrechterhaltung von Angststörungen eine wichtige Rolle.

Um herauszufinden, wie Sie alle in dieser Gruppe persönlich Ihre Angst erleben, möchte ich mit Ihnen zusammentragen, welche körperlichen Symptome bei Ihnen in Verbindung mit Angst eine wichtige Rolle spielen, welche Gedanken und Gefühle Sie im Angsterleben kennen und wie Sie sich typischerweise in einer Angstsituation verhalten (☞ Abb. 7.12).

Angst hat immer vier Anteile

Körper:

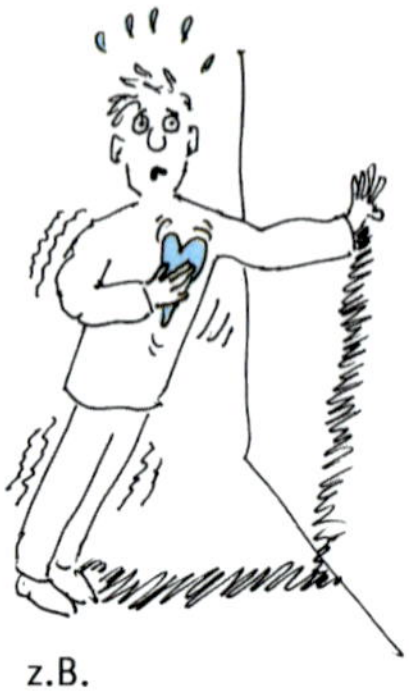

z.B.
Herzrasen, Schwitzen

Denken:

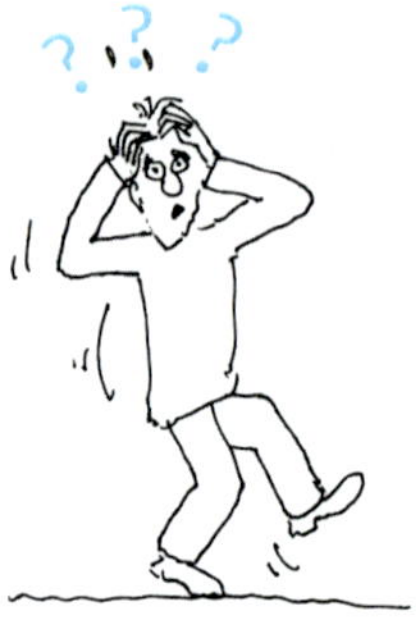

z.B.
„Es wird etwas Schlimmes geschehen", „Ich muss hier raus"

Fühlen:

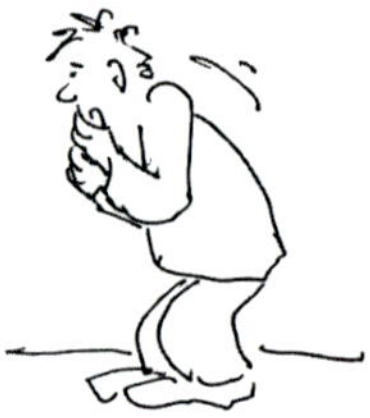

z.B.
„Ich fühle mich hilflos, verzweifelt"

Verhalten:

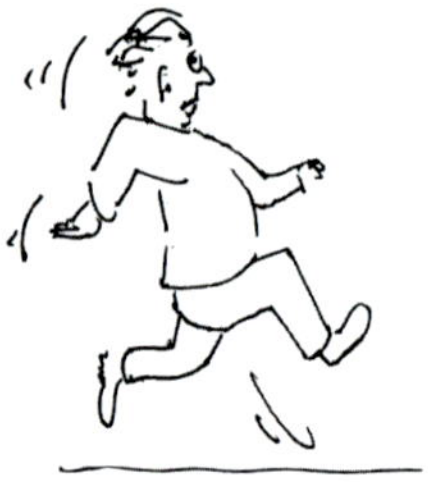

z.B.
vermeiden, flüchten

Abb. 7.11 (Folie 11) **Angst hat immer vier Anteile**

- Welche körperlichen Symptome treten bei Ihnen auf?
- Was denken Sie dabei?
- Und was fühlen Sie?
- Wie verhalten Sie sich typischerweise?

Abb. 7.12 (Folie 12) **Stellen Sie sich eine typische Angstsituation vor!**

Anleitung zur kurzen inneren Besinnung: „Sammeln eigener Erfahrungen"
„Bitte erinnern Sie sich jetzt noch einmal an Ihre letzte Angstsituation. Wenn Sie möchten, können Sie, um sich besser zu konzentrieren, für einen Moment Ihre Augen schließen. (... kurze Sprechpause) *Welche Körpersymptome haben Sie verspürt?* (... kurze Sprechpause) *Welche Gedanken und Gefühle sind in diesem Moment bei Ihnen aufgetreten?* (... kurze Sprechpause). *Und wie haben Sie sich in dieser Situation verhalten?"*

Tipp

Geben Sie den Teilnehmern einen Augenblick Zeit sich zu besinnen, bevor Sie beginnen, am Flip-Chart die Erfahrungen der einzelnen Gruppenmitglieder zu sammeln.

- Beginnen Sie die Sammlung mit den **körperlichen Symptomen.**
- Erfragen Sie anschließend typische **Gedanken** und **Gefühle.**
- Zuletzt erfragen Sie **Verhaltensweisen** und **vermeintliche „Hilfsmittel"** in Angstsituationen.
- Achten Sie bei der Moderation dieser Beispielsammlung darauf, dass möglichst alle Teilnehmer zu Wort kommen. Ermutigen Sie die stilleren Gruppenmitglieder beispielsweise direkt, etwas zu sagen. Wirken Sie positiv auf die Mitarbeit der Teilnehmer ein, indem Sie unterstützende Äußerungen machen (☞ s.u.).
- Die Nachbesprechung kann wahlweise, je nach Gruppengröße und eigener Vorliebe, mit oder ohne vorgegebener Reihenfolge durchgeführt werden.
- Während der Sammlung der Beispiele und im Anschluss daran ist es wichtig, dass die Teilnehmer spüren, dass sie nicht alleine mit ihren Ängsten sind. Dies erreichen Sie dadurch, dass Sie darauf aufmerksam machen, dass die Teilnehmer trotz unterschiedlicher Ängste alle ähnliche Körpersymptome, Gedanken, Gefühle und Verhaltensweisen erlebt haben.

Unterstützende Therapeutenäußerungen:

- *„Genau richtig, das ist ein typisches Körpersymptom!"*
- *„Diesen Gedanken äußern viele Patienten im Zusammenhang mit Angst."*
- *„Was könnten andere Personen in diesem Moment schlimmstenfalls über Sie denken?"*
- *„Wie verhalten Sie sich noch, wenn bei Ihnen Angst auftritt?"*
- *„Das ist wirklich mutig von Ihnen, hier so etwas Persönliches zu erzählen!"*
- *„Welche Hilfsmittel benutzen Sie, um Angstsituationen zu bewältigen?"*

Wann wird Angst zur Krankheit?

Sicherlich interessiert Sie auch, wie von therapeutischer Seite die verschiedenen Symptome, die Sie gerade aufgelistet haben, beurteilt werden. Ich sagte ja anfangs, dass Angst zunächst einmal eine normale, an sich nicht krankhafte Reaktion ist. Deshalb stellt sich die Frage: Wann wird Angst zur Krankheit und welche Ängste sind behandlungsbedürftig?

Man spricht von einer Angsterkrankung,
- wenn Ängste unangemessen und stärker als notwendig auftreten;
- wenn Ängste zu häufig auftreten oder zu lange andauern;
- wenn Ängste mit dem Gefühl des Kontrollverlustes über ihr Auftreten und ihr Andauern verbunden sind (also die Angst Sie „kontrolliert");
- wenn Ängste dazu führen, dass Sie bestimmten Situationen, ohne das eine reale Bedrohung vorliegt, aus dem Weg gehen, sie vermeiden und dadurch Einschränkungen in Ihrem Leben auftreten (Erwartungsängste: „Angst vor der Angst");
- wenn Ängste mit einem starken Leidensdruck einhergehen.

... sie unangemessen stark ist.

... sie zu häufig und zu lange auftritt.

... man das Gefühl hat, die Kontrolle zu verlieren.

... man Angstsituationen häufig vermeidet oder aus ihnen flüchtet („Angst vor der Angst").

... man einen starken Leidensdruck verspürt.

Abb. 7.13 (Folie 13) **Angst wird zur Krankheit, wenn ...**

Wie entwickeln sich Angststörungen?

Bei allen Formen von Angststörungen spielen **Fehlsteuerungen bei der Stressreaktion** eine entscheidende Rolle. Denken Sie zurück an das Beispiel mit dem Aufzug Fahren, das ich eingangs gebracht habe. Ich habe dabei erwähnt, dass oft bereits das einmalige Erleben einer derartigen Situation dazu führen kann, dass der Betreffende beim nächsten Mal bereits **vor dem Eintreten der Situation** eine erhöhte körperliche Anspannung erlebt. Diese Anspannung nennen wir auch **Erwartungsangst.** Diesen Zusammenhang möchte ich Ihnen deshalb noch einmal genauer verdeutlichen, exemplarisch habe ich dazu noch einmal das Fahrstuhlbeispiel gewählt (☞ Abb. 7.14).
Stellen Sie sich zunächst den Ablauf der Ereignisse bezogen auf die erste Kurve vor. Sie begeben sich zum Aufzug. Sie drücken auf den Knopf und warten. Der Aufzug kommt und Sie betreten ihn. Während der Aufzug fährt, kommt es nun zu dem bereits beschriebenen Stromausfall. Nach einigen Minuten fährt der Aufzug wieder weiter und Sie können aussteigen. Der untere Teil der Anspannungskurve zeigt Ihnen, dass Sie beim ersten Mal, wenn Sie den Aufzug betreten, keinerlei Erregungsanstieg verspüren. Erst als der Aufzug stockt und dann stehen bleibt, kommt es zu der beschriebenen Stressreaktion, die allerdings, nachdem der Aufzug weiterfährt, relativ schnell wieder abklingt.

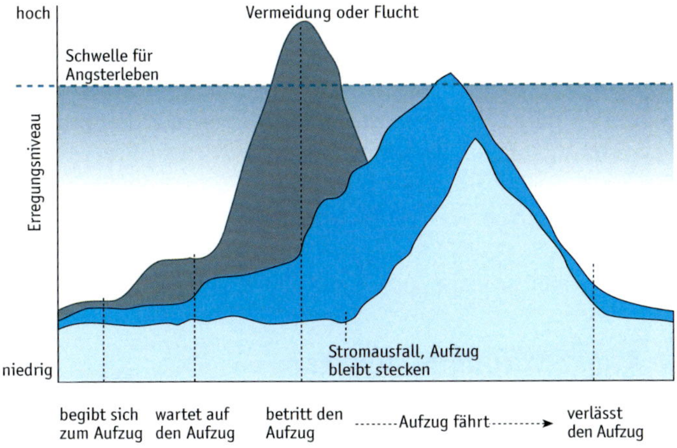

Aufzugsangst

Abb. 7.14 (Folie 14)

Beim nächsten Mal entwickeln Sie möglicherweise bereits beim Warten auf den Aufzug Unruhe und Nervosität. Diese Erregung kann sich beim Betreten des Aufzugs noch weiter steigern und legt sich möglicherweise erst, wenn Sie merken, dass der Aufzug fährt, ohne dass er zu stocken beginnt oder stecken bleibt. Diesen Erregungsverlauf sehen Sie in der zweiten Kurve dargestellt. Selbst wenn die Erregung in den kritischen Bereich von unangenehmer Anspannung oder Angstgefühlen ansteigt, fällt sie noch während der Fahrt wieder ab, so dass Sie beim Verlassen des Aufzugs eine viel geringere bzw. keine Anspannung mehr spüren. Würden Sie nun im Anschluss das Aufzug Fahren mehrfach wiederholen, so würde innerhalb kurzer Zeit auch die Erwartungsangst wieder abfallen und das Aufzug fahren für Sie wieder zu einer ganz normalen Aktivität werden.

In der dritten Kurve ist zu erkennen, dass die Situation allein aufgrund der Erwartungsangst gemieden wird. Die Erwartungsangst selber stellt einen Stressfaktor dar, der eine schnelle Angstreaktion bewirkt. Der Grund hierfür ist, dass die Betroffenen während der Erwartungsphase dazu neigen, sich in ihrer Vorstellung mit möglicherweise auftretenden körperlichen Stressreaktion zu beschäftigen. Diese erscheinen so belastend und unangenehm oder gefährlich, dass, wenn möglich, die Angst auslösende Situation gemieden wird.

Fassen wir noch einmal zusammen: **schon alleine die angstvolle Vorstellung einer Situation reicht oft aus, um eine überstarke Stressreaktion zu entwickeln.** Kommt es dadurch zur Vermeidung von Angst auslösenden Situationen, hat dies kurzfristig den angenehmen Effekt, dass weniger Angstattacken auftreten. Das Problem ist aber: Je länger eine bestimmte Situation vermieden wird, umso mehr steigert sich die Erwartungsangst vor dieser Situation. Schließlich ist bereits der spontane

Je länger eine bestimmte Situation vermieden wird, desto stärker kann Erwartungsangst ansteigen

Gedanke an eine solche Situation ausreichend, um eine massive Angstreaktion herbeizuführen. Vielleicht haben Sie das auch schon einmal erlebt.
Dies wäre also, stark vereinfacht, ein Beispiel, wie eine Angsterkrankung beginnen kann. Entscheidend hierfür ist das Fehlen der Erfahrung, dass Aufzug Fahren ungefährlich ist.
Nach diesem Beispiel möchte ich mit Ihnen im nächsten Abschnitt die verschiedenen Formen von Angststörungen genauer durchgehen.

Tipp An dieser Stelle bietet sich eine kurze Pause von 10 Minuten an

Welche Angststörungen gibt es?

Alle Menschen leiden irgendwann einmal unter Stress und Angst. Viele Menschen erleben außerdem bei vorübergehenden Belastungen eine Mischung aus negativer Verstimmung, körperlichem Unwohlsein und Ängsten, gar nicht selten sogar einmalig auftretende Panikattacken.
Weniger häufig kommen allerdings Angsterkrankungen vor, also Ängste, die so unangemessen stark, häufig oder lang andauernd auftreten, dass die Betroffenen beginnen, die Angst besetzten Situationen zu vermeiden bzw. stark unter ihrer Angst zu leiden. Ungefähr **jeder 7. Erwachsene** (etwa 14 %) in Deutschland ist irgendwann in seinem Leben von einer solchen Erkrankung betroffen (☞ Abb. 7.15).

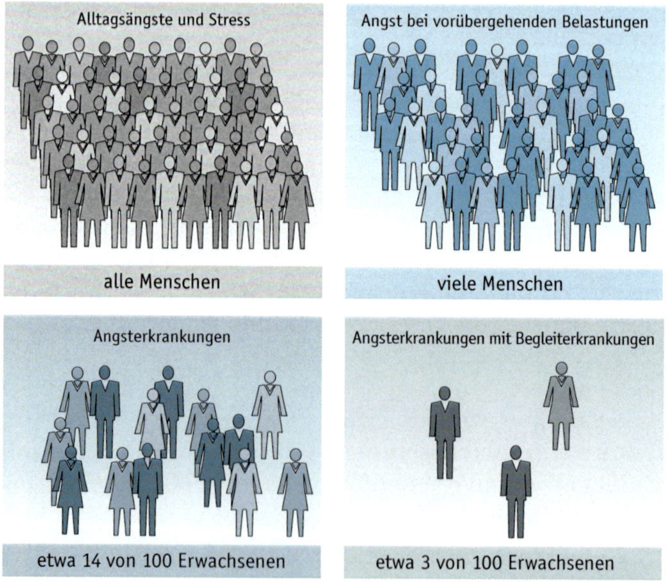

Abb. 7.15 (Folie 15) **Wie viele Menschen sind von Angst betroffen?**

Wenn Angsterkrankungen über Monate oder Jahre andauern, kann es bei manchen Menschen auch zu weiteren **Folgeproblemen oder -erkrankungen** kommen.

Tabelle 7.3

Folgen unbehandelter Angsterkrankungen oder lang anhaltender Stressreaktionen
Medikamenten- oder Alkoholmissbrauch
Depressive Erkrankungen
sozialer Rückzug
körperliche Störungen oder Erkrankungen (z.B. erhöhter Blutdruck; Anstieg der Blutfette; Spannungskopfschmerzen)

In der nächsten Sitzung werde ich hierauf noch zurückkommen (☞ 2. Sitzung: „Was geschieht, wenn ich nichts unternehme?“).
Welches sind nun spezifische Formen von Angststörungen?

Panikstörung

Die Panikstörung wird auch **„Angst aus heiterem Himmel“** genannt. Sie ist an plötzlich und unerwartet auftretenden **situationsunabhängigen** Panikattacken zu erkennen. Dabei kommt es zum Auftreten vielfältiger körperlicher Symptome, z.B. Herzklopfen, Engegefühl im Brust-

Die Panikstörung

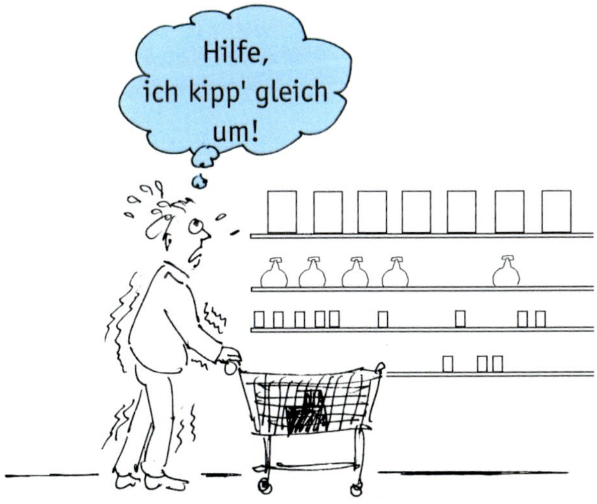

„Panikattacken aus heiterem Himmer“, für die es keine Erklärung gibt.

Eine Panikstörung erkennt man an ...

Abb. 7.16 (Folie 16)

bereich, Atembeklemmungen und Schwindel. Die betroffene Person hat Katastrophengedanken, wie z. B. einen Herzanfall zu erleiden oder Befürchtungen, zu sterben (☞ Abb. 7.16). Einer ersten Panikattacke folgt meistens die ständige Furcht vor weiteren Attacken. Obwohl derartige Panikattacken zumeist nur einige Minuten andauern, gehört die Panikstörung zu den Angsterkrankungen, die das Leben stark beeinträchtigen können. Panikattacken sind im Grunde mit einer **sehr intensiven Schreck-Angst-Reaktion** vergleichbar. Panikstörungen werden von Betroffenen bis zur diagnostischen Abklärung fast immer als Symptome einer bedrohlichen körperlichen Erkrankung interpretiert.

Phobische Störungen

Eine zweite Gruppe von Angststörungen sind die so genannten **Phobien,** die sich weiter in verschiedene Typen unterteilen lassen. Phobische Ängste beziehen sich auf **eng umschriebene** im Allgemeinen ungefährliche **Situationen oder Objekte.**
Bei phobischen Störungen versucht der Betroffene, die entsprechenden Angst auslösenden Objekte oder Situationen zu meiden. Ist dieses nicht möglich, treten körperliche Angstsymptome auf, bis hin zu Panikerleben. Oft erzeugt alleine die Vorstellung, dass die phobische Situation eintreten könnte, Erwartungsangst, also die **„Angst vor der Angst".** Phobische Störungen sind weit verbreitet. Fast 5 Millionen Menschen in Deutschland leiden derzeit darunter oder waren irgendwann in der Vergangenheit von einer Phobie betroffen.

Agoraphobie

Eine spezielle und oft sehr belastende Form der Phobie wird **Agoraphobie** genannt. Sie tritt häufig zusammen mit einer Panikstörung auf. Eine Agoraphobie kann durch Zunahme von Erwartungsängsten und Vermeidungsverhalten Folge einer Panikstörung oder eines einmaligen Panikerlebens sein.

Die Agoraphobie (Platzangst)

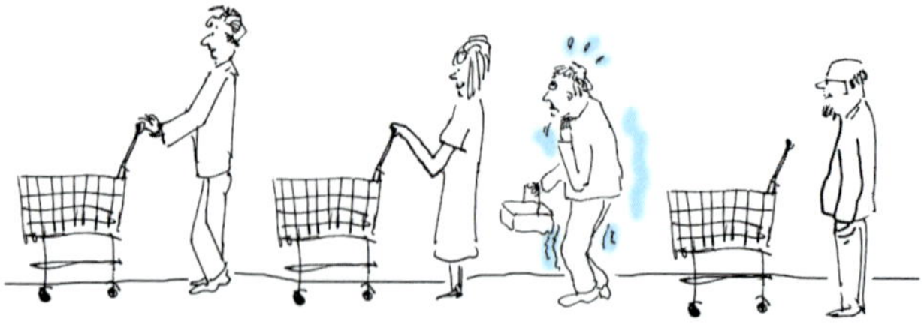

Unbegründet starke Angst vor Plätzen; Menschenmengen; Verkehrsmitteln; Angst, zusammenzubrechen; Angst, Schlange zu stehen

Abb. 7.17 (Folie 17) **Eine Agoraphobie erkennt man an ...**

Der Begriff Agoraphobie umfasst unterschiedliche Ängste. Er schließt das, was früher als **„Platzangst“** bezeichnet wurde, also Angst vor großen offenen Platzen, mit ein (☞ Abb. 7.17). Die meisten Betroffenen haben auch **Angst vor engen Räumen** (Klaustrophobie). Das Hauptmerkmal der Agoraphobie ist die **Angst** vor verschiedenen **komplexeren Situationen,** aus denen eine **rasche Flucht** nur schwer möglich erscheint. Beispiele sind: das „Schlangestehen“ im Supermarkt, das Aufsuchen von Kaufhäusern, Menschenmengen oder offene Plätze sowie das Fahren in Fahrstühlen oder öffentlichen Verkehrsmitteln.
Dabei häufig auftretende Katastrophengedanken sind z.B. folgende Befürchtungen: ohnmächtig zu werden, ohne Hilfe zu bleiben oder zu sterben. Andere Befürchtungen beziehen sich auf Aspekte der sozialen Phobie, wie z.B. peinliche Aufmerksamkeit zu erregen.
Eine Besonderheit der Agoraphobie liegt darin, dass die meisten Betroffenen die typischen Auslösesituationen mit relativ wenig Angst aufsuchen können, wenn Sie von einer vertrauten Person begleitet werden.

Soziale Phobie

Die soziale Phobie umfasst unangemessen starke Erwartungsängste und Panikgefühle in **sozialen Situationen,** bei denen der Betroffene im Mittelpunkt steht, wie z.B. auf einer Party vor anderen Menschen zu reden oder zu essen (☞ Abb. 7.18). Angst verstärkende Gedanken sind Befürchtungen, sich zu blamieren oder von anderen negativ bewertet und abgelehnt zu werden. Vor diesem Hintergrund können für den Betroffenen massive berufliche oder private Probleme entstehen.

Die soziale Phobie

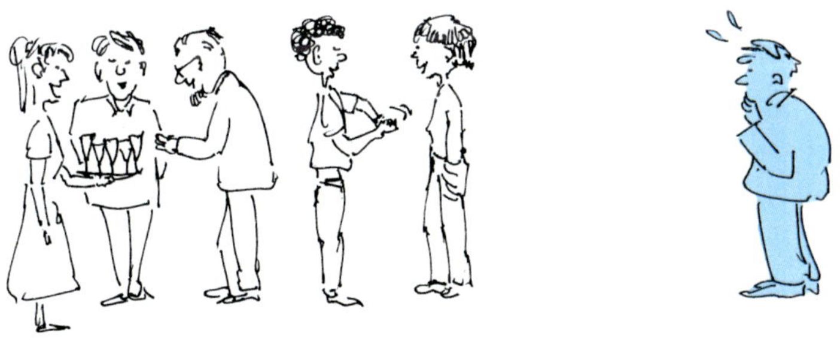

Unbegründet starke Angst in sozialen Situationen,
z.B. bei der Teilnahme an einer Geburtstagsfeier

Eine soziale Phobie erkennt man an ...

Abb. 7.18 (Folie 18)

Spezifische (isolierte) Phobien

Phobische Ängste vor bestimmten, **eng umschriebenen Gegenständen, Tieren oder Situationen** werden als spezifische, isolierte Phobie bezeichnet (☞ Abb. 7.19). Sie können beispielsweise auf Spinnen, Höhe, tiefes Wasser, Autofahren oder Flugzeugfliegen bezogen sein. Oft beziehen sich spezifische Phobien auch auf starke und übertriebene Ängste vor Injektionen oder einem Zahnarztbesuch (gemeint ist hier nicht die BVK-Phobie [☞ Kap. 5]).

Menschen mit spezifischen Phobien neigen häufig zu einem **ausgeprägten Vermeidungsverhalten.**

Trotz ihrer Unterschiedlichkeit haben alle phobischen Störungen mehrere gemeinsame Merkmale (☞ Abb. 7.20).

Dazu gehören:

- **körperliche Angstsymptome** wie Zittern, Herzklopfen und Schwitzen,
- **Erwartungsängste** vor bestimmten Situationen oder Objekten und
- deren mehr oder weniger stark ausgeprägte **Vermeidung.**

Sie führen zu einer **Beeinträchtigung** des sozialen **Alltagslebens** oder des Berufs einhergehend mit einer **Verminderung von Lebensqualität** und einer häufig daraus resultierenden (sekundären) Depression.

Manche Menschen mit einer Phobie erleben selten ausgeprägte Angstgefühle, da sie die Angst auslösende Situationen überwiegend vermei-

Die spezifische Phobie

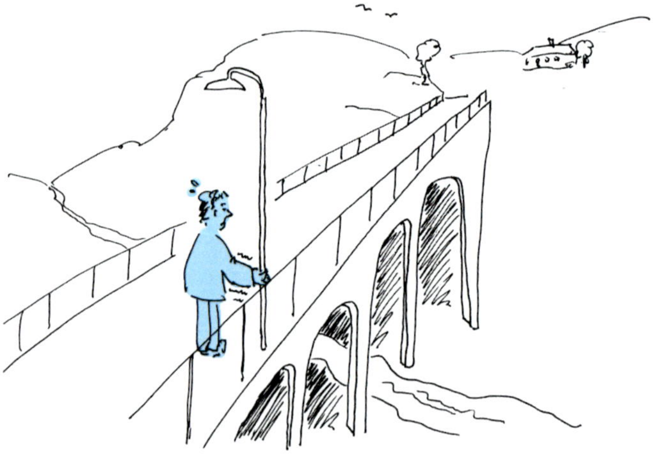

Unangemessen starke Angst, die auf einzelne Situationen beschränkt ist, z.B. Spinnenangst, Flugangst, Höhenangst

Abb. 7.19 (Folie 19) **Eine spezifische Phobie erkennt man an ...**

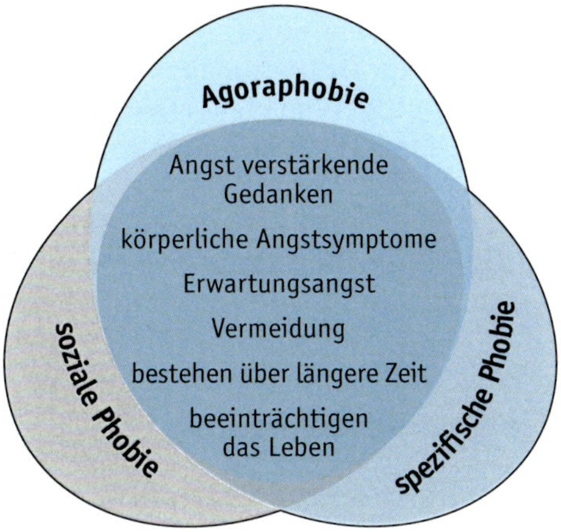

Gemeinsamkeiten von Phobien

Abb. 7.20 (Folie 20)

den. Für diese Menschen wird die Phobie erst dann zu einem Problem, wenn Vermeidung aufgrund veränderter Lebensumstände nicht mehr möglich ist.
Neben den Angststörungen, die ich gerade erläutert habe, gibt es noch andere Angststörungen, auf die ich im Rahmen dieser Angstbewältigungsgruppe aber nicht näher eingehen werde, da diese spezielle Behandlungsmaßnahmen erfordern.

Optionale Frage an die Gruppe:
„Bei welchen Angststörungen bzw. bei welcher Symptomatik finden Sie Ihre Beschwerden wieder?"

Wie entstehen Angststörungen?

Lassen Sie mich nun zu der Frage kommen, durch welche Ursachen Angststörungen entstehen.
Viele von Ihnen haben sich vielleicht schon einmal die Frage gestellt, warum gerade Sie an einer Angststörung erkrankt sind. Die verschiedenen Formen von Angststörungen können durchaus auf unterschiedliche Weise zustande kommen. Einige Entstehungsbedingungen möchte ich Ihnen jetzt erläutern (☞ Abb. 7.21).

- Manchmal lösen bereits bestimmte **negative Erfahrungen** eine Angststörung aus, denken Sie an das Beispiel mit der Aufzugsangst. Aber auch verunsichernde Erfahrungen in der Vergangenheit, wie z. B. Trennungserlebnisse in der Kindheit finden sich gehäuft bei Menschen mit einer Angsterkrankung.
- Manchmal ist es einfach der Umstand, dass man **bestimmte Verhaltensweisen nie** richtig lernen konnte, z. B. sich durchzusetzen oder

vor anderen zu reden – und das, obwohl man z.B. befördert wurde und beruflich darauf angewiesen ist.

- In wieder anderen Fällen ist die möglicherweise zum Teil **ererbte Anlage,** schnell ängstlich zu reagieren, ausschlaggebend.
- Wie bereits erwähnt, kann auch eine **andere Erkrankung** der Angst zugrunde liegen.
- Häufig sind es auch plötzliche oder lang andauernde **Belastungen** – also **Stress und Überforderung** –, die zusammen mit den anderen Faktoren zur Entstehung und Aufrechterhaltung einer Angsterkrankung beitragen. Oft entsteht dabei das Gefühl von Hilflosigkeit und Resignation. Diese Gefühle und die manchmal daraus resultierende Depression werden insbesondere von sehr leistungsorientierten Menschen häufig „verdrängt“. Dagegen „rebelliert“ der Körper dann mit plötzlichen Panikattacken oder scheinbar unerklärlicher Angst, Besorgnis und Unsicherheit – **wie bei dem berühmten Fass, das ein letzter Tropfen zum Überlaufen bringt.**

- Negative Erfahrungen in der Vergangenheit
- Lernen am Modell
- Fehlende Lernerfahrungen
- Erbliche Veranlagung zu einer erhöhten Reaktionsbereitschaft
- Erhöhtes Stressniveau und Überlastung
- Vermeidungsverhalten
- Dauergebrauch von Alkohol oder Drogen, wie z.B. Marihuana

Abb. 7.21 (Folie 21) **Wodurch können Angststörungen entstehen?**

Bei der Entstehung von Angststörungen können viele Faktoren eine Rolle spielen

Meistens spielen einige dieser Faktoren gemeinsam eine Rolle bei der Entstehung einer Angststörung.
Bedenken Sie, dass es darauf ankommt, wie Sie jetzt mit der Angstproblematik umgehen, unabhängig vom eigentlich ersten Anlass, der vielleicht der Anstoß zu Ihrer Angsterkrankung war. Angst wird meist erst dann zu einem Problem, wenn Sie in einen Teufelskreis hineingeraten, bestehend aus Erwartungsangst, Katastrophengedanken und körperlichen Angstmerkmalen.

Der Teufelskreis der Angst

Tipp

Falls Sie einen Overhead-Projektor benutzen, können Sie aus didaktischen Gründen zuvor die einzelnen Abschnitte des Angstkreises auf der Folie mit kleinen Haftnotizzetteln abkleben und diese beim Erläutern nacheinander wieder entfernen.

Als nächstes möchte ich Ihnen ein Modell erklären, welches für das Verständnis und die Bewältigung von Angststörungen eine entscheidende Rolle spielt: den **„Teufelskreis der Angst“** (☞ Abb. 7.22). Sie sehen, dass dieser Kreis in unterschiedliche Abschnitte unterteilt ist, die ich Ihnen nacheinander erläutern werde. Der Angstkreis kann an unterschiedlichen Stellen in Gang gesetzt werden.

Körperliche Symptome und deren Wahrnehmung

„Stellen Sie sich einmal vor, Sie bemerken plötzlich, wie Ihr Herz schneller zu schlagen beginnt. Sie haben vielleicht zusätzlich das Gefühl, das Sie nicht mehr richtig atmen können.“

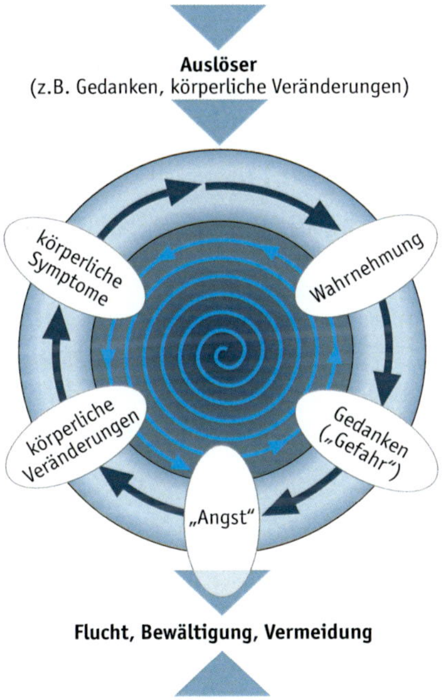

Der „Teufelskreis der Angst“ **Abb. 7.22 (Folie 22)**

Gedanken an Gefahr

„Sie haben keine Erklärung für diese Symptome, werden ängstlich und stellen sich vor, wie Sie nach Luft schnappen. Gleichzeitig denken Sie, jeden Moment in Ohnmacht zu fallen. Sie nehmen also unangenehme körperliche Symptome wahr und bewerten diese als gefährlich, als Warnung vor etwas Schrecklichem, das bald geschehen könnte."

Angst

„Diese Vorstellung löst bei Ihnen verständlicher Weise Angst aus."

Körperliche Veränderungen

„Durch die Angst werden nun in Ihrem Körper weitere Veränderungen im Sinne der Stressreaktion ausgelöst. Die bereits beschriebenen körperlichen Symptome werden dadurch noch intensiver. Ihnen wird vielleicht zusätzlich noch schwindelig und heiß. Sie fangen an zu schwitzen oder haben das Gefühl zu schwanken."

Der Angstkreis setzt sich fort

„Ihre Gedanken fangen an zu rasen und Sie fühlen sich möglicherweise völlig verwirrt. Sie denken, ich verliere den Verstand und die Kontrolle über mich selbst. Ihr Herz schlägt noch schneller und eventuell nehmen Sie auch ein Engegefühl in der Brust wahr. Die Zunahme der körperlichen Symptome bewerten Sie erst recht als gefährlich. Da diese ja nun wirklich stärker geworden sind, sehen Sie sich somit in Ihrer Befürchtung einer drohenden Gefahr bestätigt. Der Kreislauf schaukelt sich also immer weiter auf.
Dieser Angstkreis macht deutlich, dass körperliche Symptome der Angst zunehmend stärker werden, wenn man besonders auf sie achtet. Da Sie keine Erklärung für die Symptome haben, interpretieren Sie sie als gefährlich und werden dadurch ängstlich. Je mehr Sie auf diese körperlichen Symptome achten und sie als bedrohlich erleben, desto ängstlicher werden Sie. Je ängstlicher Sie werden, umso stärker werden die körperlichen Symptome und umgekehrt. Sie können sich den Teufelskreis der Angst deshalb wie eine Spirale vorstellen, die sich immer weiter und weiter dreht. Wenn irgend möglich, versuchen Sie spätestens jetzt aus der Situation zu flüchten."

Im Angstkreis liegt begründet, warum die normale Angstkurve nicht von alleine wieder abfällt, sondern über einige Zeit fortbesteht und vom Betroffenen häufig als **„Angstwelle"** erlebt wird. Die Angst dauert aber nicht, wie oft befürchtet, unendlich lange an: In dem Moment, in dem der Organismus beginnt, seine Gegenregulationssysteme zu aktivieren, vermindert sich die Angst. Erneut auftretende Angst machende Gedanken und Bewertungen können dazu führen, dass der Angstkreis wiederholt in Gang gesetzt wird.
Manche Personen, die ein Mal oder mehrfach stärkere Angst erfahren haben, werden sehr empfindlich gegenüber diesen körperlichen Veränderungen. Sie nehmen diese sehr viel schneller wahr, da sie sich verstärkt selbst beobachten. Die Bewertung dieser Symptome als besonders gefährlich setzt rasch den Angstkreislauf in Gang.

Der Teufelskreis der Angst kann an verschiedenen Punkten ausgelöst werden. Nicht bei jedem wird er, wie in meinem Beispiel, durch die Wahrnehmung von körperlichen Symptomen in Gang gesetzt. Oft lösen alleine Gedanken den Angstkreis aus, z. B. wenn Sie etwas in der Zeitung lesen, was Sie als bedrohlich bewerten. Je schlechter Ihre körperliche und seelische Verfassung zu diesem Zeitpunkt ist, umso höher ist das Risiko, dass dieser Teufelskreis gestartet wird.

Hausaufgabe der 1. Therapiesitzung

Der Theorieteil wird mit einer Hausaufgabe, die bis zur nächsten Sitzung erfolgen soll, abgeschlossen. Der Therapeut bittet die Patienten, sich im Sinne einer **Selbstbeobachtung** darüber Gedanken zu machen an welcher Stelle der Angstkreis bei ihnen üblicherweise beginnt. Er ermutigt sie dabei **„Detektiv in eigener Sache"** zu sein und den eigenen Ängsten näher auf die Spur zu kommen.

Tipp

Die Selbstbeobachtungsaufgabe schriftlich auf einem Flipchart festhalten, damit sie ggf. von den Teilnehmern notiert werden kann.

Zusätzlich erfolgt der Hinweis, dass Patienten, die bis zur nächsten Sitzung intensive Angst erleben, beobachten sollen, wie ihre Ängste wieder abklingen und an welcher Stelle es ihnen gelingt, wieder aus dem Angstkreis „auszusteigen".

Abschlussrunde

Klärung offener Fragen

Abschließend werden offene Fragen der Teilnehmer geklärt.

Verteilen des Arbeitsmaterials/ Hinweis auf Ratgeber

Der Gruppenleiter verteilt die Arbeitsblätter mit dem Hinweis, dass auf diesen die wichtigsten Module der heutigen Sitzung noch einmal dargestellt sind („Stressmodell", „Angstkreis"). Auch die Teilnahmebescheinigungen können an dieser Stelle ausgehändigt werden. Außerdem kann der Gruppenleiter auf den Ratgeber „Stärker als die Angst" verweisen, in dem die Teilnehmer die Inhalte der heutigen Sitzung noch einmal auf den Seiten 1–31 nachlesen können.

Vorschau auf die nächste Sitzung

Hinweis an die Teilnehmer, dass in der nächsten Sitzung weitere Informationen zu Angststörungen folgen und Selbsthilfestrategien im Umgang mit der Angst vermittelt werden.

Verabschiedung

Der Therapeut verabschiedet sich, verbunden mit einigen positiven Rückmeldungen an die Gruppe, passend zum Sitzungsverlauf, z.B. dass die Teilnehmer so lange aufmerksam waren, offen von sich selbst berichtet haben oder sich an die Gruppenregeln hielten.

2. Sitzung

Materialien

- Overhead-Projektor
- Overhead-Folien 22–36 aus diesem Manual (☞ im Anhang/CD-ROM)
- Flipchart mit Papier und Stiften
- Kopien der folgenden Arbeitsblätter (im Anhang/CD-ROM), jeweils entsprechend der Anzahl der Gruppenteilnehmer:
  - „10 goldene Regeln zur Angstbewältigung“ (☞ Formblätter 7 und 8 als Groß- und Taschenformat, d.h. in den Größen DIN A4 und DIN A6),
  - „Medikamente bei Phobien und Panikstörung“ (☞ Formblatt 13),
  - „Planungshilfe“ (☞ Formblatt 10),
  - „Übungsprotokoll“ (☞ Formblatt 3),
  - „Angstkurve“ (☞ Folie 36).

Schwerpunkte der 2. Gruppensitzung

Die Sitzung beginnt mit der Wiederholung des Teufelskreises der Angst. Anschließend folgt die Besprechung der Hausaufgaben. Im Anschluss daran werden den Teilnehmern weitere Informationen zu Angsterkrankungen vermittelt. Abschließend erfolgt die Absprache individueller Übungen zur Angstbewältigung.

Inhalte der 2. Gruppensitzung

2. Gruppensitzung

1. Begrüßung der Teilnehmer
2. Wiederholung des Teufelskreises der Angst
3. Nachbesprechung der Hausaufgabe aus Sitzung 1
4. Theorieteil 2: Behandlungsmöglichkeiten von Angsterkrankungen
5. Erläuterung der „10 goldenen Regeln“ zurAngstbewältigungsregeln
6. Hausaufgabe: Vereinbarung individueller Übungen zur Angstbewältigung
7. Austeilen des schriftlichen Materials und Hinweis auf entsprechende Seiten im Ratgeber
8. Verabschiedung

Tipp

Etwa nach der Hälfte der Sitzung ist eine 10minütige Pause einzuplanen. Diese dient auch dazu, dass sich die Teilnehmer erholen können und die Möglichkeit haben, untereinander in Kontakt zu kommen.
Einen Leitfaden für die 2. Sitzung gibt Ihnen Formblatt 24 („Kurzform der 2. Sitzung").

Begrüßung der Teilnehmer

Der Gruppenleiter heißt die Teilnehmer herzlich zur 2. Gruppensitzung willkommen und lobt sie für ihr (vollzähliges) Erscheinen. Anschließend gibt er einen Überblick über die heutige Sitzung.
Der Gruppenleiter erläutert den Teilnehmern den Verlauf und die Ziele der heutigen Sitzung. Anschließend klärt er ab, ob die Gruppenmitglieder noch Fragen zum letzten Mal haben und beantwortet diese ggf. zuerst.

Begrüßung und Sitzungsablauf

„Herzlich willkommen zu unserer 2. Sitzung. Schön, dass Sie wieder vollzählig herkommen konnten. Bevor wir mit den Informationen zum Thema Angst fortfahren, möchte ich Ihnen zunächst einen Überblick über die heutige Sitzung geben:
- *Nachdem wir nochmals auf den „Teufelskreis der Angst" zurück kommen und anhand dessen Ihre Hausaufgaben besprechen werden,*
- *geht es heute schwerpunktmäßig um Behandlungsmöglichkeiten von Angsterkrankungen.*
- *Dazu lernen Sie Methoden kennen, die professionelle Hilfe erfordern, und Methoden, die Sie eigenständig anwenden können.*

Falls Sie noch Fragen zu der vorigen Sitzung mitgebracht haben, können wir diese zunächst einmal klären."

Falls eingesetzt, können an dieser Stelle noch ausstehende **Prä-Testdiagnostikunterlagen** wieder eingesammelt werden.

Option: An dieser Stelle kann ein Blitzlicht eingefügt werden (☞ Kap. 6).

Wiederholung: Teufelskreis der Angst

Vor der Besprechung der Hausaufgaben kurze Wiederholung: „Teufelskreis der Angst"

Der Therapeut weist einleitend darauf hin, dass der „Teufelskreis der Angst", der bereits in der letzten Sitzung besprochen wurde, wichtig für das Verständnis von Angststörungen ist und deshalb in der heutigen Sitzung noch einmal wiederholt wird (☞ Abb. 7.22/Folie 22).

Wiederholung: „Teufelskreis der Angst"

„Dieser Teufelskreis oder auch diese Spirale der Angst soll verdeutlichen, dass körperliche Symptome der Angst stärker werden, wenn man besonders auf sie achtet und sie als gefährlich interpretiert. Manche Menschen, insbesondere diejenigen, die schon einmal eine heftige Panikattacke erlebt haben, nehmen körperliche Veränderungen

sehr schnell wahr. Sie achten verstärkt auf diese Symptome, bewerten sie als besonders gefährlich und setzen somit den Angstkreislauf in Gang.
Ich habe ja bereits in der letzten Sitzung erläutert, dass der Teufelskreis der Angst an verschiedenen Punkten ausgelöst werden kann, also nicht nur durch körperliche Reaktionen, sondern allein schon durch Gedanken. Z. B. wenn Sie etwas über eine vermeintlich steigende Herzinfarktrate in der Zeitung lesen und sich dabei ängstlich fragen, ob mit Ihrem Herzen alles in Ordnung ist. Oder aber, wenn Sie sich in einer bestimmten Situation, wie im Beispiel mit der Aufzugsangst, mit möglichen Katastrophengedanken („der Aufzug könnte stecken bleiben") zu beschäftigen beginnen."

Tipp Sie können den Teilnehmern vorschlagen, dass jemand aus der Gruppe den Angstkreis erklärt und die anderen Teilnehmer ergänzend Hilfestellung leisten.

Besprechung der Hausaufgabe aus der 1. Gruppensitzung

Option: Die Nachbesprechungsrunde zur Hausaufgabe kann wahlweise, je nach Gruppengröße und eigener Vorliebe, mit oder ohne vorgegebene Reihenfolge durchgeführt werden.

Einleitung

Formulierungsbeispiel
„Vielleicht konnten Sie den Beginn und Verlauf Ihre Ängste im Rahmen der Hausaufgaben genauer kennen lernen."

Nachbesprechung der Hausaufgaben

Nach der Wiederholung des Teufelskreises der Angst erfolgt die Nachbesprechung der Selbstbeobachtungsaufgabe aus der letzten Sitzung.

Hilfreiche therapeutische Fragen:
- *„Wo setzt bei Ihnen der Angstkreis normalerweise ein und wie entwickelt sich dieser weiter?"*
- *„Wie klingt Angst bei Ihnen wieder ab?"*
- *„Welche Beobachtungen haben Sie bei sich selbst machen können?"*

Tipp Die Therapeuten sollten einige Beispiele aus der Gruppe zu kognitiven Fehlbewertungen aufgreifen und ggf. anhand der Informationen aus der letzten Sitzung korrigieren.

Beispiel
„Es ist unrealistisch, einen Herzinfarkt aufgrund der von Ihnen erlebten Symptomatik zu bekommen, wenn Ihr Herz gesund ist. Denken Sie zurück an die Stressreaktion, die den Körper physiologisch auf ein Kampf- oder Fluchtverhalten vorbereitet."

Am Ende der Runde sollten die Ergebnisse der Selbstbeobachtungen vom Therapeuten in einer kurzen Zusammenfassung wiedergegeben werden.

Beispiel

„Wie Sie hören konnten, setzt der Teufelskreis der Angst bei einigen von Ihnen überwiegend bei den körperlichen Symptomen ein, bei anderen hingegen bei den Gedanken. Wichtig zu wissen ist, dass unabhängig davon, wo der Angstkreislauf beginnt, stets die Gedanken für die Aufschaukelung und Steigerung der Angstreaktionen verantwortlich sind. Diese Gedanken sind immer katastrophisierende, zumeist unrealistische Befürchtungen, von denen Sie heute bereits einige genannt haben."

Theorieteil 2

Einleitung

Nachdem Sie Ihren persönlichen Angstkreislauf genauer kennen gelernt haben, fragen Sie sich vielleicht, wie es dazu kommen konnte, dass Ihre Angst immer wieder auftritt und zu einer Krankheit bzw. Störung wurde, die Ihre Lebensqualität zum Teil erheblich beeinträchtigt (☞ Abb. 7.23).

Diese Abbildung zeigt Ihnen nochmals die Kurve, die Ihnen schon von der Fahrstuhlangst bekannt ist. Sie sehen hier noch einmal, dass zwei Komponenten eine Rolle dabei spielen, Angst zu einer Krankheit werden zu lassen, unter der man sehr stark leiden kann:

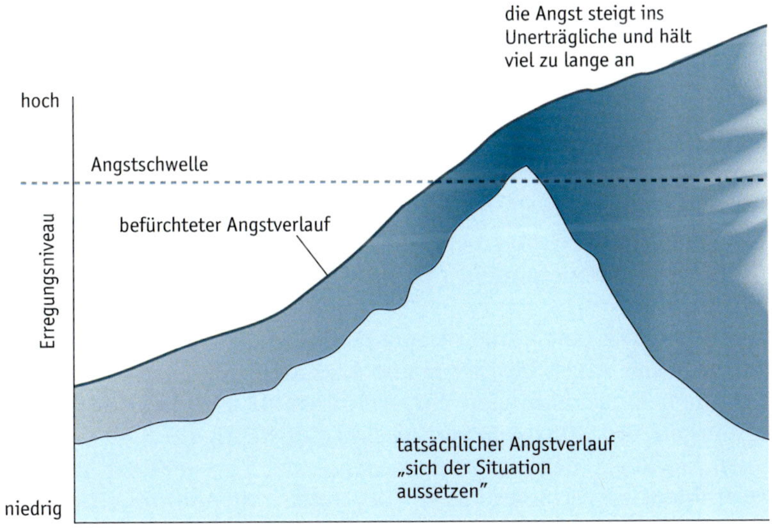

Was bei Angsterkrankungen problematisch ist ...

Abb. 7.23 (Folie 23)

1. Die **unrealistische Erwartung,** dass die Angst zur schlimmstmöglichen Katastrophe führen wird. Das sie ewig andauert, ins Unermessliche ansteigt und nie wieder verschwindet. Diese Erwartungen gehören zu der im Angstkreislauf dargestellten gedanklichen Komponente. Sie treffen in dieser Form nicht zu.
2. Der **Versuch,** die vorhandenen Angstempfindungen zu unterdrücken, sie nicht mehr erleben zu wollen, verlängert die Angstreaktion und macht normale Angst zu einem Problem. Eine Vermeidung der Angst auslösenden Situation oder ein Fluchtverhalten führt letztlich zu einer Verstärkung der Angst.

Würde es gelingen, die Angst mit all ihren unangenehmen Empfindungen zuzulassen, ohne aus der Situation zu flüchten oder diese gar gänzlich zu vermeiden, würde sie meist schon nach kurzer Zeit von alleine verschwinden. Dies sehen Sie an der unteren Kurve noch einmal dargestellt. Selbst wenn Sie sich der gefürchteten Situation aussetzen, wird die Angst nur einen kurzfristigen Höhepunkt erreichen und dann spontan wieder abklingen.
Ich werde später noch genauer darauf eingehen, wie Sie diese Empfehlungen praktisch umsetzen können (☞ Erläuterung der „10 goldenen Regeln" zur Angstbewältigung, s.u.).

Was geschieht, wenn ich nichts unternehme?

Wenn uns eine Situation Angst macht, ist es zwar nachvollziehbar, dass wir dies als unangenehm empfinden und versuchen, dieser Situation und den damit verbundenen Angstgefühlen aus dem Wege zu gehen und sie zu vermeiden. Aber wie Sie eben gehört haben, kann genau dadurch eine Angsterkrankung entstehen. Die Gefahr ist groß, dass die Vermeidung sich ausbreitet und mehr und mehr Lebensbereiche betrifft (☞ Abb. 7.24). Erinnern Sie sich an das Beispiel mit dem Fahrstuhl. Die Angst und Vermeidung könnte sich hier zunächst auf ähnliche Situationen ausdehnen, wie Fahrten mit der U-Bahn. Auch hier kann man befürchten, dass sich aufgrund eines Stromausfalls die Türen nicht mehr öffnen. In der Folge können auch das **Berufsleben** und die **Freizeit** durch das Vermeidungsverhalten beeinträchtigt werden, z.B. weil man nicht mehr mit öffentlichen Verkehrsmitteln fahren kann.
Dadurch entsteht eine **zunehmende Hilflosigkeit** verbunden mit dem Gefühl, von der Angst bestimmt und kontrolliert zu werden sowie in den eigenen Entscheidungen eingeschränkt zu sein. **Depressive Verstimmungen** und **Selbstwertverlust** sind eine häufige Folge.
Ein weiteres Risiko liegt darin, dass man in der Verzweiflung über sein Angstproblem zu vermeintlichen Hilfsmitteln wie **Alkohol oder Beruhigungsmedikamenten** greift. Das birgt jedoch die Gefahr, eine Abhängigkeit von diesem Stoff zu entwickeln, was wieder neue Probleme mit sich bringt. Kurzum: Wenn aktiv nichts gegen die Angst unternommen

Mögliche Folgen:

- Zunehmendes Vermeidungsverhalten
- Hilflosigkeits- und Unsicherheitserleben
- Beeinträchtigungen in:
  - der Partnerschaft & Familie
  - Beruf
  - Freizeit & soziale Kontakte
- Alkohol-/Medikamentenmissbrauch
- Traurigkeit bis hin zu ausgeprägten Depressionen

Was geschieht, wenn ich nichts gegen die Angst unternehme? **Abb. 7.24 (Folie 24)**

wird, entwickelt sie sich häufig zu einer chronischen Störung, die zudem andere psychische Schwierigkeiten nach sich ziehen kann.
Auf das Thema Medikamente werde ich im nächsten Informationsblock noch intensiver eingehen (☞ s. u.).

Wie können Angststörungen behandelt werden?

- Selbstbehandlung
- Behandlung mit professioneller Hilfe

Behandlungsmöglichkeiten **Abb. 7.25 (Folie 25)**

Grundsätzlich lassen sich die Behandlungsmöglichkeiten in **zwei Bereiche** unterteilen (☞ Abb. 7.25):

1. Sie nehmen keine oder nur geringe professionelle Unterstützung in Anspruch, dann sprechen wir von **Selbsthilfe oder Selbstbehandlung.**

Oder:

2. Sie benötigen Expertenhilfe, z.B. in Form einer **Psychotherapie,** einer Behandlung mit **Medikamenten** oder einer **Kombination aus beidem.**

D.h. also, Angststörungen bedürfen nicht zwangsläufig professioneller Hilfe. Oft reichen schon eine gute Aufklärung und scheinbar geringfügige Hilfestellungen aus, um zu lernen, den Teufelskreis aus Angst und Vermeidungsverhalten zu durchbrechen. Deshalb ist das Hauptziel bei allen Verfahren, dass Sie lernen, Ihre Angst mit verschiedenen

Hilfsstrategien zu bewältigen. **Bedenken Sie dabei immer, dass Angst eine übersteigerte, aber an sich normale biologische (Stress-)Reaktion ist.**

Selbstbehandlung

Ich möchte an dieser Stelle genauer auf die Selbstbehandlung eingehen:
Die Basis bildet erst einmal eine gute Aufklärung zu physiologisch-biologischen Reaktionen im menschlichen Organismus, wie Sie sie bereits in der ersten Sitzung kennen gelernt haben.
Um Ihre Angst zu bewältigen, ist die Anwendung der hier dargestellten **vier Grundregeln** wichtig (☞ Abb. 7.26). Nach unserer Pause erhalten Sie von mir ein Informationsblatt mit weiteren Regeln, unsere **„10 goldenen Regeln"**.

Vier Regeln:

- Reduktion der Erwartungsangst
- Verbleiben in der Angstsituation
- Neue Erfahrungen machen
- Angstreduktion erleben

Abb. 7.26 (Folie 26) **Selbstbehandlungsstrategien**

Vier Grundregeln:
Um Ihre Angst zu bewältigen, müssen Sie
- Ihre Erwartungsangst herabsetzen, um so die Schwelle für eine Angstreaktion anzuheben;
- sich der Situation bewusst und lange genug aussetzen,
- um dadurch die Erfahrung zu machen, dass die Angst nicht zur Katastrophe wird;
- und beobachten, dass die Angsterregung nicht fortwährend ansteigt oder ewig andauert, sondern von alleine wieder abnimmt.

Erleben Sie wiederholt diese Erfahrung (durch häufiges Üben), führt das zu einer Verminderung der Erwartungsangst. Sie werden wahrscheinlich die Erfahrung machen, dass auch Ihr Selbstwertgefühl steigt, wenn Sie erfolgreich gegen Ihre Angst angehen.
Manchmal kann es aber auch notwendig sein, zusätzlich ein **Entspannungsverfahren** zu erlernen, um Ihre Erwartungsangst herabzusetzen.

Ein wahrscheinlich Vielen bekanntes Entspannungstraining ist das Autogene Training. Gerade bei Angsterkrankungen hat sich jedoch ein anderes Verfahren, die **Progressive Muskelentspannung nach Jacobson** (PME), besonders bewährt. Hierbei erlernen Sie, durch gezielte, zeitlich begrenzte muskuläre Anspannung und durch sich anschließende Entspannungsphasen, eine bessere Wahrnehmung für Ihre jeweilige Anspannung zu entwickeln und zudem mehr Kontrolle darüber zu gewinnen.

An dieser Stelle auf unterstützende Selbsthilfeliteratur hinweisen (☞ Formblatt 14)

Optionionale Übung
Kurzes Verhaltensexperiment – Armspannung
Die Patienten bitten, ihre Arme auszustrecken, die Hände zu Fäusten zu ballen und beide kräftig anzuspannen. Nach wenigen Sekunden Spannung lösen lassen. Anschließend Rückmeldung aus der Gruppe einholen, welche Unterschiede die Teilnehmer zwischen Anspannung und Entspannung wahrgenommen haben.

Ziel
Gezielte Wahrnehmung von Anspannung und Entspannung und wie man darauf einwirken kann.

Professionell unterstützte Behandlungen

Nicht immer reicht die Selbstbehandlung aus. In diesem Fall sind eine **Psychotherapie** und/oder eine **medikamentöse Behandlung** angezeigt (☞ Abb. 7.27).
Die **Verhaltenstherapie** kann aufgrund ihrer wissenschaftlich nachgewiesenen Effekte als die Psychotherapie der Wahl bei Angsterkrankungen angesehen werden. Die Verhaltenstherapie gehört auch zu den psychotherapeutischen Verfahren, die von den Krankenkassen bezahlt werden.

1. Bausteine der Verhaltenstherapie
   - Vorgespräche (Verhaltensanalyse)
   - Exposition
   - Kognitive Techniken
   - Entspannungsverfahren
2. Medikamentöse Therapie (☞ wird später ausführlich erläutert)
3. Kombinationstherapie aus 1. und 2.

Professionelle Behandlungsstrategien

Abb. 7.27 (Folie 27)

Verhaltenstherapie

Alle **verhaltenstherapeutischen Methoden zur Angstbehandlung** basieren auf anfänglichen Gesprächen über die Angstsymptomatik und mögliche andere aktuelle Lebensprobleme. Das Ziel der Gespräche ist, für den Patienten zu klären, welche lebensgeschichtlichen Ursachen und Belastungen die Symptome möglicherweise entstehen ließen und welche Bedingungen sie jetzt aufrechterhalten. Eine wichtige Hilfe können hierbei so genannte **Selbstbeobachtungsverfahren,** wie ein Angsttagebuch, sein. Diese Phase der Behandlung nennt man auch **Verhaltensanalyse.**

Entsprechend den individuellen Therapiezielen und den Rahmenbedingungen, z. B. der zur Verfügung stehenden Zeit für die Therapie, können dann verschiedene Techniken zum Einsatz kommen.

Zu den wichtigsten verhaltenstherapeutischen Vorgehensweisen gehören die so genannte **Expositionstherapie, kognitive Methoden** und **Entspannungstechniken** (z. B. die Progressive Muskelentspannung, die ich Ihnen bereits vorgestellt habe).

Die **kognitiven Methoden** – Kognition heißt übersetzt Gedanke – richten sich vor allem auf die Bewertung und Interpretation, die dem Patienten äußere Situationen oder inneres Erleben als bedrohlich, gefährlich und nicht bewältigbar erscheinen lassen. Es handelt sich dabei häufig um **automatisch ablaufende Gedanken** oder Selbstgespräche, die Sie schon aus dem „Teufelskreis der Angst“ als Katastrophengedanken kennen gelernt haben. Kognitive Techniken zielen darauf ab, diese Bewertungen kritisch zu hinterfragen und der Realität anzugleichen. Auch hierbei ist das Einüben dieser Technik in den bisher Angst auslösenden Situationen ein unverzichtbarer Bestandteil. Denn nur durch neu hinzu gewonnene Erfahrungen können sich kognitive Umbewertungen verankern.

Bei der **Expositionstherapie** lernt der Patient mit Hilfe des Verhaltenstherapeuten sein **Vermeidungsverhalten abzubauen,** indem er sich in geplanter Weise mit den Situationen konfrontiert, die Angst auslösen. Die Konfrontation kann **gestuft** oder **massiert** erfolgen (☞ Abb. 7.28). Das Zulassen der Ängste und der Verbleib in der jeweiligen Situation helfen dem Betroffenen zu lernen, dass die befürchteten Katastrophen nicht tatsächlich eintreten. Vielmehr erfahren Sie, dass Ängste, wie ich es Ihnen am Stressmodell gezeigt habe, spontan wieder abklingen. Ziel einer Verhaltenstherapie ist, dass am Ende der Exposition ein deutlicher Angstabfall stattfindet. Bei der Agoraphobie werden im Rahmen einer Expositionstherapie nacheinander unterschiedliche Angst besetzte Situationen aufgesucht.

Dieses Beispiel (☞ Abb. 7.29) zeigt Ihnen, wie man lernen kann, bei spezifischen Phobien eine neue Einstellung zu einer harmlosen Spinne zu entwickeln. Dies geschieht durch die schrittweise Konfrontation mit der Spinne bis hin zur Betrachtung durch ein Vergrößerungsglas und dem direkten (Haut-)Kontakt zur Spinne als letztem Schritt der Übung. Das nächste Bild soll zeigen, dass auch eine soziale Phobie dadurch zu behandeln ist, dass man sich der gefürchteten Situation aussetzt und die Erfahrung macht, dass die erwartete Katastrophe ausbleibt. Oder aber, dass man trotz eventueller negativer Reaktionen dennoch handlungsfähig bleibt (☞ Abb. 7.30).

Gemeinsamkeiten verhaltenstherapeutischer Angstbewältigung:

- Alle zielen auf eine **Unterbrechung der Abwärtsspirale von Angst und Vermeidungsverhalten** ab.
- Alle schließen **praktische Übungen zur aktiven Angstbewältigung** ein.
- Alle **vermitteln Strategien,** wie man sich selbst beim Umgang **mit akuten Angstgefühlen** helfen kann.

Neben den eben genannten Techniken, die sich auf die Angstsymptome konzentrieren, kommen in der modernen Verhaltenstherapie häufig auch Verfahren zur Anwendung, die sich auf andere, mit der Störung zusammenhängende Problembereiche beziehen. Das kann z.B. ein **Training zur Erhöhung der sozialen Kompetenz** sein. Dabei lernt man,

Expositionstherapie bei Agoraphobie

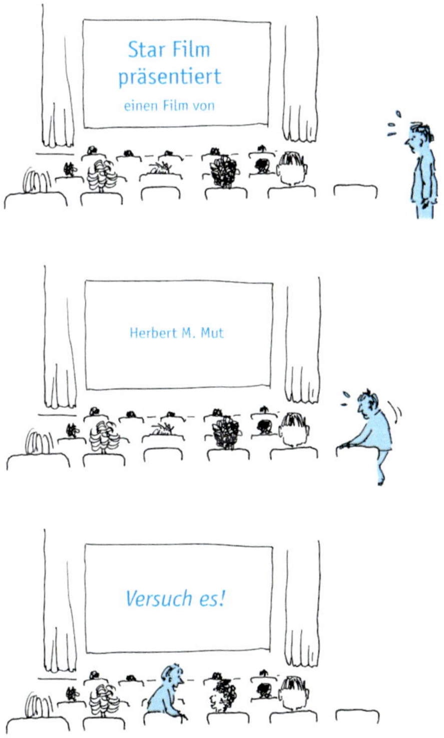

Beispiel: Expositionstherapie bei Agoraphobie **Abb. 7.28 (Folie 28)**

Expositionstherapie bei spezifischer Phobie

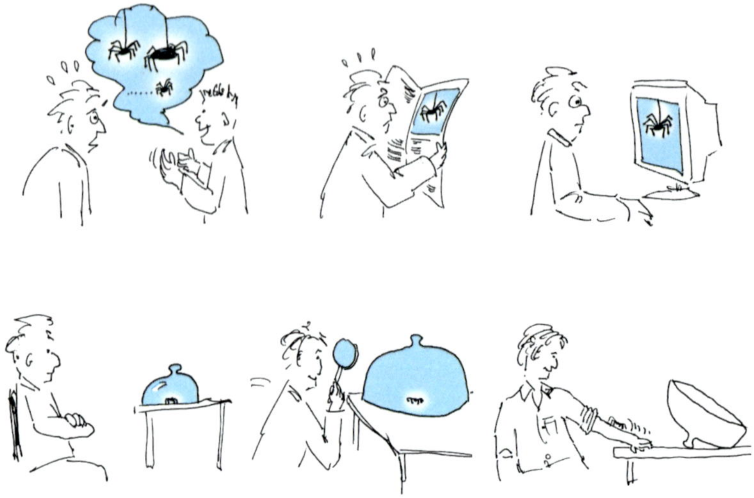

Abb. 7.29 (Folie 29) **Beispiel: Expositionstherapie bei spezifischen Phobien**

Expositionstherapie bei sozialer Phobie

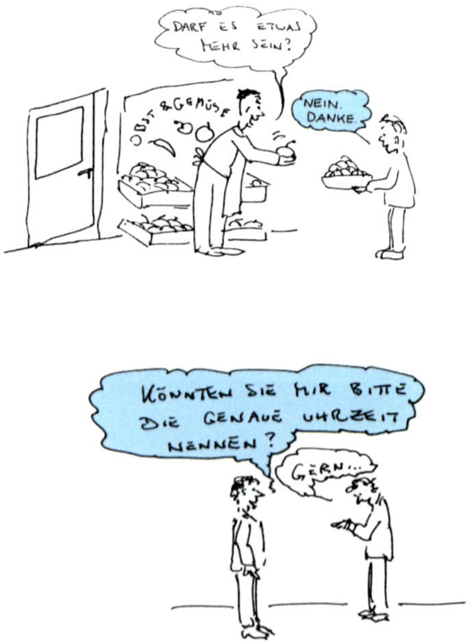

Abb. 7.30 (Folie 30) **Beispiel: Expositionstherapie bei sozialer Phobie**

besser mit Konflikten umzugehen, sich gegen Forderungen anderer besser abzugrenzen und dadurch einer eigenen Überforderung vorzubeugen. Auch **Partnergespräche** können Bestandteil der Therapie sein.

Medikamentöse Behandlung von Phobien und Panikstörungen

Neben der Verhaltenstherapie können auch Medikamente bewirken, dass Sie weniger Ängste haben, weniger angespannt und unruhig sind und nachts besser schlafen können. Angstattacken können seltener und weniger ausgeprägt auftreten. Es werden in der Praxis viele verschiedene Medikamente gegen Ängste verschrieben und Sie sollten deren Vor- und Nachteile kennen. Sie können dann zusammen mit Ihrem Arzt entscheiden, ob diese Behandlungsmöglichkeit für Sie in Frage kommt. Im Folgenden möchte ich Ihnen daher die wichtigsten Medikamentengruppen kurz vorstellen (☞ Abb. 7.31).

Optionale Frage an die Gruppenteilnehmer:
„Wer von Ihnen nimmt zurzeit Medikamente zur Angstbehandlung ein?"
Die genannten Medikamente beispielhaft der jeweiligen Substanzklasse bzw. Wirkungsgruppe zuordnen.

Meistens erste Wahl: Antidepressiva	
Sorotonin-Wiederaufnahme-Hemmer (SSRI) ► Citalopram (z.B. Sepram®) ► Fluoxetin (z.B. Fluctin®) ► Fluvoxamin (z.B. Fevarin®) ► Paroxetin (z.B. Seroxat®) ► Sertalin (z.B. Zoloft®)	**Trizyklische Antidepressiva** ► Clomipramin (z.B. Anafranil®) ► Imipramin (z.B. Tofranil®) ► und weitere

Nur kurzfristig (z.B. in akuter Krise)	Meistens nicht zu empfehlen
Benzodiazepine ► Alprazolam (z.B. Tafil®) ► Diazepam (z.B. Valium®) ► Lorazepam (z.B. Tavor®) ► und weitere	**Betablocker** ► Propanol (z.B. Dociton®) ► und weitere
	Neuroleptika ► Fluspirilen (Fluspi®; Imap®) ► Promethazin (z.B. Atosil®) ► und weitere
	Pflanzliche Präparate ► Baldrian ► Johanniskraut ► und weitere

Medikamentengruppen **Abb. 7.31 (Folie 31)**

Antidepressiva

Eine bestimmte Gruppe von Antidepressiva, die insbesondere auf den Botenstoff **Serotonin** im Gehirn wirken, gilt heutzutage als Mittel der ersten Wahl bei Phobien und Panikstörungen. Diese Medikamente heißen **Selektive Serotonin-Wiederaufnahmehemmer** oder auch **SSRI.** Sie wirken nicht nur gegen Depressionen, sondern auch gegen Angststörungen. Einige ältere Antidepressiva, die so genannten **trizyklischen Antidepressiva** (entsprechend ihrer chemischen Struktur benannt) sind gegen Angststörungen genauso wirksam, werden aber wegen ihrer insgesamt häufigeren Nebenwirkungen seltener empfohlen. Die Namen einiger Medikamente finden Sie beispielhaft in der Abbildung 7.31. Ein Vorteil der Behandlung mit Antidepressiva im Vergleich zu anderen Medikamenten ist, dass diese nicht nur Angst und Panik vermindern, sondern auch bewirken können, dass sich eine gleichzeitig vorhandene depressive Symptomatik positiv verändern kann. Die Wirkung dieser Medikamente beginnt meist erst nach 2 – 4 Wochen regelmäßiger Einnahme, es ist also keine „Krisenmedikation". Vor allem am Anfang der Behandlung kann es zu Nebenwirkungen kommen, bei den SSRI z. B. Übelkeit, Unruhe oder Schafstörungen. Im Regelfall verschwinden diese Nebenwirkungen aber nach 1 – 2 Wochen wieder. Grundsätzlich gilt: durch eine zu Beginn der Behandlung niedrige Dosierung und eine dann schrittweise Dosissteigerung kann das Risiko von Nebenwirkungen sowohl bei den SSRI, als auch den trizyklischen Antidepressiva reduziert werden. Im Gegensatz zu den Benzodiazepinen (s. u.), machen Antidepressiva **nicht** abhängig. Wenn bestimmte Antidepressiva nach längerer Einnahme plötzlich abgesetzt werden, können allerdings unangenehme (entzugsähnliche) Symptome auftreten. Deswegen ist bei diesen Substanzen eine schrittweise Dosisverringerung notwendig. Es gibt selbstverständlich noch weitere Vor- und Nachteile einer Behandlung mit Antidepressiva, eine sorgfältige, individuelle ärztliche Beratung sollte in jedem Fall vor und während der Behandlung erfolgen.

Benzodiazepine

Die Benzodiazepine wirken ebenfalls im Gehirn, aber auf eine andere Art und Weise. Sie wirken dämpfend, Nervenzellen werden weniger leicht erregbar. Im Gegensatz zu den Antidepressiva setzt die Angst lösende Wirkung kurz nach Einnahme ein. Wegen der Gefahr der **Abhängigkeitsentwicklung** ist aber von einer häufigeren Einnahme abzuraten, auch wirken diese Medikamente nicht positiv auf depressive Symptome. Es können auch weitere Nebenwirkungen auftreten, z. B. Müdigkeit und Konzentrationsprobleme. Daher ist es lediglich in akuten Krisen manchmal sinnvoll, vom Arzt verordnete Benzodiazepine einzunehmen – dann aber nur kurzzeitig.

Neuroleptika

Gelegentlich werden auch Neuroleptika, eine Medikamentengruppe die sonst eher bei Psychosen eingesetzt werden, verschrieben, teilweise als wöchentliche Injektionen. Die Wirkung beruht hauptsächlich auf der Beeinflussung des Botenstoffes **Dopamin** im Gehirn. Die Wirksamkeit bei Phobien und Panikstörungen ist nicht gut untersucht und es können stärkere kurz- und langfristige Nebenwirkungen (z.B. Bewegungsstörungen) auftreten. Von dieser Behandlung ist daher im Allgemeinen abzuraten.

Betablocker

Betablocker können körperliche Symptome wie Herzrasen, Schwitzen und Zittern vermindern. Häufig wirken diese Medikamente bei Angststörungen nicht, und eine Behandlung ist nur im Einzelfall, z.B. bei Redeangst vor Publikum, gelegentlich sinnvoll.

Pflanzliche Präparate

Eine Wirkung von pflanzlichen Präparaten (z.B. Baldrian, Johanniskraut) bei Angststörungen ist nicht nachgewiesen. Auch bei solchen Präparaten können Nebenwirkungen (z.B. Empfindlichkeit gegenüber Sonnenlicht oder schädliche Wechselwirkungen mit anderen Medikamenten) auftreten, so dass eine Behandlung entsprechend dem heutigen Stand der Forschung bei Angststörungen meistens nicht empfehlenswert erscheint.

Erste Wahl: Antidepressiva

- Selektive Serotonin-Wiederaufnahme-Hemmer (SSRI)
- Einige Trizyklische Antidepressiva

Wichtig zu beachten:

- Die Wirkung von Antidepressiva tritt meistens erst nach 2–3 Wochen ein.
- In den ersten 1–2 Woche können Nebenwirkungen auftreten, die dann meistens trotz weiterer Medikamenten-Einnahme verschwinden.
- Die Medikation sollte immer sorgfältig mit Ihrem Arzt besprochen werden.
- Benzodiazepine/Tranquilizer wirken zwar sofort, können aber abhängig machen. Daher, wenn überhaupt, nur kurzzeitige Einnahme von Benzodiazepinen in „Krisen"

Zusammenfassung: medikamentöse Behandlung **Abb. 7.32 (Folie 32)**

Zusammenfassung: Medikamentöse Behandlung
Zusammengefasst sind die **SSRI** heute erste Wahl. Einige ältere **(trizyklische) Antidepressiva** sind genauso wirksam, werden aber wegen ihrer insgesamt häufigeren Nebenwirkungen seltener empfohlen. Da die Antidepressiva unterschiedliche Nebenwirkungen hervorrufen können, hängt die Entscheidung für das eine oder andere Medikament auch davon ab, welche der möglichen Nebenwirkungen für Sie eher erträglich wären. Für diese Entscheidung ist eine ausführliche ärztliche Beratung notwendig. **Benzodiazepine** sollten, wenn überhaupt, nur kurzzeitig während Krisen genommen werden.
Ob eine alleinige Verhaltenstherapie ausreicht oder die zusätzliche Behandlung mit einem Antidepressivum sinnvoll ist, hängt von vielen Faktoren ab. Hier spielt z.B. eine Rolle, ob zusätzlich zur Angststörung eine schwerere Depression besteht. Dann wäre eine zusätzliche Behandlung mit einem Antidepressivum empfehlenswert. Eine längere medikamentöse Behandlung mit einem Antidepressivum ist möglich, da diese auch langfristig wirken. Ob dies aber wirklich nötig ist, sollte zusammen mit dem Psychotherapeut und/oder Arzt in regelmäßigen Abständen überprüft werden. Erreichen Sie in der Verhaltenstherapie wichtige Therapieziele, können Medikamente überflüssig werden und sollten in diesem Fall wieder abgesetzt werden. Grundsätzlich gilt beim Absetzen, dass die Dosis des Antidepressivums schrittweise verringert und dann erst das Medikament abgesetzt werden sollte. So kann das Risiko unangenehmer Absetzphänomenen deutlich vermindert werden.

Wir kommen nun zum Ende der Informationen. Mit diesem letzten Bild (☞ Abb. 7.33). möchte ich verdeutlichen, dass das Ziel einer Angstbehandlung darin liegt, Ihnen einen **verbesserten Umgang** mit der Angst zu ermöglichen und **nicht,** Sie **angstfrei** zu machen. Nicht die Angst soll Sie kontrollieren und Sie in Ihrem Handeln bestimmen, sondern umgekehrt, Sie sollen über die Angst bestimmen und wieder unabhängig in Ihren Entscheidungen und Ihrem Handeln werden. In diesem Ausmaß **gehört Angst als Zeichen von Gesundheit zum Leben eines jeden Menschen dazu.**

Während einer Verhaltenstherapie können Sie zudem lernen, Ängste vor unwahrscheinlichen, aber dennoch nicht sicher ausschließbaren Gefahren ohne zwanghaftes Sicherheitsbedürfnis „zu ertragen“. Dies ist zur Erhaltung der psychischen Gesundheit und der eigenen Handlungsfähigkeit wichtig und notwendig.

An dieser Stelle bietet sich eine kurze Pause von etwa 10 Minuten an

Tipp

- An dieser Stelle bzw. nach einer Pause sollten ggf. Fragen der Teilnehmer geklärt werden.
- Im Anschluss folgt die Überleitung zur Erläuterung der „10 goldenen Regeln“.

Kopien verteilen (Formblatt 7)

- Sie können jeweils eine Regel von den Teilnehmern der Reihe nach vorlesen lassen oder alle selber vorlesen.

Leben mit der Angst

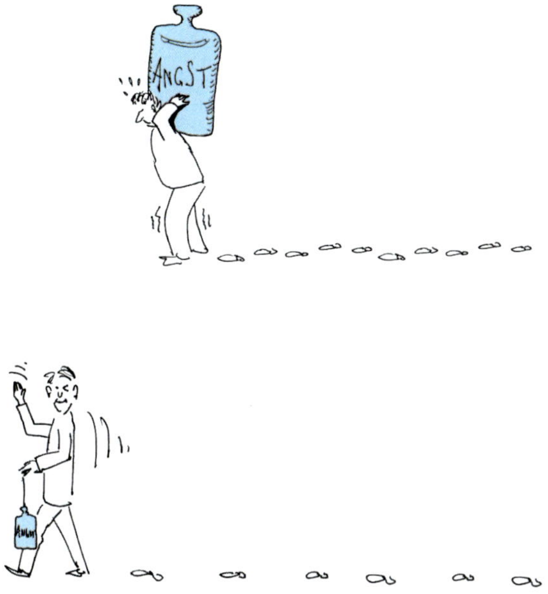

Leben mit der Angst

Abb. 7.33 (Folie 33)

Erläuterung der 10 Regeln

Regel 1:

Angstgefühle und körperliche Beschwerden sind übermäßige, aber „an sich“ normale Stressreaktionen. Denken Sie zurück an das Stressmodell, anhand dessen Sie erfahren haben, dass der menschliche Organismus in realen oder vermeintlichen Gefahrensituationen eine Reihe von Stresshormonen ausschüttet.

Regel 2:

Halten Sie sich vor Augen, dass Angstgefühle und die damit einhergehenden körperlichen Beschwerden akut für Ihre Gesundheit nicht schädlich sind. Sie sind zwar unangenehm, aber normal und biologisch festgelegt. Dauerhaft sollten Sie jedoch darauf einwirken, dass sich ggf. Ihr chronisch erhöhtes Anspannungsniveau wieder reduziert.

Regel 3 und 4:

Diese beiden Regeln sind nicht einfach anzuwenden und bedürfen einiger Übung. Bei Ihnen kommt es darauf an, dass Sie einerseits Ihre körperlichen Reaktionen wirklich zulassen, statt sie zu unterdrücken, sich aber andererseits nicht zu stark auf diese konzentrieren.

Beschäftigen Sie sich also nicht mit Ihren Katastrophengedanken und subjektiven Bewertungen. Richten Sie stattdessen Ihre Aufmerksamkeit auf die äußere Umgebung. Nutzten Sie dazu alle Ihre Sinne und bleiben Sie dabei möglichst objektiv. Sie helfen sich dadurch die Situation realistisch einzuschätzen. Versuchen Sie Ihr eigener „Beobachter" zu werden, der die **gesamte Realität** (äußere Umgebung, Gefühle, Gedanken, Körperreaktionen) wahrnimmt.

▸▸

- Beispiel objektive/subjektive Beobachtung: *„Dieser Raum ist weiß gestrichen und mit eins, zwei, drei ... blauen Stühlen möbliert."* – und nicht: *„Wie kahl und steril dieser Raum ist."*. Andere Menschen könnten ihn nämlich auch als *„frisch"* bezeichnen. Es besteht also viel Spielraum für Interpretationen, die im Rahmen einer Übung nicht hilfreich sind.
- Beispiel positive/negative Bewertung: *„Ich stehe fest auf meinen Füßen und fühle den stabilen Widerstand des Bodens."* – und nicht: *„Gleich falle ich um."*. Probieren Sie es selber einmal aus, stampfen Sie mit den Füßen auf den Boden.

Regel 5 und 6

Ich nehme mir Zeit und bleibe ganz bewusst in der Situation, bis die Angst wieder abklingt und vorübergeht (☞ Abb. 7.37).
Sich Zeit lassen ist aus zweierlei Gründen wichtig: Zum einen bewirkt Zeitdruck oder Hektik einen Anstieg des allgemeinen Anspannungsniveaus und zum anderen benötigt der Körper einen gewissen Zeitrahmen, um sein Gegenregulationssystem zum Abbau der Stressreaktion einzusetzen. Wenn Sie sich diese Zeit nehmen und dabei Regeln 3 und 4 anwenden, werden Sie die Erfahrung machen, dass Ihre Angst auf ein individuell unterschiedlich hohes Maximalniveau ansteigt, dort einige Minuten verbleibt, um dann – auch wieder unterschiedlich rasch – abzusinken. Dies dauert in der Regel zwischen 20 Sekunden und 20 Minuten, zumeist etwa **2 Minuten.**
Entscheidend ist, einen deutlichen Angstabfall in der Angst machenden Situation zu erleben – **nicht** Angstfreiheit!

Graphische Darstellung der Angstkurve in Übungssituationen (Abb. 7.37) kann am Sitzungsende als Kopie verteilt werden

Regel 7:

Das Vermeiden von Angstsituationen verstärkt Ängste. Um zu lernen, wie man Ängste bewältigt, ist es vor allem wichtig, sich aktiv Angst besetzten Situationen zu stellen. Hierzu hat sich das „Prinzip der kleinen Schritte" bewährt. Gemeint ist damit, sich Angst besetzten Situationen nach ihrem Schwierigkeitsgrad gestuft auszusetzen.

Regel 8:

Lenken Sie Ihre Aufmerksamkeit auf das, was Sie schon erreicht haben. Bislang war es für Sie nicht selbstverständlich, dass Sie Angstübungen durchgeführt haben und eigene Grenzen überschreiten. Jede Übung kostet Überwindung und kann sehr anstrengend sein. Daher sind auch Belohnungen wichtig. Durch kleine Belohnungen drücken Sie sich selbst gegenüber Ihre Anerkennung und Wertschätzung für Ihre Mühe und Ihren Erfolg aus.

Regel 9 und 10:
Verlassen Sie eine Übung immer erst dann, wenn es zu einem Angstabfall gekommen ist. Vorraussetzung dafür ist, dass Sie sich beim Üben nicht unter Druck setzen und sich in allen Angstsituationen Zeit nehmen.

1. Denken Sie immer daran, dass Ihre Angstgefühle und die dabei auftretenden körperlichen Symptome nichts anderes sind als eine „Übersteigerung" einer normalen Körperreaktion in einer Stresssituation.
2. Solche vorübergehenden Gefühle und Körperreaktion sind zwar sehr unangenehm, aber weder gefährlich, noch in irgendeiner Weise schädlich. Nichts Schlimmes wird geschehen!
3. Steigern Sie sich in Angstsituationen nicht selbst durch Gedanken wie: „Was wird geschehen" und „Wohin kann das führen" in noch größere Ängste hinein.
4. Konzentrieren Sie sich nur auf das, was um Sie herum und mit Ihrem Körper wirklich geschieht – nicht auf das, was in Ihrer Vorstellung noch alles geschehen könnte.
5. Warten Sie ab und geben Sie der Angst Zeit, vorüberzugehen. Bekämpfen Sie Ihre Angst nicht! Laufen Sie nicht davon! Akzeptieren Sie Ihre Angst!
6. Beobachten Sie, wie die Angst von selbst wieder abnimmt. Steigern Sie sich gedanklich nicht weiter in die (Erwartungs-)Angst hinein („Angst vor der Angst").
7. Denken Sie daran, dass es beim Üben nur darauf ankommt zu lernen, mit der Angst umzugehen – nicht sie zu vermeiden. Nur so geben Sie sich eine Chance, Fortschritte zu machen.
8. Halten Sie sich innere Ziele vor Augen, welche Fortschritte Sie schon – trotz aller Schwierigkeiten – gemacht haben. Denken Sie daran wie zufrieden Sie sein werden, wenn Sie auch dieses Mal Erfolg haben.
9. Beenden Sie eine Übung erst dann, wenn Sie merken, dass Ihre Angst nachlässt.
10. Erst danach beginnen Sie mit der nächsten Übung.

Eigene Anmerkungen
Für mich ist es besonders wichtig, darauf zu achten, dass ...

10 goldene Regeln zur Angstbewältigung **Abb. 7.34 (Formblatt 7)**

Hausaufgabe der 2. Gruppensitzung

Der Therapeut bittet die Patienten, sich eine Übung zu überlegen und diese als **„Angstbewältigungs-Experiment"** bis zur nächsten Sitzung zweimal durchzuführen. Wichtige Aspekte der Übungen werden anhand der **Planungshilfe** (☞ Abb. 7.35/Folie 34 und nachfolgenden Kasten) erläutert.

Erläuterung der Planungshilfe:
- Um nützliche neue Erfahrungen zu sammeln, sollte Ihre Übung für Sie weder zu leicht noch zu schwer sein, d.h. mit einer Erfolgswahrscheinlichkeit von etwa 60–70% alleine, ohne hilfreiche Begleitperson zu bewältigen sein.

- Ihre Übung sollte klar umschrieben und begrenzt sein, andernfalls können Sie nicht mehr einschätzen, wann Sie die Übung abgeschlossen und bewältigt haben.
- Sie sollten die Übung an einem bestimmten Tag und zu einer bestimmten Uhrzeit planen. Denn wenn Sie sich vorher festlegen und verpflichten, so als würden Sie beispielsweise zur Arbeit gehen, ist es für Sie leichter, auch schwierigen Situationen nicht aus dem Wege zu gehen. Andernfalls neigen die meisten Menschen dazu, unangenehme Dinge mit den unterschiedlichsten Begründungen solange aufzuschieben, bis sie diese schließlich gar nicht mehr machen. Warten Sie also nicht auf die „richtige Stimmung" zum Üben.
- Planen Sie nach dem „Prinzip der kleinen Schritte".
- Wenden Sie während der Übung die „10 goldenen Regeln" an.
- Falls Sie dazu neigen, sich selber rasch zu überfordern, sollten Sie sich nicht spontan, nach einer erfolgreich bewältigten Übungssituation, zur Durchführung weiterer und schwierigerer Übungsschritte entscheiden. Das kann leicht zu einem Misserfolg führen, den Sie dann auf die gesamte Situation beziehen, obgleich Sie die eigentliche Übung erfolgreich gemeistert hatten.
- Legen Sie bereits in der Planungsphase der Übung Ihre anschließende Belohnung fest. Überlegen Sie sich die Belohnungen unabhängig von anderen Personen. Sonst besteht das Risiko, dass Sie spontan umdisponieren müssen, da Ihnen z.B. eine Verabredung abgesagt wird. Die Belohnungen sollten Freude bereiten und nicht zu viel Geld kosten. Sie können immateriell sein, z.B. ein Entspannungsbad zum Wohlfühlen.

Ihre Übung sollte:

- mit Hilfe der „10 golden Regeln" zu 60–70% erfolgreich bewältigbar sein.
- klar umschrieben und zeitlich begrenzt sein.

Wichtig:

- Planen Sie nach dem „Prinzip der kleinen Schritte".
- Legen Sie Datum und Uhrzeit für die Übung vorher fest.
- Wenden Sie die „10 goldenen Regeln" an.
- Erweitern Sie die Übung nicht spontan um zusätzliche schwierigere Schritte.
- Wiederholen Sie die Übung später noch einmal.
- Entscheiden Sie sich zuvor für Ihre Belohnung.

Abb. 7.35 (Folie 34) **„Planungshilfe" – Was Sie beim Üben beachten sollten!**

- Wiederholen Sie die Übung mindestens noch einmal zu einem späteren Zeitpunkt. Die Wiederholung ist wichtig, um überprüfen zu können, ob Sie das gleiche Ergebnis wie beim ersten Mal erzielen. Zudem können Sie, wenn Ihnen die Situation bereits etwas vertrauter ist, auch leichter auf verschiedene Erfahrungen achten. Erwarten Sie nicht zuviel von sich. Sie machen „nur" ein Experiment! Mögliche Fehler sind nicht nur erlaubt, sondern wertvoll „wie Juwelen", denn Sie können sehr viel daraus lernen.

Anschließende Frage an die Teilnehmer: „*Wer von Ihnen hat bereits eine Idee?*"

Anmerkungen

Tipp

Nachfolgend wird mit allen Patienten je eine Übung unter oben genannten Kriterien besprochen und festgelegt. Bis zum nächsten Gruppentermin ca. 5 Tage später soll die Übung mindestens zweimal durchgeführt werden. Übungsbeispiele finden Sie in Kapitel 6, Abschnitt „Anleitung von häuslichen Übungen ...", Seite 32. Eine ausführliche Beschreibung der Übungsvorbesprechung finden Sie ebenfalls im Kapitel 6. Das Formblatt 27 („Gesprächsleitfaden: Übungsvorbesprechung" ☞ im Anhang/CD-ROM) gibt Ihnen die wichtigsten Stichpunkte zur Übungsvorbesprechung an die Hand. Als weitere Unterstützung können die nachfolgenden Abbildungen 7.36/Folie 35 und Abbildung 7.37/Folie 36 eingesetzt werden.

Kopien verteilen (Formblatt 10 „Planungshilfe" und Folie 36 „Angstkurve")

Die nächste Abbildung dient der Erläuterung der Einschätzung der eigenen Angstintensität während der Übungen.

Diese Skala dient als Unterstützung, Ihr eigenes Angsterleben im Verlauf der Übungen besser einschätzen zu lernen.

Skala zur Einschätzung des Angsterlebens im Übungsverlauf („Angstkurve")									
Angstwert	0	1	2	3	4	5	6	7	8
Bedeutung	gar keine Angst		geringe Angst		merkliche Angst		starke Angst		Panik

Skala zur Einschätzung der Angstintensität

Abb. 7.36 (Folie 35)

Mit Hilfe der nachfolgenden Folie lässt sich den Teilnehmer als Wiederholung noch einmal verdeutlichen, wie eine Angstkurve während der häuslichen Übung verlaufen sollte.

Option: Zur Protokollierung der häuslichen Übungen kann ein Übungsprotokoll eingesetzt werden (☞ Formblatt 3 im Anhang/CD-ROM). Dieses fördert die Selbstverpflichtung und führt zu einer erhöhten Selbstbeobachtung.

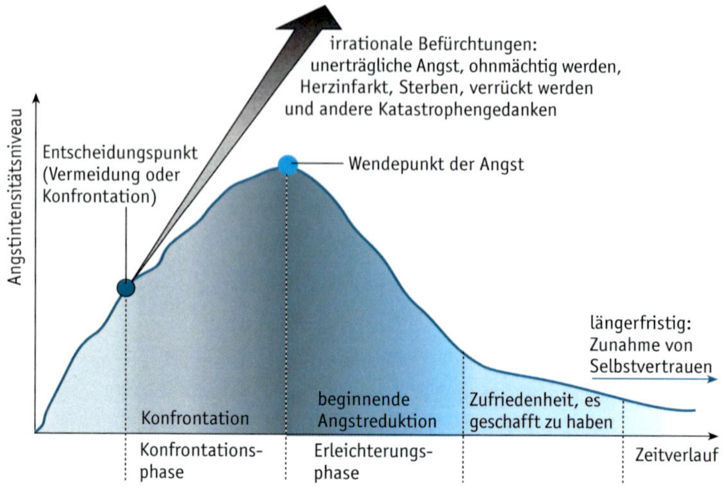

Abb. 7.37 (Folie 36) **Die Angstkurve**

Abschlussrunde

Klärung offener Fragen

Abschließend werden auch dieses Mal offene Fragen der Teilnehmer geklärt.

Verteilen des Arbeitsmaterials bzw. Hinweis auf Ratgeber

An dieser Stelle teilen die Gruppenleiter – falls nicht schon geschehen – die Arbeitsblätter zur heutigen Sitzung aus und weisen daraufhin, dass die Teilnehmer die Inhalte der heutigen Sitzung auf den Seiten 33 – 60 des Ratgebers „Stärker als die Angst" nachlesen können. Auch die Teilnahmebescheinigungen können wieder ausgehändigt werden.

Vorschau auf die nächste Sitzung

Hinweis an die Teilnehmer, dass in der nächsten Sitzung die häuslichen Übungen ausführlich besprochen werden und außerdem neue Übungsabsprachen erfolgen.

Verabschiedung

Wie bereits in der vorherigen Sitzung verabschiedet sich der Therapeut, verbunden mit einigen positiven Rückmeldungen an die Gruppe, passend zum Sitzungsverlauf: z. B., dass die Teilnehmer aktiv mitgearbeitet haben oder ähnliches.

3. Sitzung

Materialien

- Optional, falls gewünscht: Overhead-Projektor
- Optional, falls gewünscht: Overhead-Folien 34–36 aus diesem Manual (☞ im Anhang/CD-ROM)
- Optional, falls gewünscht: Flip-Chart mit Papier und Stiften
- Arbeitsblatt: „Übungsprotokoll“ (☞ Formblatt 3 im Anhang/CD-ROM) entsprechend Anzahl der Gruppenteilnehmer

Schwerpunkte der 3. Gruppensitzung

In der dritten Gruppensitzung werden mit den Teilnehmern die Erfahrungen aus den seit der letzten Sitzung durchgeführten Angstbewältigungsübungen nachbesprochen und ausgewertet. Anhand dessen werden die theoretischen Informationen über Angsterkrankungen und die Anwendung der Regeln zur Angstbewältigung vertieft. Anschließend werden neue Übungen abgesprochen, die von den Teilnehmern bis zur nächsten Sitzung durchgeführt werden sollen.

Struktur der 3. Gruppensitzung

3. Gruppensitzung

1. Begrüßung der Teilnehmer
2. Nachbesprechung der Übungen zur Angstbewältigung, die in der letzten Sitzung vereinbart wurden, Auswertung der individuellen Erfahrungen
3. Anhand dieser: Vertiefung des theoretischen Wissens und Anwendung des Angstbewältigungskonzepts
4. Hausaufgabe: Absprache neuer Übungen zur Angstbewältigung
5. Austeilen des schriftlichen Materials bzw. Hinweis auf entsprechende Seiten im Ratgeber
6. Verabschiedung

Tipp

Etwa nach der Hälfte der Sitzung ist eine 10minütige Pause einzuplanen. Diese dient auch diesmal dazu, dass sich die Teilnehmer erholen können und die Möglichkeit haben untereinander in Kontakt zu kommen.
Einen Leitfaden für die 3. Sitzung gibt Ihnen Formblatt 25 („Kurzform der 3. Gruppensitzung“)

Begrüßung der Teilnehmer

Der Therapeut begrüßt die Teilnehmer herzlich zur 3. Sitzung der Angstbewältigungsgruppe. Er gibt einen Überblick über die Inhalte der Sitzung. Zusätzlich klärt er ab, ob sich aus der letzten Sitzung noch allgemeine Fragen für die Patienten ergeben haben. Anschließend äußert er sein Interesse bezüglich der durchgeführten häuslichen Übungen.

Nachbesprechung der Hausaufgabe

Im Rahmen der 3. Therapiesitzung werden die als Hausaufgabe in der letzten Sitzung vereinbarten häuslichen Übungen mit den Patienten einzeln nachbesprochen und ausgewertet.
In diesem Zusammenhang wird zum Beispiel Angst verstärkendes Verhalten der Patienten hinterfragt und korrigiert. Außerdem werden die theoretischen Grundlagen aus den ersten beiden Sitzungen sowie das Angstbewältigungskonzept in seiner Anwendung vertieft.
Eine ausführliche Beschreibung der Übungsnachbesprechung befindet sich im Kapitel 6. Sie können auch das Formblatt 28 „Gesprächsleitfaden: Übungsnachbesprechung" (☞ im Anhang/CD-ROM) verwenden.

Tipp

- Verdeutlichen Sie mögliche Zusammenhänge zwischen den aufgetretenen Kognitionen oder der Wahrnehmung von Körpersymptomen und dem Flucht- oder Vermeidungsverhalten. Überprüfen Sie durch weiteres Hinterfragen gemeinsam mit dem Patienten, wie realistisch die Angst verstärkenden Gedanken und Befürchtungen tatsächlich waren. Besprechen Sie Verhaltensalternativen für künftige Angstsituationen. Weisen Sie die Gruppenmitglieder wiederholt darauf hin, wie wichtig zur Angstbewältigung die Konfrontation mit dem eigenen Angsterleben und die Anwendung der „10 goldenen Regel" ist.
- Sie können optional auch die anderen Teilnehmer mit in die Nachbesprechung einbeziehen, indem Sie zwischendurch in die Gruppe fragen: *„Was meinen die anderen Gruppenmitglieder dazu?"*

Hausaufgabe der 3. Gruppensitzung

Als Hausaufgabe erfolgt auch diesmal die Absprache neuer häuslicher Übungen zur Angstbewältigung. Abhängig vom Verlauf der Übungen aus der vorherigen Sitzung können diesmal Übungen mit einem höheren Schwierigkeitsgrad ausgewählt werden. Dabei ist es wiederum wichtig, auf klare und eindeutige Absprachen zu achten (☞ „Vorbesprechung von Übungen", S. 34).
Zusätzlich kann die Folie 34 „Planungshilfe" (☞ im Anhang/CD-ROM) erneut eingesetzt werden.

Abschlussrunde

Klärung offener Fragen

Abschließend werden auch dieses Mal offene Fragen der Teilnehmer geklärt.

Verteilen des Arbeitsmaterials bzw. Hinweis auf Ratgeber

An dieser Stelle teilen die Gruppenleiter – falls nicht schon geschehen – die Arbeitsblätter zur heutigen Sitzung aus und weisen noch einmal darauf hin, dass die Teilnehmer im Ratgeber „Stärker als die Angst" jederzeit wichtige Inhalte der Gruppe nachlesen können.
Auch die Teilnahmebescheinigungen können ggf. an dieser Stelle wieder ausgehändigt werden.

Vorschau auf die nächste Sitzung geben

Hinweis an die Teilnehmer, dass auch in der nächsten Sitzung die häuslichen Übungen ausführlich nachbesprochen werden, und dass darüber hinaus die Teilnahme an der Angstbewältigungsgruppe individuell bewertet werden soll.

Verabschiedung

Der Therapeut verabschiedet sich mit einigen positiven Rückmeldungen an die Gruppe, passend zum Sitzungsverlauf. Er motiviert die Teilnehmer für die Hausaufgaben.

4. Sitzung

Materialien

- Optional: Flipchart mit Papier und Stiften
- Arbeitsblätter: „Umgang mit Rückschlägen", „Literaturempfehlungen" (☞ Formblätter 9 und 14 im Anhang/CD-ROM) jeweils entsprechend Anzahl der Gruppenteilnehmer
- Informationsblatt zu weiteren regionalen Hilfsangeboten, wie zum Beispiel Selbsthilfegruppen etc. (☞ Formblätter 15 und 16 im Anhang/CD-ROM), jeweils entsprechend Anzahl der Gruppenteilnehmer
- Fragebogen für die Post-Messung mit Rückumschlägen

Schwerpunkte der 4. Gruppensitzung

In der vierten Gruppensitzung werden mit den Teilnehmern die Erfahrungen mit den seit der letzten Sitzung durchgeführten Übungen nachbesprochen und ausgewertet. Sie dienen wiederum der praktischen Vertiefung der theoretischen Informationen. Im Anschluss wird mit den Teilnehmern der Verlauf der Gruppe individuell bewertet, ggf. werden zusätzlich Empfehlungen zur Weiterbehandlung ausgesprochen.

Struktur der 4. Gruppensitzung

4. Gruppensitzung

1. Begrüßung der Teilnehmer
2. Organisatorisches
3. Nachbesprechung der Hausaufgaben
4. Individuelle Bilanz aus der Sicht von Teilnehmern und Gruppenleiter
5. Weitere Behandlungsempfehlungen
6. Austeilen des schriftlichen Materials bzw. Hinweis auf entsprechende Seiten im Ratgeber
7. Verabschiedung

Tipp

In dieser Therapiesitzung kann es der Gruppe überlassen werden, ob und wann Sie eine Pause machen möchte.
Auf Wunsch aller Gruppenmitglieder kann in dieser Sitzung eine Teilnehmerliste (Formblatt 20 im Anhang/CD-ROM) rumgereicht und anschließend für alle kopiert werden.
Einen Leitfaden für die 4. Sitzung gibt Ihnen Formblatt 26 („Kurzform der 4. Gruppensitzung“)

Begrüßung der Teilnehmer

Der Gruppenleiter begrüßt die Teilnehmer herzlich zur 4. und letzten Sitzung der Angstbewältigungsgruppe.
Bevor die Nachbesprechung der Übungen beginnt, werden die Patienten aufgefordert eventuell aufgetretene Fragen zu stellen, die sich auf die letzten Sitzungen beziehen.

Option: An dieser Stelle kann ein Blitzlicht eingefügt werden (☞ Kap. 6).

Nachbesprechung der Hausaufgabe

Auch dieses Mal werden die von den Teilnehmern durchgeführten Übungen zur Angstbewältigung individuell nachbesprochen. Das entsprechende Vorgehen wird im Kapitel 6 ausführlich beschrieben (☞ Formblatt 28 im Anhang/CD-ROM).

Bilanz am Ende der 4. Gruppensitzung

In der zweiten Hälfte der letzten Sitzung erfolgt mit jedem Teilnehmer eine individuelle Bilanz über die Teilnahme an der Angstbewältigungsgruppe.

▶▶ **Fragen zur Bewertung des Therapieerfolges:**

- *„Was war für Sie persönlich hilfreich?“*
- *„In welcher Form haben Sie von der Angstbewältigungsgruppe profitiert?“*
- *Wie sehr sind Sie mit den erreichenten Veränderungen (prozentual) zufrieden?*
- *„Was hat Ihnen nicht gefallen bzw. was hätten Sie sich anders gewünscht?“*

- *„Wie bewerten Sie derzeit Ihre Ängste und Probleme? Wie ausgeprägt sind Ihre Ängste aktuell? Wie stark behindern Sie Ihre Ängste gegenwärtig im Alltag?"*
- *„Benötigen Sie Ihrer Meinung nach weitere Unterstützung?"*
- *„Wenn ja: Worauf sollte sich diese beziehen? Auf die Angstsymptomatik oder auf andere Problemfelder?"*

- Dieser Punkt geht fließend über in die Empfehlung weiterer therapeutischer Möglichkeiten nach Ende der Gruppe. Als Vorbereitung hierauf ist es vor Sitzungsbeginn notwendig, sich noch einmal alle über den Patienten vorhandenen Informationen zu vergegenwärtigen und weitere Behandlungsempfehlungen festzulegen.
- Optional können auch Fragen zum individuellen Störungsmodell mit in die Bilanzierung einfließen. Hierbei spielt das Vertrauensverhältnis und die Offenheit innerhalb der Gruppe eine wichtige Rolle.

Tipp

Behandlungsmöglichkeiten nach Ende der Angstbewältigungsgruppe

Allgemein wird den Teilnehmern an dieser Stelle vermittelt, dass nach Ende der Angstbewältigungsgruppe Rückschläge in der Bewältigung von Angstsituationen auftreten können. Um diese bewältigen zu können, werden ergänzende Regeln zum Angstbewältigungskonzept besprochen und als Arbeitsblatt (☞ Formblatt 9 im Anhang/CD-ROM) verteilt.

Kopie verteilen (Formblatt 9: „Umgang mit Rückschlägen und Panikgefühlen")

1. Stellen Sie sich drauf ein, dass ein Wiederauftreten der Ängste möglich ist.
2. Versuchen Sie in der Situation zu bleiben, in der die Panik begonnen hat. Bleiben Sie so lange in der Situation, bis die Ängste wieder abgenommen haben.
3. Üben Sie weiter, sobald die Ängste geringer geworden sind.
4. Falls Ihnen ein Verbleiben in der Situation unmöglich erscheint, entfernen Sie sich langsam ein kleines Stück von dem Angst besetzten Ort. Versuchen Sie aber, nicht gänzlich zu flüchten.
5. Wenn der Fluchtimpuls abgeklungen ist, versuchen Sie – wenn möglich sofort – erneut die Situation zu bewältigen.
6. Vergegenwärtigen Sie sich immer wieder die 10 Regeln der Angstbewältigung, die Ihnen helfen mit Angst- und Panikgefühlen besser umzugehen.
7. Wenn Sie aus Angst oder Panik nach Hause „geflüchtet" sind, versuchen Sie so schnell es geht, erneut in die gemiedene Situation zurückzukehren. Denken Sie an das „Prinzip der kleinen Schritte" und überlegen Sie, welchen kleineren Schritt Sie ausprobieren können.
8. Einige Rückschläge werden unvermeidlich sein. Sie treten bei jedem Lernprozess auf. Stellen Sie sich darauf ein und geben Sie nicht auf.

Eigene Anmerkungen

Für mich ist es besonders wichtig, darauf zu achten, dass ...

Umgang mit Rückschlägen und Panikgefühlen

Abb. 7.38 (Formblatt 9)

Tipp

Anschließend sollten die Teilnehmer aufgefordert werden, ggf. Verständnisfragen zum Umgang mit Rückschlägen zu stellen.

Absprache weiterer Behandlungsempfehlungen

Für einen Teil der Patienten wird die Angstbewältigungsgruppe nur einen ersten Schritt in der Bewältigung ihrer Angsterkrankung darstellen. Deshalb ist es wichtig, diesen Teilnehmern am Ende der Gruppe weitere psychotherapeutische Behandlungsangebote oder unterstützende Maßnahmen zu empfehlen.

Ausführlichere Erläuterungen zu diesen Behandlungsalternativen finden Sie im Kapitel 12

Verschiedene Möglichkeiten der Weiterbehandlung und Unterstützung:

1. Verhaltenstherapeutische Weiterbehandlung (Einzel-/Gruppe-/(teil-)stationär)
2. Psychopharmakologische Weiter- bzw. Mitbehandlung
3. Tiefenpsychologisch fundierte Weiterbehandlung
4. Erlernen eines Entspannungsverfahrens
5. Aufsuchen einer Selbsthilfegruppe bezogen auf die Angststörung oder aber auf die Hintergrundproblematik

Tipp

Darüber hinaus können Sie bei guter Gruppenkohäsion den Teilnehmern nahe legen, sich nach Ende der Gruppe eigenständig als Selbsthilfegruppe weiter zutreffen (☞ „Selbsthilfegruppen", Kap. 12; „Leitfaden: Selbsthilfegruppenstruktur", Formblatt 16 im Anhang/CD-ROM).

Abschlussrunde

Klärung offener Fragen

Abschließend werden auch dieses Mal offene Fragen der Teilnehmer geklärt.

Verteilen des Arbeitsmaterials/ Hinweis auf Ratgeber

An dieser Stelle teilen die Gruppenleiter – falls nicht schon geschehen – die Arbeitsblätter zur heutigen Sitzung aus. Die Teilnahmebescheinigungen können ggf. wieder an dieser Stelle verteilt werden.

Die Fragebogen der Post-Messung sollten den Teilnehmern ggf. gemeinsam mit einem frankierten und adressierten Rückumschlag ausgehändigt werden, mit dem Hinweis diese umgehend auszufüllen und zurück zu schicken.

Weisen sie noch einmal darauf hin, dass die Teilnehmer im Ratgeber „Stärker als die Angst" jederzeit wichtige Inhalte der Gruppe nachlesen können.

Option: Raten Sie insbesondere den Teilnehmern, die keine weitere professionelle Behandlung in Anspruch nehmen werden, dass es für ihr weiteres Üben nützlich sein kann eine Angsthierarchie (☞ Formblatt 3 im Anhang/CD-ROM) und/oder eine Zielliste (☞ Formblatt 5 im Anhang/CD-ROM) zu erstellen, wie nachfolgend dargestellt.

Name: ____________________ Datum: ____________

10.
9.
8.
7.
6.
5.
4.
3.
2.
1.

Tragen Sie **von unten nach oben** in die einzelnen Spalten ein, welches für Sie die am wenigsten und die am stärksten Angst besetzten Situationen sind. d.h. unter (1.) notieren Sie die Angstsituation, in der Sie am wenigsten Angst verspüren, unter (2.) die Situation in der Sie am zweitwenigsten Angst verspüren u.s.w. Die oberste (10.) Übung sollte die schwierigste Situation sein und steht für „maximales Angsterleben".

Beginnen Sie als Erstes damit, die Situation zu üben, die Ihnen am wenigsten Angst bereitet, also Ihrer (1.) Übung.

Angsthierarchie

Abb. 7.39 (Formblatt 4)

Tipp

Hinweise zum Erstellen einer Angsthierarchie

- Tragen Sie in die einzelnen Spalten Ihres Arbeitsblattes **von unten nach oben** ein, welches für Sie die am wenigsten und die am stärksten Angst besetzten Situationen sind;
- Notieren Sie unter (1.) die Angstsituation, in der Sie am wenigsten Angst verspüren;

- Unter (2.) die Situation in der Sie am zweitwenigsten Angst verspüren u.s.w.;
- Die (10.) Situation steht für „maximales Angsterleben".
- Gehen Sie beim Üben schrittweise nach der Angsthierarchie vor. Beginnen Sie mit der Situation, die Ihnen am wenigsten Angst bereitet, also mit Ihrer (1.)

Sollten die Ängste der Teilnehmer verschiedene Bereiche umfassen (z.B. Angst vor Höhe und Angst vor dem Zahnarzt), ist es ratsam, dass sie für beide Bereiche getrennt jeweils eine Angsthierarchie erstellen.

Beispiel für eine Angsthierarchie bei Fahrstuhlphobie

10. In einem kleinen vollen Fahrstuhl auf einen Aussichtsturm fahren.
9. In einem kleinen vollen Fahrstuhl 10 Stockwerke fahren.
8. Mit einem gläsernen Fahrstuhl fahren.
7. Mit einem schlecht beleuchteten engen Fahrstuhl fahren.
6. Mit einem kleinen vollen Fahrstuhl 2 Stockwerke fahren.
5. Mit einem kleinen leeren Fahrstuhl 5 – 10 Stockwerke fahren.
4. Mit einem großen vollen Fahrstuhl 5 – 10 Stockwerke fahren.
3. Mit einem großen vollen Fahrstuhl 1 Stockwerke fahren.
2. Mit einem großen leeren Fahrstuhl 5 – 10 Stockwerke fahren.
1. Mit einem großen leeren Fahrstuhl 1 Stockwerk fahren.

Zielliste erstellen

Viele Betroffene formulieren als Übungsziel *„Ich möchte ohne Angst sein und das Leben wieder genießen können"*. Das Erreichen dieses allgemein gehaltenen Zieles lässt sich jedoch nur schwer überprüfen. Deshalb kann es hilfreich sein, eine möglichst konkrete Zielliste schriftlich festzuhalten. Dabei ist darauf zu achten die einzelnen Therapieziele in Unterziele aufzugliedern (☞ Abb. 7.40).

Verabschiedung

Die Therapeuten bedanken sich bei den Teilnehmern für ihre aktive und regelmäßige Teilnahme an der Angstbewältigungsgruppe, verbunden mit guten Wünschen für ihre Zukunft.

Name: ____________________ Datum: ____________________

Legen Sie mit Hilfe der Angsthierarchie fest, welche konkreten Ziele Sie erreichen wollen, bezogen auf die Bewältigung Ihrer Ängste.

Wichtig zu beachten:

Allgemein formulierte Ziele bleiben häufig abstrakt. Sie lassen sich nur schwer umsetzen und hinsichtlich Ihres Erfolgs überprüfen. Stattdessen ist es hilfreich, dass Sie versuchen, Ihre Ziele möglichst konkret zu formulieren, beziehungsweise Teilziele aufzuschreiben. Denn nur so können Sie überprüfen, ob Sie die Ziele auch tatsächlich erreicht haben.

Beispiel für ein allgemeines Ziel:

- Ich möchte mich wieder freier und zufriedener fühlen.

Beispiele für daraus abgeleitete konkrete Ziele:

- Ich möchte wieder mit dem Bus zur Arbeit fahren.
- Ich möchte alleine im Supermarkt einkaufen gehen.
- Ich möchte mich mit meiner Freundin zum Kaffeetrinken in der Stadt verabreden.

Es hat sich als hilfreich erwiesen, nicht zu viele Ziele auf einmal erreichen zu wollen, sondern stattdessen intensiver an einem Ziel zu arbeiten. Außerdem sollten Sie ein Datum festlegen, an dem Sie überprüfen, ob Sie Ihr Ziel erreicht haben oder nicht.

Meine Ziele lauten:	Datum der Überprüfung	Ziel erreicht ja/nein
1.		
2.		
3.		
4.		
5.		
6.		

Zielliste **Abb. 7.40 (Formblatt 5)**

8 Optionale Ergänzungen zur Angstbewältigungsgruppe

Progressive Muskelentspannung nach Jacobson

Eine Möglichkeit zur Erweiterung der Angstbewältigungsgruppe stellt das Hinzunehmen von Anleitungssequenzen der Progressiven Muskelentspannung nach Jacobson (PME) dar. Dieses veränderte Vorgehen kann sich als sinnvoll erweisen, wenn die Gruppenteilnehmer als Hintergrundproblematik von einem chronisch erhöhtem Stressniveau mit anhaltenden Spannungszuständen berichten. In diesem Fall sollte die Sitzungsdauer auf 180 Minuten erhöht werden (☞ Kap. 10).

Durchführung einer Angehörigengruppe

Wir selbst bieten Angst-Angehörigengruppen in unserem ambulanten Behandlungssetting nicht an. Neben abrechnungstechnischen Gründen liegt dies darin begründet, dass die in diesem Manual dargestellten Gruppenkonzepte Erstinterventionen, in Form eines zeitlich sehr begrenzten Behandlungsangebots, darstellen. Im Rahmen ambulanter Einzel-Verhaltenstherapien werden Angehörige von uns individuell mit ins Behandlungssetting eingebunden, statt gesondert eine Angehörigengruppe aufzusuchen.
Es kann sich jedoch sowohl in der ambulanten wie (teil-)stationären Behandlung als sinnvoll erweisen, Angehörigen von Patienten, die sich in einer akuten Krise befinden, eine Angehörigengruppe anzubieten. Ziel sollte in diesem Fall Information und Entlastung des familiäres Umfelds sein, um nach Abschluss der Behandlung erneuten Krisen vorzubeugen.

Tipp

Ziele einer Angehörigengruppe können sein:
Angehörige(-n):
- über Angsterkrankungen und deren Bewältigungsmöglichkeiten zu informieren.
- darüber aufzuklären, welche Rollen sie ihren erkrankten Angehörigen gegenüber einnehmen können und welche Probleme und Risiken sich daraus entwickeln können.
- die Gelegenheit zu geben, Fragen zu stellen.
- Raum zu geben, sich auszutauschen und Entlastung zu finden.

Wenn gewünscht, kann die Angstbewältigungsgruppe als Angehörigengruppe durchgeführt werden. Hierzu bieten sich besonders die ersten beiden Sitzungen an, in denen es überwiegend um die Vermittlung von Informationen zu Angststörungen und deren Bewältigung geht. Innerhalb der Durchführung dieser Sitzungen sind einige Veränderungen notwendig. Die optionalen Fragen sollten ggf. umformuliert werden.

In der Angehörigengruppe entfallen Hausaufgaben und optionale Fragen weitgehend

Die dritte und vierte Gruppensitzung bieten sich an, um den Angehörigen Gelegenheit zu geben, sich auszutauschen und Fragen zu stellen. Ergeben sich dabei bei einzelnen Teilnehmern Anhaltspunkte für ausgeprägte Beziehungskonflikte, sollte diese in Einzel- oder Paargesprächen weiter geklärt werden.

In der Struktur der Gruppensitzung sollte die Angehörigengruppe dem gleichen Ablauf folgen, wie in Kapitel 6 beschrieben. Sie wird nachfolgend stichpunktartig wiederholt.

Ablauf der Angehörigengruppe:
1. Begrüßung
2. Blitzlicht (optional)
3. Eröffnungsrunde
4. Hauptteil
5. Abschlussrunde
6. Verabschiedung

Die inhaltlichen Bausteine der Angehörigengruppe sollten, wie bereits erwähnt, denen der Angstbewältigungsgruppe gleichen. Vorschläge für Abwandlungen und Ergänzungen werden in den nachfolgenden Abschnitten beschrieben.

Tipp

Bausteine der Angehörigengruppe:
- Theoretische Informationsvermittlung 1 und 2 (s. Angstbewältigungsgruppe)
- Erläuterung der „10 goldenen Regeln“
- Probleme und Risiken zwischen Angehörigen und Betroffenen bei Angsterkrankungen, Hilfestellungen bei der Angstbewältigung
- Klärung individueller Fragen
- Austausch zwischen den Teilnehmern

Veränderungen in der 1. Gruppensitzung analog zur Angstbewältigungsgruppe

Wenn die Angehörigen sich vorstellen, können Sie Folie 3b (☞ Abb. 8.1) zur Hilfe nehmen.

Option: Die Vorstellungsrunde kann durch die Frage erweitert werden, ob die Angehörigen selbst schon einmal von Angststörungen oder massiveren Ängsten betroffen war und wenn ja, von welchen.

1. Bitte stellen Sie sich kurz vor.
2. Welcher Ihrer Angehörigen ist von welcher Angststörung betroffen?
3. Wie lange bestehen bei Ihrem Angehörigen bereits Ängste?
4. Was erwarten Sie persönlich von der Teilnahme an dieser Gruppe?

Vorstellungsrunde Angehörige

Abb. 8.1 (Folie 3 b)

Baustein: Theoretische Informationsvermittlung 1

Nachfolgend werden Abweichungen von der Angstbewältigungsgruppe aufgeführt:

Angst hat immer vier Anteile
Die Beispielsammlung zu den vier Anteilen der Angst sollte mit der Frage eingeleitet werden, welche typischen körperlichen Symptome, Gedanken, Gefühle und Verhaltensweisen die Gruppenteilnehmer bei Ihren betroffenen Angehörigen bisher beobachten könnten (☞ Abb. 7.11). Die Beiträge der Teilnehmer sollten, wie in der Angstbewältigungsgruppe, am Flipchart gesammelt werden.

Hausaufgabe der 1. Sitzung

Die Hausaufgabe zur Selbstbeobachtung entfällt, stattdessen können sich die Teilnehmer ggf. Fragen zu schwierigen Situationen im Umgang mit Ihren betroffenen Angehörigen notieren und zur nächsten Sitzung mitbringen.

Veränderungen in der 2. Gruppensitzung analog zur Angstbewältigungsgruppe

Baustein: Theoretische Informationsvermittlung 2

Nachfolgend sind wieder Abweichungen von der Angstbewältigungsgruppe aufgeführt:

Wiederholung des Teufelskreis der Angst
Die 2. Sitzung sollte ebenfalls mit der Wiederholung des „Teufelskreis der Angst“ beginnen (☞ Folie 23 im Anhang/CD-ROM). Die Nachbesprechung der Hausaufgaben entfällt jedoch an angegebener Stelle.

Baustein: 10 Regeln zur Angst- und Panikbewältigung

Die „10 Regeln zu Angstbewältigung" sollten erläutert werden. Anschließend sollte auf die spezielle Rolle der Angehörigen bei der Bewältigung von Angstsituationen eingegangen werden, wie nachfolgend und in Formblatt 2 (☞ Anhang/CD-ROM) dargestellt.

Baustein: Probleme und Risiken zwischen Angehörigen und Betroffenen bei Angsterkrankungen, Hilfestellungen bei der Angstbewältigung

Lebt ein von einer Angsterkrankung Betroffener in einer Paar- oder Familienbeziehung, dann beeinflusst die Angst meist das Leben aller.

Dabei können folgende Probleme und Risiken entstehen:

- **Der Angehörige wird zum „Co-Ängstler"** – er will dem Betroffenen helfen, ihn unterstützen und „tut des Guten zuviel" (z. B. regelmäßige Begleitung in Angst machenden Situationen; Förderung von Meidungsverhalten durch Übernahme von Besorgungen etc.), wodurch letztlich die Angst verstärkt wird, aber dem Betroffenen bei der längerfristigen Bewältigung seiner Ängste nicht geholfen würde.
- **Angehörige fühlen sich** durch die ständigen Hilferufe des Betroffenen, die immer symbiotischer geforderte „Zweisamkeit" und zunehmende Einengung eigener Freiräume erst **gereizt,** dann immer öfter auch aggressiv. Der Wunsch nach Distanz („Luft zum Atmen") wächst bei den Angehörigen im gleichen Maße wie beim Betroffenen der Wunsch nach ständiger Nähe. Die Angst trübt eine primär gute Beziehung zunehmend ein.
- **Betroffene oder Angehörige „missbrauchen" die Angst,** um in einer bereits vor der Entstehung der Angst problematischen Paarbeziehung eigene Wünsche durchzusetzen oder etwa Aggressionen abzureagieren. Die Angst kann unbewusst auch die Funktion übernehmen, von anderen Problemen oder Konflikten innerhalb der Familie oder Partnerschaft abzulenken.

Wie Sie diese Probleme sinnvoll beeinflussen können:

Beispiel für die Einleitung

„Als Angehörigen möchten wir Ihnen empfehlen, sich eingehend über Angsterkrankungen zu informieren. Ein erster Schritt dazu stellt diese Gruppe dar. Die Ihnen hier vermittelten Inhalte können Sie zusätzlich im Ratgeber „Stärker als die Angst" nachlesen. Sie können das Üben Ihrer Angehörigen fördern, statt für sie, wie vielleicht bisher als gut gemeinte Hilfestellung Alltagsaufgaben zu erledigen. Worauf Sie achten sollten, um die Eigenständigkeit Ihrer Angehörigen zu fördern, diese bei der Umsetzung der „10 goldenen Regeln" zu unterstützen und gleichzeitig ihre Ängste ernst zu nehmen, möchte ich Ihnen nun erläutern."

Die nachfolgende Tabelle enthält Hilfestellungen, wie die Teilnehmer der Angehörigengruppe ihren betroffenen Angehörigen konstruktiv unterstützen können (☞ Tab. 8.1, gemeinsam mit den Teilnehmern erarbeiten und auf einem Flipchart festhalten).

Tabelle 8.1

Hilfestellung bei der Angstbewältigung
Motivieren Sie Ihre Angehörigen Angst besetzte Situationen alleine aufzusuchen („Prinzip der kleinen Schritte").
Ermutigen Sie sie vor dem Üben.
Geben Sie ihnen Anerkennung für ihre Bemühungen sich der Angst zu stellen.
Planen Sie nach dem Üben gemeinsame belohnende Aktivitäten.
Ermutigen Sie ihre Angehörigen, Angst besetzte Situationen erst nach einem dort erlebten Angstabfall zu verlassen bzw. diese Situation nach einer Flucht möglichst rasch wieder aufzusuchen.
Fördern Sie die Offenheit im Umgang mit den Ängsten gegenüber anderen, statt die Ängste zu verheimlichen oder Notlügen zu gebrauchen.
Setzen Sie Ihren Angehörigen nicht unter Druck, sich seinen Ängsten zu stellen, sondern lassen Sie ihn selbst entscheiden, welchen Situationen er sich aussetzen will.

Tipp

Beispiel für den Abschluss dieses Bausteins:
„Durch die Umsetzung dieser Anregungen wirken Sie unterstützend in eine Angst abbauende statt in eine Angst förderliche Richtung. Sie selbst erhalten wieder mehr „Luft zum Atmen", sind vermutlich weniger gereizt und fördern ein Wiedererlangen der früheren Beziehungsstruktur."

Dabei sollten Sie beachten:

1. *„Sollten Sie bereits in eine Helferrolle verstrickt sein, die für beide problematisch ist, dann sollten Sie diese Rolle in gemeinsamer Absprache nur schrittweise reduzieren, um keinen zusätzlichen Konflikt zu provozieren."*
2. *„Bestehen massive Probleme und Konflikte innerhalb von Partnerschaft und Familie, sollten Sie am besten gemeinsam das Gespräch mit einem (Verhaltens-) Therapeuten suchen. Von ihm lassen Sie sich beraten, wer zu welchen Veränderungen bereit ist oder zu solchen motiviert werden kann."*

Wenn immer nötig, sollte professionelle Hilfe in Anspruch genommen werden

Bausteine: Klärung individueller Fragen

Im Anschluss können – entsprechend der Hausaufgabe aus der ersten Sitzung – mit den Gruppenteilnehmern deren Fragen und schwierige Situationen im Umgang mit ihren betroffenen Angehörigen erläutert werden.

Sollte die Zeit hierzu nicht ausreichen, kann dieser Baustein in die 3. Sitzung verlagert werden

3. und 4. Gruppensitzung als Angehörigengruppe

Baustein: Austausch zwischen den Teilnehmern

Werden eine 3. und 4. Sitzung durchgeführt wird, sollten sie vor allem dazu genutzt werden, den Angehörigen die Möglichkeit zum Austausch untereinander zu geben (s.u.).

Baustein: Klärung individueller Fragen

Außerdem sollte Raum geben werden, Fragen an den Gruppenleiter zu stellen, um sich hinsichtlich eigener Unsicherheiten zu informieren und diese zu verringern.

Tipp

Häufige Fragen von Angehörigen sind:
- Wie kann ich meinen Angehörigen bei der Angstbewältigung unterstützen?
- Was kann ich selber falsch machen?
- Welche Aktivitäten soll ich meinem Angehörigen abnehmen?
- Worauf soll ich Rücksicht nehmen?
- Wann ist eine Psychotherapie ratsam, wann eine Behandlung mit Medikamenten?
- Welche Medikamente machen abhängig?
- Was passiert genau in einer Verhaltenstherapie?

Was Sie bei der Durchführung von Angehörigengruppe beachten sollten

Als Gruppenleiter sollten Sie bei der Durchführung von Angehörigengruppen nachfolgende Anmerkungen und Anregungen beachten:
Allgemein sollte den Angehörigen Wertschätzung entgegengebracht werden, für ihre Bereitschaft und ihr Interesse an der Gruppe teilzunehmen.
Das Bedürfnis einzelner Angehöriger nach **Informationsvermittlung** und **emotionaler Entlastung** kann unterschiedlich ausgeprägt sein. Deshalb sollte der Gruppenleiter darauf achten die Gewichtung der Gruppeninhalte auf die individuellen Bedürfnisse der Teilnehmer auszurichten.
Manche Angehörige neigen aufgrund der starken eigenen Belastung zum Klagen und zu Schuldzuweisungen gegenüber ihren erkrankten Familienmitgliedern oder den Therapeuten. Deshalb ist es von Seiten der Therapeuten wichtig, darauf zu achten, sich nicht gegen die Betroffenen zu solidarisieren und für ein förderliches, konstruktives Arbeitsklima in der Gruppe zu sorgen.
Nicht allen Angehörigen fällt es leicht offen über ihre eigenen Empfindungen zu sprechen. Um ein positives, gesprächsförderliches Grup-

penklima zu erreichen, ist es hilfreich, dass der Gruppenleiter den Austausch untereinander unterstützt, indem er beispielsweise nachfragt, wer von den Teilnehmern schon einmal ähnliche Erfahrungen gemacht hat oder bereits ähnliche Gefühle an sich wahrgenommen hat, wie sie von einzelnen Gruppenmitgliedern geäußert wurden.

Formulierungsbeispiel
„Hat sich jemand von Ihnen schon einmal ähnlich hilflos gefühlt, wie Frau T., als sie eine Panikattacke miterlebte und nicht wusste wie sie sich verhalten sollte?"

Weitere Themen, die der emotionalen Entlastung dienen, können sein: Umgang mit und Akzeptanz von eigener Wut, eigenem Ärger oder Gereiztheit; Schuldgefühlen; Hilflosigkeits- und Überforderungserleben sowie eigenen Grenzen. In diesem Zusammenhang ist es sinnvoll die Angehörigen zu ermuntern, sich Zeit für Aktivitäten zu nehmen, die zu ihrer eigenen **Lebensfreunde** und **Entspannung** beitragen.
Um allen Teilnehmern die gleiche Chance einzuräumen, in der Gruppe von sich zu berichten, sollte der Gruppenleiter darauf achten, auf den Redefluss besonders mitteilungsbedürftiger Angehöriger lenkend einzuwirken.

Formulierungsbeispiel
„Aus Ihren Schilderungen entnehme ich, dass es Sie belastet, mitzuerleben wie Ihre Tochter unter ihren Ängsten leidet. Vielleicht ist es für Sie hilfreich, an dieser Stelle zu hören, wie die anderen Teilnehmer ihre eigene Belastung erleben und wie sie damit umgehen."

Grenzen von Angehörigenguppen

Angehörigengruppen können keine Familien- oder Partnergespräche zur Klärung interaktioneller Konflikte ersetzen. Sie dienen zudem nicht dem individuellen Informationsaustausch zwischen den Therapeuten und den Angehörigen (wie z. B. im Anamnesegespräch), sondern sind auf die subjektive Wahrnehmung des Angehörigen und dessen allgemeine (fachliche) Information und Entlastung ausgerichtet.

9 Panikbewältigungsgruppe

1. Sitzung

Materialien

- Overhead-Projektor
- Overhead-Folien 1 – 22 bzw. CD-ROM aus diesem Manual
- Flipchart mit Papier und Stiften
- Kopien der folgenden Arbeitsblätter (im Anhang/CD-ROM), jeweils entsprechend Anzahl der Gruppenteilnehmer:
  - „Stressmodell" (☞ Folien 9 im Anhang/CD-ROM),
  - „Angstkreis" (☞ Folie 10 im Anhang/CD-ROM),
  - „Selbstbeobachtungsbogen" (Folie 22 im Anhang/CD-ROM),
  - Falls gewünscht: Prä-Testdiagnostikbögen (☞ „Evaluation und Qualitätssicherung", Kap. 6).

Schwerpunkte der 1. Gruppensitzung

In der ersten Gruppensitzung berichten die Teilnehmer kurz über ihre aktuell im Vordergrund stehenden Ängste. Es werden dann theoretische Grundlagen zur Angstentstehung (z.B. Flucht-Kampf-Reaktion, Stressmodell, Angstkreislauf) sowie Informationen zu den Merkmalen verschiedener Angsterkrankungen vermittelt. Die Selbstbeobachtung wird erläutert. Mit Bezugnahme auf das Stressmodell wird den Teilnehmern der Sinn von Entspannungsübungen erklärt und eine erste kurze Übung durchgeführt.

Inhalte der 1. Gruppensitzung

1. Gruppensitzung

Teil 1

- Begrüßung, Vorstellung der Therapeuten
- Kurze Übersicht über Struktur und Inhalte der gesamten Gruppentherapie sowie der ersten Sitzung
- Erläuterung der Standard-Gruppenregeln, evtl. weitere Regeln auf Wunsch der Teilnehmer
- Kurze Vorstellungsrunde der Teilnehmer mit Schilderung der aktuell im Vordergrund stehenden Ängste

Teil 2

- Informationsvermittlung (Folien), vor allem zu den Themen
  - Normale Angst, Physiologie
  - Wenn Angst zur Krankheit wird
  - Zusammenhang von Angst und Vermeidung
  - Angst-Komponenten (körperliche Symptome, Gedanken, Gefühle, Verhalten)

- Beispiele für Ursachen
- Teufelskreis der Angst
- Stressmodell

Teil 3

- Erläuterung von Selbstbeobachtung
- Hausaufgaben: Nachlesen der Theorie (Ratgeber, Ausgabe von Materialien); Selbstbeobachtung (Ausgabe des Bogens)
- Progressive Muskelrelaxation mehrfach „ausprobieren", wobei dies (wenn es schwierig oder unangenehm empfunden wird) auch noch Zeit bis zur nächsten Sitzung hat, in der es dann nochmals ausführlicher geübt wird)

Teil 4

- Übung: Progressive Muskelrelaxation (Kurzversion)
- Evtl. kurze Abschlussrunde mit Rückmeldung, ob jemand die Übung als unangenehm empfand

Etwa nach der Hälfte der Sitzung, während des Theorieteils, wird eine 10-minütige Pause gemacht.

Ablauf

Diese Sitzung wird nahezu gleich durchgeführt wie die 1. Sitzung der Angstbewältigungsgruppe (☞ Kap. 7, 1. Sitzung). Daher wird hier auf eine nochmalige Beschreibung verzichtet, im Folgenden werden nur die zwei Unterschiede im Vergleich zur 1. Sitzung der Angstbewältigungsgruppe erläutert:

- Das Entspannungs-Training am Schluss der Sitzung und
- das Selbstbeobachtungs-Protokoll.

Entspannungs-Training

In der 1. Sitzung der Panikbewältigungsgruppe kommt das Entspannungstraining hinzu. Den Patienten wird erklärt, dass es sich hierbei um eine vorbeugende Maßnahme handelt, um das **allgemeine Anspannungsniveau** zu senken (☞ Folie 10 im Anhang/CD-ROM). Es geht hingegen nicht darum, Entspannungsübungen während einer Angstattacke als Gegenmaßnahme anzuwenden, was kaum gelingen würde und auch nicht im Sinne der Panikbewältigung wäre.
Erfahrungsgemäß bleibt in der ersten Sitzung wenig Zeit, um längere Entspannungsübungen durchzuführen, so dass wir uns meist auf 10 Min. beschränken. Den Patienten wird dies als Möglichkeit angeboten, einen kurzen Einblick in die „Technik" zu erhalten, um dies in der nächsten Sitzung ausführlicher zu wiederholen. Zur Durchführung sei auf Kapitel 10 verwiesen. Wir nehmen von der dort beschriebenen Durchführung aus Zeitgründen oft nur den ersten Teil, d.h. bis zur An- und Entspannung des Nackens.

Durch den, im Vergleich zur 1. Sitzung der Angstbewältigungsgruppe, zusätzlichen Baustein des Entspannungstrainings muss der Theorieteil um etwa 15 Min. kürzer gehalten werden. Zeit kann nach unserer Erfahrung vor allem bei der Beschreibung der verschiedenen Angststörungen (☞ „Welche Angststörungen gibt es?"; Kap. 7, Folien 15–20 im Anhang/CD-ROM) eingespart werden. Es erscheint darüber hinaus sinnvoll, sich bei der Theorievermittlung von den Fragen und Problemen der Patienten leiten zu lassen und entsprechend einzelne Teile mehr oder weniger ausführlich darzustellen.

Tipp

Es ist wenig nützlich, die ganze Theorie zwingend „durchzuziehen" und so Fragen der Patienten zu vernachlässigen und in der 1. Sitzung Zeitprobleme zu bekommen. Eventuell gekürzte oder weggelassene Teile können immer noch später in den anderen Sitzungen erläutert werden, wenn es sich thematisch anbietet.

Selbstbeobachtungs-Protokoll

Leicht modifiziert wurde für die Panikbewältigungsgruppe die Selbstbeobachtung. Um die verschiedenen Komponenten der Angst noch klarer zu trennen, was gerade bei den oft hauptsächlich körperlich beschriebenen Symptomen der Panikpatienten wichtig ist, wird ein entsprechender Bogen den Patienten kurz erklärt (☞ Formblatt 38 im Anhang/CD-ROM) und dann zur Dokumentation einiger exemplarischer Angstattacken mitgegeben. Dieser sollten dann idealer Weise kurz nach einer Angstattacke oder sogar noch **während** einer solchen ausgefüllt werden. Den Patienten wird dies als hauptsächlich „diagnostische" Maßnahme erklärt. Dass es auch einen therapeutischen Effekt haben kann, kann natürlich als möglicher „erfreulicher Nebeneffekt" angesprochen werden.

2. Sitzung

Materialien

- Overhead-Projektor
- Overhead-Folien 22–36 bzw. CD-ROM aus diesem Manual
- Flipchart mit Papier und Stiften
- Kopien der folgenden Arbeitsblätter (im Anhang/CD-ROM), jeweils entsprechend Anzahl der Gruppenteilnehmer:
  - „10 goldene Regeln zur Angstbewältigung" (☞ Formblätter 7 und 8 als Groß- und Taschenformat, d.h. in den Größen DIN A4 und DIN A6),
  - „Angstkurve" (☞ Folie 36 im Anhang/CD-ROM),
  - Weitere Kopien des „Selbstbeobachtungsbogen" (☞ Formblatt 38), wenn die Teilnehmer den ersten ausgefüllt haben.

Schwerpunkte der 2. Sitzung

Auch in der 2. Gruppensitzung steht die Vermittlung von Informationen im Vordergrund (Behandlungsmöglichkeiten, Angstbewältigung). Selbstbeobachtung wird anhand der Erfahrungen der Teilnehmer wiederholt und ergänzt, hierbei werden erste Korrekturen der Katastrophenbefürchtungen vorgenommen. Progressive Muskelrelaxation wird abschließend geübt.

Inhalte der 2. Gruppensitzung

2. Gruppensitzung

Teil 1

- Begrüßung der Teilnehmer, evtl. kurzes Blitzlicht
- Wiederholung: Teufelskreis der Angst und Stressmodell
- Besprechung der Hausaufgabe „Muskelrelaxation"

Teil 2

- Informationsvermittlung (Folien), vor allem zu den Themen
  - Behandlungsmöglichkeiten
  - Angstbewältigung: 10 Regeln

Teil 3

- Besprechung der Hausaufgabe „Selbstbeobachtung":
  - Suche nach Auslösern, Stressoren
  - Beachtung der verschiedenen Angstkomponenten
  - Identifizieren von Katastrophenerwartungen, Hinterfragen von Fehlinterpretationen und ungünstigem Verhalten
- Neue Hausaufgaben: Weiterhin Selbstbeobachtungsbogen ausfüllen und mehrfach (idealer Weise täglich) Progressive Muskelrelaxation durchführen

Teil 4

- Übung: Progressive Muskelrelaxation

Etwa nach der Hälfte der Sitzung, während oder nach dem Theorieteil, wird eine 10-minütige Pause gemacht.

Ablauf

Diese Gruppensitzung entspricht in weiten Teilen der 2. Sitzung der Angstbewältigungsgruppe, die Beschreibung findet sich dort (☞ Kap. 7, 2. Sitzung). Die Unterschiede werden im Folgenden beschrieben:

Tipp

Es erscheint für die Panikbewältigungsgruppe sinnvoll, nicht nur den Teufelskreis der Angst sondern auch das Stressmodell zu Beginn der Sitzung zu wiederholen. Eine erhöhte Dauer-Anspannung spielt erfahrungsgemäß bei Panikpatienten eine große Rolle, so dass wir oft am Ende der Gruppe die Rückmeldung bekommen, dass dieses Erklärungsmodell, zusammen mit dem daraus abgeleiteten

Erlernen des Entspannungstrainings, von den Patienten als besonders hilfreich bewertet wurde.

Bei der Besprechung der Hausaufgabe „Muskelrelaxation" soll nur ein kurzes Feedback eingeholt werden, damit Patienten, die Schwierigkeiten mit dem Üben haben, Unterstützung bekommen. Einige Fragen und Schwierigleiten (☞ Kap. 10) werden sich durch die ausführlichere Übung in dieser Sitzung klären, ansonsten können sie in 3. Sitzung besprochen werden. Es ist wichtig gegenüber den Patienten zu betonen, dass das Erlernen für viele anfangs schwierig ist, ein regelmäßiges Üben zu Hause dies aber deutlich erleichtert.
Die Besprechung der Hausaufgabe „Selbstbeobachtung" (☞ Formblatt 6) findet anhand des Selbstbeobachtungsprotokolls statt. Besonderen Wert sollte auf die Unterscheidung der körperlichen Empfindungen, der Gedanken, Gefühle und des Verhaltens gelegt werden. Auch wenn die Auswertung in dieser Sitzung mehr im Sinne einer reinen Selbstbeobachtung geschieht, können gelegentlich vom Therapeuten schon Katastrophenerwartungen hinterfragt werden (z.B. *„Wie realistisch war Ihre Interpretation, dass Ihr Herzklopfen ein Zeichen für einen Herzinfarkt war, im Nachhinein?"; „Welche andere Erklärung wäre auch möglich gewesen?"*). Dies wird in den nächsten Sitzungen immer wieder und ausführlicher geschehen, so dass Schritt für Schritt solche unrealistischen Interpretationen verändert werden. Die Patienten können versuchen, ihre protokollierten Beobachtungen in den Teufelskreis der Angst einzuordnen. Dieser kann zur Hilfestellung als Folie gezeigt werden (☞ Folie 22 im Anhang/CD-ROM).

Tipp

Wenn die Zeit nicht ausreicht ist es erfahrungsgemäß günstiger, die Protokolle nur von einem Teil der Patienten zu besprechen und schon anzukündigen, dass die anderen ihre Aufzeichnungen in der nächsten Sitzung berichten können.

Als Hausaufgabe werden die Patienten angehalten, weiter die Selbstbeobachtung zu protokollieren und regelmäßig die Entspannungsübungen durchzuführen.
Die Übung der Progressiven Muskelrelaxation wird am Ende der Sitzung durchgeführt (☞ „Langform", Kap. 10).

3. Sitzung

Materialien

- Flipchart mit Papier und Stiften.
- Kopien der folgenden Arbeitsblätter (im Anhang/CD-ROM), jeweils entsprechend Anzahl der Gruppenteilnehmer:
  - Spaltentechniken (☞ Formblätter 39 und 40 im Anhang/CD-ROM),

- 10 goldene Regeln in DIN A6 Format (☞ Formblatt 7 im Anhang/CD-ROM) als Reserve für Patienten, die diese nicht bei sich haben,
- „Selbstbeobachtungsprotokoll" (☞ Formblatt 38 im Anhang/CD-ROM).

Schwerpunkte der 3. Sitzung

Expositionsübung mit Auswertung der Erfahrungen; Mikro-Analyse von Angstattacken mit Neu-Bewertungen von Symptomen.

Inhalte der 3. Gruppensitzung

3. Gruppensitzung

Teil 1

- Begrüßung der Teilnehmer, evtl. kurzes Blitzlicht
- Besprechung der Hausaufgabe „Muskelrelaxation"

Teil 2

- Exposition in vivo
  - Körperliche Belastung, z.B. durch Treppensteigen
  - Übungsauswertung: Bezug zum Teufelskreis der Angst; Korrigieren von Katastrophenbefürchtungen

Teil 3

- Besprechung der Hausaufgabe „Selbstbeobachtung"
  - Suche nach Auslösern, Stressoren
  - Beachtung der verschiedenen Angstkomponenten
  - Identifizieren von Katastrophenerwartungen, Hinterfragen von Fehlinterpretationen und ungünstigem Verhalten
  - Einführung in „Interpretationen eines Beobachters"
- Neue Hausaufgaben:
  - Weiterhin Selbstbeobachtungsbogen ausfüllen
  - Beispiele in die beiden Arbeitsblätter „Spaltentechnik (1)" und „Spaltentechnik (2)" eintragen
  - Progressive Muskelrelaxation

Teil 4

- Übung: Progressive Muskelrelaxation mit Imagination

Etwa nach zwei Dritteln der Sitzung, nach der Auswertung der Exposition, wird eine 10-minütige Pause gemacht.

Begrüßung der Teilnehmer

Wie in der letzten Sitzung werden die Teilnehmer begrüßt, die Pünktlichkeit der Anwesenden positiv erwähnt. Es wird kurz ein Überblick über die Inhalte gegeben, die Expositionsübung wird als „Übung, um mehr über die Angstanfälle zu erfahren" benannt, ohne sie hier schon näher zu erklären. Evtl. offene Fragen zur letzten Sitzung werden geklärt.

Optional kann ein Blitzlicht durchgeführt werden.

Besprechung der Hausaufgabe „Muskelrelaxation"

Auf Patienten, die damit Probleme hatten, sollte im Einzelnen eingegangen werden (☞ Kap. 10, „Häufige Fragen und Probleme bei der Progressiven Muskelentspannung").

Exposition in vivo

Es geht hierbei nicht um eine intensive Konfrontationsbehandlung, was schon aufgrund der zur Verfügung stehenden kurzen Zeit nicht möglich wäre. Stattdessen soll eine solche Übung exemplarisch unter Leitung eines Therapeuten durchgeführt werden mit dem Ziel, die Patienten zu motivieren, eine aktive Haltung gegenüber ihren Ängsten zu entwickeln und vorhandenes Vermeidungsverhalten (z. B. von Sport) schrittweise aufzugeben. Bei dieser Übung wird bei einigen Patienten Angst auftreten und der Therapeut wird diese Patienten dabei anleiten, die Ängste während der Übung zu bewältigen. Dadurch können die Teilnehmer am eigenen Leib erfahren, dass das Konzept zur Angstbewältigung wirksam ist. Die Angst lässt sich ohne „Flucht" vermindern. Für Patienten, bei denen wenig oder keine Angst auftritt, sind die Erfahrungen der anderen Gruppenteilnehmer wichtig, sie lernen hier am Modell und profitierten von der nachfolgenden Auswertung auch für sich selbst.

Vorbesprechung der Exposition

Eine detaillierte kognitive Vorbereitung der Patienten auf diese Übung ist meistens nicht notwendig. Oft reichen die folgenden Informationen:

Vorbereitung auf die Exposition

„Wir kommen jetzt zu der angekündigten Übung, die dazu dient, dass Sie noch mehr über Angstanfälle und deren Bewältigung erfahren. Sie werden zusammen mit den anderen Gruppenteilnehmern und mir durch eine gewisse körperliche Belastung, deren Ausmaß Sie selber bestimmen, die Auswirkungen bei sich beobachten können. Da Sie die dabei auftretenden ganz normalen Körperreaktionen, z. B. Herzklopfen oder Schwindel, auch von Angstattacken her kennen, kann es sein, dass Sie diese als unangenehm empfinden. Aber Sie wissen ja, dass diese Körperreaktionen ganz normal sind und haben bereits Regeln kennen gelernt, wie Sie mit so einer Übungssituation umgehen können. Erinnern Sie sich an die „10 goldenen Regeln?" Wenn Sie möchten, können Sie sich diese jetzt gerne mitnehmen."

Tipp Um es hier kurz noch einmal kurz für die Durchführung der Panikbewältigungsgruppe anzumerken (☞ Kapitel 6): Diese und die folgenden wörtlichen Formulierungen sind von uns immer als Vorschläge und Hilfen für die Therapeuten gemeint, und nicht um sie unbedingt wörtlich zu übernehmen. Es sollten möglichst auch individuelle Aspekte entsprechend dem Therapieverlauf und Beiträgen der Patienten eingebaut werden.

Sollte jemand die „10 goldenen Regeln" im Taschenformat (☞ Formblatt 7 im Anhang/CD-ROM) nicht dabei haben, wird ihm ein Exemplar ausgehändigt. Dann geht der Therapeut mit den Patienten aus dem Gruppenraum hinaus zu einem Treppenhaus.

Tipp Wenn die Übung in dieser oder einer ähnlichen Weise angekündigt wird geschieht es nach unserer Erfahrung sehr selten, dass einzelne Teilnehmer die Teilnahme „verweigern". Gelegentlich werden noch Fragen gestellt (z. B. *„Und was machen wir jetzt genau?"*), die möglichst nur kurz beantwortet werden *(„Ich werde Ihnen allen das Schritt für Schritt erklären, sie entscheiden jeweils selbst, ob Sie mitmachen wollen. Wenn Sie einverstanden sind gehen wir jetzt erst einmal los?")*. Wenn ein Teilnehmer dennoch nicht mitmachen möchte, kann ihm angeboten werden, dass er mitkommt, um zuzuschauen. Der Therapeut wird dann versuchen, diesen Patienten während der Übung doch noch zu motivieren, aktiv daran teilzunehmen.

Option: Von uns wird das Treppenhaus unserer Klinik (8 Stockwerke plus Keller!) genutzt, es können natürlich auch andere Maßnahmen durchgeführt werden, um körperliche Anstrengung zu erreichen, z. B. schnelles Gehen auf dem Bürgersteig oder „Joggen" auf der Stelle.

Durchführung der Exposition

▸▸ *„Ich möchte Ihnen nun als erstes vorschlagen, die Treppen hinunter in den Keller zu gehen. Ich komme als letzter hinterher. Gehen Sie in Ihrem eigenen Tempo, wir treffen uns dann im Treppenhaus unten. Ob Sie lieber mit etwas Abstand alleine gehen oder in der Nähe von jemand anderem ist Ihnen überlassen. Ich schlage aber vor, dass Sie sich nicht durch die anderen ablenken lassen, also z. B. nicht miteinander diskutieren. Sind alle damit einverstanden?"*

Diese Formulierungen zu Beginn machen bereits einige wichtige Punkte deutlich, die wichtig für die weitere Übung erscheinen:

- Die Patienten machen die Übung freiwillig, sie entscheiden, ob sie die Vorschläge jeweils annehmen – sie werden gefragt ob sie einverstanden sind.
- Sie behalten die Kontrolle – sie bestimmen ihr eigenes Tempo.
- Die Gruppensituation kann genutzt werden – in der Nähe von jemand bleiben.
- Es geht aber um jeden Einzelnen, „Ablenkung" ist eher ungünstig – nicht miteinander diskutieren.

„So, nun sind wir also im Treppenhaus im Keller – beschreiben Sie bitte kurz wie es Ihnen jetzt geht und was Sie auf dem Weg hier herunter wahrgenommen haben"
Bereits durch die zwei Teile der Frage wird ein wichtiges Prinzip des Angstbewältigungskonzeptes eingeübt: Das eigene Befinden beachten und beschreiben, sich aber nicht nur darauf konzentrieren sondern, auch die anderen Anteile der „Realität" wahrnehmen und beschreiben. Dazu ein Beispiel:

Patient: *„Es geht mir nicht so gut, irgendwie etwas komisch in der Bauchgegend und ich frage mich, wie es jetzt weitergeht."*
Therapeut: *„Welche Körpersymptome merken Sie?"*
Patient: *„Ein komisches Gefühl im Bauch. Und ein bisschen Schwitzen und Herzklopfen, aber nicht schlimm."*
Therapeut: *„Und das Gefühl dazu?"*
Patient: *„Na, ein bisschen Angst habe ich schon."*
Therapeut: *„Auf einer Skala zwischen 0, das bedeutet gar keine Angst, und 8, das würde panische Angst heißen, wo ordnen Sie Ihre Angst da im Moment ein?"*
Patient: *„Vielleicht bei 2"*
Therapeut: *„Woher kommen diese Körpersymptome und die leichte Angst, glauben Sie?"*
Patient: *„Ich überlege mir, was wohl passiert, wenn ich jetzt die Treppen hinauf rennen muss?"*
Therapeut: *„Hat jemand gesagt, dass Sie das müssen?"*
Patient: *„Hm – nein, aber warum sollten wir sonst hier runter gegangen sein"*
Therapeut: *„Also, das heißt, Sie vermuten, dass das jetzt auf Sie zukommt, wissen es aber nicht. Versuchen Sie einmal, mit Ihren Gedanken in der aktuellen Situation zu bleiben und noch nicht an spekulative Befürchtungen für die Zukunft zu denken. Sie stehen jetzt gerade mit mir und den anderen zusammen im Treppenhaus und mehr nicht. Was sehen Sie hier eigentlich?"*
Patient: *„Na, Sie und die anderen und das Treppenhaus eben. Mit der gekachelten Wand und den Treppen aus Stein"*
Therapeut: *„Welche Farbe haben die Kacheln und wie wirkt das auf Sie?"*
Patient: *„Ein helles blau, wirkt eher beruhigend. Aber die Luft ist stickig!"*
Therapeut: *„Die Luft ist stickig, das finde ich auch. Wo befinden Sie sich jetzt auf der Angstskala?"*
Patient: *„Niedriger, bei 1 vielleicht".*

Viele Patienten werden (noch) keine unangenehmen Empfindungen schildern. Dennoch haben diese vielleicht auf ihre körperlichen Funktionen geachtet (z.B. Herzschlag) und weniger auf die Umgebung. Daher können auch diese darauf aufmerksam gemacht werden, dass zur Wahrnehmung der gesamten Realität auch der Blick nach außen gehört. Ein nachvollziehbares Beispiel könnte vom Therapeut so beschrieben werden:

▶▶ *„Mehrere von Ihnen scheinen sich, vielleicht aus einer gewissen Erwartungsangst heraus, bei dem Gang in den Keller stark selber beobachtet zu haben. Die Scheinwerfer, wenn ich das einmal mit einem Auto vergleichen darf, waren sozusagen nach innen gerichtet. Das Ziel ist aber, wie Sie wissen, die gesamte Realität zu beachten, versuchen Sie also, die Scheinwerfer auch nach außen zu richten, auf die Umgebung und was um Sie herum passiert."*

Tipp Es ist durchaus vorteilhaft, diese Übung an einem öffentlichen Ort durchzuführen, an dem auch ab und zu Menschen vorbeikommen. Der Therapeut lässt sich dadurch nicht ablenken, kann das sogar in die Übungen der Realitäts-Orientierung mit einbauen: Wenn z.B. eine Tür zuschlägt oder jemand vorbei kommt: *„Was haben Sie jetzt gerade gehört oder gesehen?"* Da viele Panikpatienten auch soziale Ängste haben *(„Andere könnten mir meine Angst ansehen, das wäre mir peinlich")* dient der Therapeut in der Situation als Modell, sich auch während Übungen nicht zu verstecken, sondern ganz normal weiter zu machen. Hinzu kommt, dass die Patienten merken werden, dass ihre Sorge, Aufmerksamkeit zu erregen, übertrieben ist. Erfahrungsgemäß beachtet selten jemand die Gruppe und deren Üben ernsthaft oder bleibt gar stehen.

▶▶ *„Gut, machen wir weiter mit der Übung. Folgendes möchte ich Ihnen jetzt vorschlagen: Gehen Sie in Ihrem eigenen Tempo, ohne sich besonders anzustrengen, von hier die Treppen hoch in den 2. Stock. Dort ist dann wieder ein Treffpunkt. Wie vorhin können Sie eher alleine oder mit anderen zusammen gehen, aber lassen Sie sich durch die nicht ablenken. Sind Sie damit einverstanden?"*

Dieser Teil unterscheidet sich in der Durchführung nicht sehr von dem vorhergehenden (Treppensteigen in den Keller). Durch das Gehen nach oben ist es allerdings körperlich etwas anstrengender, auch wenn die Patienten noch ganz langsam gehen, so dass etwas häufiger „Symptome" wie Herzklopfen oder leichtes Schwitzen auftreten. Dies wird wie oben beschreiben besprochen. Wenn damit verbunden bei Einzelnen stärkere Ängste auftreten sollten – was hier selten schon der Fall ist – können, zusätzlich zu der oben beschriebenen Orientierung nach außen, die Befürchtungen hinterfragt werden und auf einzelne Punkte der „10 goldenen Regeln" hingewiesen werden.
Dazu ein beispielhafter Dialog:

▶▶ Therapeut: *„Auf der Skala von 0–8, wie hoch ist die Angst im Moment?"*
Patient: *„Etwa bei 5."*
Therapeut: *„Welche Körpersymptome merken Sie?"*
Patient: *„Vor allem Herzklopfen, es geht mit wirklich nicht gut."*
Therapeut: *„Was merken Sie noch körperlich?"*
Patient: *„Mir ist schwindelig. Und ich fühle mich einfach schwach. Darf ich mich auf die Treppe setzen?"*
Therapeut: *„Natürlich dürfen Sie das, Sie entscheiden hier, was Sie tun oder auch lassen."* Und unabhängig davon, ob der Patient sich hinsetzt *„Was befürchten Sie denn im Moment?"*

Patient: *„Dass ich in Ohnmacht falle, glaube ich."*
Therapeut: *„Und dann?"*
Patient: *„Wie und dann?"*
Therapeut: *„Was würde dann weiter passieren?"*
Patient: *„Hm ... Vielleicht bleibt mein Herz stehen!"*
Therapeut: *„Wie wahrscheinlich ist es aus Ihrer Sicht im Moment, dass das jetzt passiert."*
Patient: *„Ja, ich weiß, nicht sehr wahrscheinlich. Mein Herz wurde ja untersucht und ist gesund. Aber ich habe trotzdem Angst."*
Therapeut: *„Ja, das ist auch völlig in Ordnung. Ich finde es beeindruckend, dass Sie die Übung trotzdem mit machen und dabei bleiben, obwohl diese Gefühle und Gedanken ja unangenehm für Sie sind. Welche der „10 goldenen Regeln" für solche Übungen ist für Sie im Moment denn am hilfreichsten? Holen Sie den Zettel ruhig einmal heraus."*
Patient: *„Die zweite. Dass die Symptome zwar unangenehm, aber nicht gefährlich sind."*
Therapeut: *„Glauben Sie, dass das stimmt?"*
Patient: *„Ja, aber wenn ich in Panik komme, bin ich mir dann wieder unsicher."*
Therapeut: *„Okay, dass geht nicht nur Ihnen so, das gehört zu einer Panik einfach dazu. Aber jetzt sind Sie sicher, dass diese Regel stimmt?"*
Patient: *„Ja, doch. Die Angst hat jetzt auch abgenommen."*
Therapeut: *„Wie schätzen Sie das auf der Skala ein?"*
Patient: *„Ich denke, ich bin jetzt so bei 2–3."*

Wenn alle Patienten zumindest kurz zu Wort kamen und niemand mehr stärkere Ängste hat geht die Übung weiter.

„Gut, dann machen wir also weiter. Mein Vorschlag ist, dass Sie – wenn Sie es sich zutrauen – die nächsten drei Stockwerke jetzt in einem schnelleren Tempo hochsteigen. Bitte keine Weltrekorde anstreben, es geht nur darum, etwas schneller zu gehen als bisher, um sich körperlich etwas mehr zu belasten. Wenn Sie das nicht möchten oder schon das bisherige Tempo für Sie anstrengend war, dann gehen sie wieder in dem gleichen, langsameren Tempo. Wir treffen und dann also im 5. Stock! Ist das in Ordnung, sind Sie damit einverstanden?"

Intensive Panik zu erzeugen ist nicht das Ziel

Die Nachbesprechung läuft dann so ab wie bisher. Denken Sie als Therapeut daran, dass es nicht das notwendige Ziel ist, intensive Angst bei den Patienten zu provozieren.
Dafür ist diese Übung in der Gruppe einfach zu kurz. Andererseits macht es auch nichts, wenn im Einzelfall trotz des zurückhaltenden Vorgehens stärkere Ängste auftreten. Der Umgang damit kann wie beschreiben erfolgen und sowohl der Patient als auch die anderen Teilnehmer können viel daraus lernen. Genauso wenig ist es ein Problem, wenn die Patienten kaum Ängste empfinden. Das Prinzip der Übungen wird ihnen trotzdem klar und die Motivation für ein aktives Verhalten den Ängsten gegenüber auch gestärkt. Dennoch ist es insgesamt günstiger, wenn zumindest bei einigen Patienten auch Ängste auftreten.

Je nachdem wie viel Zeit bei dem bisherigen Übungsverlauf mit Angstmanagement gebraucht wurde, kann die Übung jetzt beendet werden.

Tipp Meistens reicht die Zeit, um noch eine kleine Steigerung vorzuschlagen: der Ablauf ist dann wie bisher beschrieben, nur mit dem Vorschlag, dass einige das Tempo etwas forcieren oder mehr Stockwerke hintereinander hoch laufen. Erst dann kehrt man gemeinsam in den Gruppentherapie-Raum zurückzukehren, um die Übung auszuwerten.

Auswertung der Exposition

Wichtig erscheint zu Beginn, die Risikobereitschaft der Patienten zu würdigen, die sie durch die Teilnahme an der Übung gezeigt haben. Wenn einzelne Patienten nicht oder nur wenig mitgemacht haben, sollte der Therapeut dennoch positiv erwähnen, dass sie zumindest mitgekommen sind und dadurch hoffentlich auch Mut gefasst haben, zu einem späteren Zeitpunkt ähnliche Übungen in Eigenregie durchzuführen.
Dann werden die Patienten gebeten, die Erfahrungen nochmals mit Hilfe des Teufelskreises der Angst und der Angstkurve zu erklären. Wenn dies zu schwierig ist, können die anderen Patienten dabei helfen. Es reicht im Allgemeinen, wenn dies einige Patienten exemplarisch tun und der Therapeut abschließend fragt, ob jemand sich seine Erlebnisse nicht erklären kann und diesem dann dabei hilft.
Am Schluss fasst der Therapeut den bisherigen Verlauf kurz zusammen und greift einige Erfahrungen der Teilnehmer nochmals auf.

▶▶ *„Ich möchte jetzt kurz einige Ergebnisse der Übung zusammenfassen und dann machen wir die Pause. Einige von Ihnen haben Ihre körperlichen Funktionen bereits zu Beginn der Übung, bevor es überhaupt richtig losging, stark beobachtet und nur noch wenig wahrgenommen, was um Sie herum passierte. Das hing sicherlich mit einer ängstlich-angespannten Erwartungshaltung zusammen, was da auf Sie zukommen würde. Sie haben dann von mir gehört, welche Strategien günstiger wären: Zum einen gedanklich im „hier und jetzt" bleiben und sich nicht schon im Voraus Gedanken darüber zu machen, was Schreckliches passieren könnte. Zum anderen die Aufmerksamkeit nicht zu sehr auf sich selbst richten, sondern die gesamte Realität, also auch die Umgebung und was um sie herum geschieht, zu beachten. Sie erinnern sich an das Beispiel mit den nach innen gerichteten Autoscheinwerfern. Bei der Übung haben Sie dann selber erlebt oder bei den anderen beobachtet, dass die Angst so verlief, wie Sie es von der Angstkurve her wissen: Es kam zu einem Anstieg der Angst, z.B. bei Herrn A. bis zur fünf auf der Skala, diese wurde dann aber nicht unendlich stark oder hielt unendlich lange an. Stattdessen ging die Angst wieder zurück, obwohl Sie in der Situation blieben und Sie konnten danach wieder weitermachen. Je öfter sie diesen Verlauf erleben, desto schwächer wird die Angst zukünftig überhaupt noch auftreten! Das heißt allerdings, dass Sie solche und ähnliche Übungen zukünftig mehrfach durchführen müssen, um mit der Zeit immer sicherer zu werden, dass nichts Schlimmes passiert und die Angst mit der Zeit abnimmt.*

Insbesondere möchte ich Sie ermutigen, regelmäßig Sport zu machen, da Sie hierdurch auch das Vertrauen in Ihre körperlichen Reaktionen zurückgewinnen. Sie lernen mit der Zeit wieder, z. B. Herzklopfen, Schwitzen und außer Atem sein nicht automatisch als „gefährlich" zu interpretieren. Ebenso ist eine wichtige Folgerung aus der Übung, dass Sie – am besten noch während der Therapie, dann können Sie z. B. nächste Woche davon erzählen – Situationen bewusst aufsuchen, die Sie bisher aus „Angst vor der Angst" eher vermieden haben. Sie, Frau B., hatten ja beispielsweise berichtet, dass Sie nur ungern in volle Kaufhäuser gehen und Sie, Herr C., fahren seit längeren deswegen nicht mehr U-Bahn. Sie können dann selbst das heute Erlebte anwenden und so auch in diesen Situationen erfahren, dass Sie nicht „flüchten" müssen und die Angst dennoch zurückgeht. Ist das soweit für alle nachvollziehbar?
So, jetzt haben Sie sich eine Pause wirklich verdient, in 10 Minuten treffen wir uns hier wieder."

Besprechung der Hausaufgabe „Selbstbeobachtung"

Auf jeden Fall sollten bei dieser Sitzung auch die Patienten berichten, die dies nicht in der letzten Sitzung getan haben. Ansonsten werden neue Ereignisse von den Patienten besprochen. Aufgrund der Expositionsübung in der heutigen Sitzung wird es den meisten Patienten gut gelingen, körperliche Empfindungen, Gedanken, Gefühle und das Verhalten zu unterscheiden. Ansonsten wird dies durch den Therapeuten oder auch andere Patienten geklärt bzw. genauer nachgefragt. Stärker im Vordergrund stehen bei dieser Sitzung kognitive Strategien: Katastrophenerwartungen werden erfragt und nach alternativen Interpretationen gesucht, z. B.

„Sie dachten also als Sie entspannt auf dem Sofa lagen, Ihr schneller Herzschlag bedeutet, dass Ihr Herz nicht richtig funktioniert. Welche andere Sichtweise wäre auch möglich gewesen? Wie hätte jemand anderes, z. B. ich selbst als Ihr Therapeut, Ihre Symptome vermutlich interpretiert?"

Wenn der Patient wenige Ideen hat, können die anderen Patienten nach Ideen gefragt werden oder der Therapeut bietet ein paar alternative Interpretationen an, aus denen der Patient sich für ihn passende heraussucht.

Katastrophengedanken neu bewerten

„Ich nenne Ihnen einmal ein paar alternative mögliche Interpretationen für Ihren schnellen Herzschlag als Sie abends nach der Arbeit auf dem Sofa lagen. Es geht nicht darum, dass Ihre Interpretation des „Herzfehlers" ganz sicher falsch ist – die Frage ist nur, ob es nicht auch alternative, und vielleicht wahrscheinlichere Erklärungen gibt. Was denken Sie, wären auch folgende Interpretationen zumindest möglich gewesen?

- *Sie hatten einen stressigen Tag und standen, obwohl Sie abends schon zu Hause und scheinbar entspannt waren, zumindest körperlich noch „unter Strom" – und das war der Grund für Ihren schnellen Herzschlag.*
- *Nachdem Sie durch die Arbeit den ganzen Tag abgelenkt waren, hatten Sie erst abends wieder die Zeit, sich um Ihren Körper Sorgen zu machen. Sie haben dann in sich „hineingehorcht" und ein Herzklopfen bemerkt, das hat Ihnen Angst gemacht und die Angst hat den Herzschlag noch beschleunigt.*
- *Sie hatten ja früher schon mehrfach in solchen Situationen Panikattacken – eine leichte Anspannung an dem Abend aus Angst vor einer erneuten Panikattacke hat zu Herzklopfen als Stresssymptom geführt.*
- *Sie haben in Ruhe ein kurzes „Herzstolpern" bei sich bemerkt, dies als „gefährlich" bewertet und Angst bekommen. Zur Angst gehört auch ein schneller Herzschlag, der Ihnen dann aber noch mehr Angst gemacht hat."*

Der Patient sollte nach jedem Beispiel kurz sagen, ob er eine solche Interpretation für zumindest möglich hält. Es geht nicht darum, im Detail darüber zu diskutieren, welche die wahrscheinlichste Möglichkeit ist. Allein schon dadurch, dass die Katastrophen-Interpretation des Patienten nicht mehr die einzig mögliche ist, reduziert sich schon deren Wahrscheinlichkeit.

▶▶ *„Fast alle Patienten denken in der Panik, dass bestimmt die Katastrophe, also bei Ihnen das Herzproblem, eintritt oder der Grund für die Symptome ist. Wenn Sie es hingegen an einem solchen Abend, wie Sie ihn beschrieben haben, das nächste Mal in einer ähnlichen Situation befinden, versuchen Sie einmal an solche alternativen Interpretationen zu denken oder diese aufzuschreiben. Dann wird Ihre Angst wahrscheinlich nicht so stark werden oder schneller zurückgehen. Diese „Technik" muss man allerdings einüben, weshalb Sie am Schluss dieser Sitzung dazu auch noch zwei Protokollbögen von mir bekommen."*

Der Übergang zum nächsten Thema ist fließend. Je nach Verlauf können die Beispiele auf den Formblättern (Spaltentechnik ☞ Formblätter 39 und 40 im Anhang/CD-ROM) noch während der Besprechung der Selbstbeobachtung von Therapeut eingebracht werden. Aus didaktischen Gründen ist es aber günstiger, die Formblätter erst nach Ende der Besprechung der Selbstbeobachtung auszuteilen.

▶▶ *„Damit Sie sich in der Suche nach alternativen Interpretationen noch weiter schulen können, füllen Sie bitte im Verlauf der Woche diese beiden Bögen (☞ Formblätter 39 und 40 „Spaltentechnik" (1) und (2); im Anhang/CD-ROM) mit eigenen Beispielen aus. Idealer Weise mit Beispielen, die sich in der Woche ereignen – wenn das nicht der Fall ist, überlegen Sie sich bitte ein paar Beispiele aus den letzten Wochen.*
Wie Sie sehen, geht es bei dem ersten Bogen (☞ Formblatt 39 im Anhang/CD-ROM) um Ihre erste Interpretation Ihrer Ängsten. Das kennen Sie ja jetzt gut aus unseren Sitzungen. Versuchen Sie dann in der dritten Spalte eine Art Außenposition einzunehmen und andere Interpretationsmöglichkeiten einzutragen. Manchmal ist es hilfreich, sich zu überlegen, wie andere Personen (z. B. Ihr Hausarzt, ich als Therapeut,

eine gute Freundin) das sehen würden. Es geht nicht darum, die einzig richtige Interpretation zu finden – sondern sich verschiedene mögliche Sichtweisen zu überlegen. Das Problem ist ja gerade, dass man als Betroffener oft denkt, die eigene erste Katastrophenbefürchtung ist die einzige Erklärungsmöglichkeit. Diese Überinterpretation wird durch diese 3-Spalten-Technik relativiert, was die Angst vor dem Eintritt der Katastrophe vermindert.
Auf dem zweiten Bogen (☞ Formblatt 40 im Anhang/CD-ROM) geht es um das gleiche Prinzip, aber um andere Situationen. Hier können Sie andere Ereignisse eintragen, die Ihnen Sorgen machen oder „schlaflose Nächte" bereiten – auch hierfür eignet sich diese Technik gut und hilft, vorschnelle und einseitige Bewertungen zu hinterfragen. Wenn Ihnen das auch bei anderen belastenden Problemen gelingt, wie z. B. Konflikten am Arbeitsplatz oder im Kontakt mit anderen Menschen, sinkt mit der Zeit Ihre Gesamt-Belastung. Dies kommt wiederum der Verminderung von Ängsten zugute."

Hier wird kurz das Stressmodell (☞ Folie 10 im Anhang/CD-ROM) als Erklärungsmodell erwähnt, die Patienten werden sich schnell wieder daran erinnern.

Neue Hausaufgaben

Sofern noch nicht geschehen, werden die beiden Bögen (Formblatt 39 und 40) verteilt und bei Bedarf neue Kopien der Selbstbeobachtungsbögen. Die Patienten werden nochmals dazu ermutigt, bisher vermiedene Situationen aufzusuchen und mehrfach in der Woche körperliche Aktivitäten durchzuführen. Die Hausaufgabe des weiterhin regelmäßigen Übens der Progressiven Muskelrelaxation leitet zum letzten Teil der Sitzung über.

Progressive Muskelrelaxation mit Ruhebild

☞ Kapitel 10 „Progressive Muskelentspannung", Kurzform mit Ruhebild

4. Sitzung

Materialien

- Flipchart mit Papier und Stiften.
- Kopien der folgenden Arbeitsblätter (im Anhang/CD-ROM), jeweils entsprechend Anzahl der Gruppenteilnehmer:
  - „8 ungünstige Denkstrategien" (☞ Formblatt 41 im Anhang/CD-ROM) für alle Teilnehmer,
  - Spaltentechnik (1) und Spaltentechnik (2) und Selbstbeobachtungsbogen (☞ Formblätter 38, 39 und 40 im Anhang/CD-ROM).

Schwerpunkte der 4. Sitzung

Kognitive Strategien zur Veränderung dysfunktionaler Interpretationen; Individuelles Störungsmodell mit Entwicklung von Veränderungsideen.

Inhalte der 4. Gruppensitzung

4. Gruppensitzung

Teil 1

- Begrüßung der Teilnehmer, evtl. kurzes Blitzlicht
- Besprechung der Hausaufgabe „Muskelrelaxation" und „Übungen zur Aufgabe von Vermeidung"

Teil 2

- Kognitiven Strategien
  - Analyse von Interpretationen und alternativen Sichtweisen anhand der Hausaufgabe
  - Arbeitsblatt: „8 ungünstige Denkstrategien"

Teil 3

- Individuelles Störungsmodell erarbeiten mit Erweiterung des Teufelskreises der Angst durch individuelle Aspekte (Hintergrundbedingungen, Funktionalitäten)
- Veränderungsmöglichkeiten ableiten
- Neue Hausaufgaben:
  - Selbstbeobachtungsbogen und die beiden Arbeitsblätter „Spaltentechnik (1)" und „Spaltentechnik (2)" ausfüllen
  - Progressive Muskelrelaxation
  - Übungen zum Abbau von Meidungsverhalten

Teil 4

- Übung: Progressive Muskelrelaxation mit Imagination

Etwa nach der Hälfte der Sitzung wird eine 10-minütige Pause gemacht.

Begrüßung der Teilnehmer

Nach der Begrüßung wird kurz ein Überblick über die Inhalte gegeben. Offene Fragen zur letzten Sitzung werden geklärt.

Optional kann ein Blitzlicht durchgeführt werden.

Besprechung der Hausaufgaben

„Muskelrelaxation"

Wenn einzelne Patienten weiterhin mit der Progressiven Muskelrelaxation Probleme haben, sollte nochmals versucht werden, diese zu klären (☞ „Häufige Fragen und Probleme bei der Progressiven Muskelentspannung", Kapitel 10). Häufig reicht es an dieser Stelle, in die Runde zu fragen, ob jemand Schwierigkeiten mit dem Üben hatte. Es muss nicht mehr jeder Einzelnen gefragt werden.

Aufgabe von Vermeidungsverhalten

Es wird reihum erfragt, ob und wenn ja, welche Situationen bzw. Aktivitäten durchgeführt wurden, die bisher vermieden wurden. Hier wird oft deutlich, ob überhaupt noch Vermeidungsverhalten im Sinne einer zusätzlichen Agoraphobie besteht und ob die einzelnen Patienten das Angstbewältigungskonzept, wie es in 3. Sitzung vermittelt und eingeübt wurde, anwenden können. Dies hilft dem Therapeuten auch für seine Empfehlungen vom weiteren Behandlungen. Auch Teilerfolge werden von Therapeuten als wichtige Erfahrung rückgemeldet und das stufenweise Vorgehen als viel versprechende Strategie betont. Es geht nicht unbedingt darum, alle Situationen in kurzer Zeit wieder zu bewältigen, sondern um die richtige „Tendenz". D.h., dass die Patienten beginnen, sich diesen Situationen anzunähern und eine eventuell vorhandene „Schonhaltung" aufzugeben. Weitere Hinweise zu dem Besprechen dieser Übungen finden sich im entsprechenden Kapitel der Angstbewältigungsgruppe (☞ Kap. 7), wobei dieser Teil in der Panikbewältigungsgruppe weniger Raum einnimmt. Denn zum einen haben die Patienten durch die Therapeuten geleitete Exposition in vivo in der 3. Sitzung schon eigene Erfahrungen sammeln können und zum anderen handelt es sich um Patienten mit keiner oder nur leichter Agoraphobie (☞ Kap. 5, „Indikation und Kontraindikation zur Teilnahme an der Panikbewältigungsgruppe").

„Selbstbeobachtungsbogen"

Hier sollten die Patienten gezielt gebeten werden, von ihren Aufzeichnungen zu berichten, die bisher Schwierigkeiten damit hatten. Ansonsten kann gefragt werden, wer von sich aus berichten möchte, um z.B. noch Anregungen von anderen zu bekommen. Es reicht, wenn ein oder zwei Patienten berichten. Abschließend wird vom Therapeut der Nutzen der Selbstbeobachtung als Selbsthilfeinstrument betont und damit auch schon angesprochen, dass die Gruppentherapie in absehbarer Zeit zu Ende geht.

◀◀ *„Ich merke, Sie haben deutliche Fortschritte in der Analyse Ihrer Ängste mit der Trennung in die verschiedenen Komponenten gemacht. Der Unterschied zur 2. Sitzung ist beeindruckend – dabei sind seitdem nur 2 Wochen vergangen. Bisher dienten Ihnen die Selbstbeobachtungsbogen hauptsächlich als Methode zur Informationsgewinnung. Sie konnten uns in der Gruppe genauer berichten, als wenn Sie es nur aus der Erinnerung heraus getan hätten. Das können und sollten Sie auf jeden Fall noch in den nächsten Monaten regelmäßig weiterführen, um sich selbst zu analysieren und entsprechende Konsequenzen daraus zu ziehen. So wie Sie es in der Gruppe jetzt* *mehrfach bei sich und den anderen mitbekommen haben. Sie haben aber vermutlich auch gemerkt, dass schon das Analysieren von Ängsten auf diese Art und Weise einen therapeutischen Effekt hat. Panikattacken verlieren so etwas von ihrer „mystischen" Qualität, werden für Sie fassbarer und zumindest vom Ablauf her erklärbar. Damit verringert sich oft der Schrecken vor der „Unkontrollierbarkeit" und Sie werden mutiger, diese Ängste auch zuzulassen und sie nicht nur vermeiden zu müssen. Und das ist ein ganz entscheidender Schritt in Richtung Verminderung der Angst. Auch deswegen ist es sehr zu empfehlen, dass Sie diese Analysen für sich selbst noch einige Zeit weiterführen, als eine Art „Eigentherapie" oder Selbsthilfe, auch wenn die Gruppe schon beendet ist. Das gilt genauso für die Arbeitsbögen mit der 3-Spaltentechnik, die von Ihnen gemachte Hausaufgabe besprechen wir jetzt."*

„3-Spaltentechnik"

Hier sollten einige Patienten ihre Eintragungen exemplarisch vorlesen, das kommt der klaren Trennung von Ereignis, erster Interpretation und alternativen Sichtweisen stärker entgegen, als wenn frei vorgetragen wird. Es lohnt sich, aus Zeitgründen allerdings nicht zu ausführlich die „Weisheit der Gruppe" zu Nutzen, um mehrere alternative Sichtweisen zusammenzutragen. Wenn er nach einigen Beispielen von den Patienten keine Fragen mehr gibt, kann dieser Teil beendet werden, auch wenn nicht jeder sein Protokoll vorgelesen hat. Es wurde ja gegenüber den Patienten schon betont, dass diese Bögen hauptsächlich der „Eigentherapie" dienen, so dass die Patienten nicht das Gefühl haben, es „umsonst" gemacht zu haben, auch wenn ihr Protokoll nicht in der Gruppe vorgelesen wurde.
Anschließend wird das 2-seitige Arbeitsblatt über „8 ungünstige Denkstrategien" (☞ Formblatt 41 im Anhang/CD-ROM) ausgeteilt.

▸▸ **8 ungünstige Denkstrategien**
„Auf diesen Bögen können Sie sich zu Hause durchlesen, welche einseitige Interpretationen aufgrund typischer Denkstrategien vorgenommen werden. So wie Sie sie mit der eben besprochenen 3-Spaltentechnik bei sich selbst analysiert haben. Lesen Sie sich diese zu Hause in Ruhe durch und markieren Sie nur die, die Sie von sich selber kennen. Es lohnt sich zukünftig, darauf zu achten, um nicht immer wieder beim Interpretieren in die gleiche Falle zu tappen. Als Beispiel lesen Sie, Herr D., doch bitte einmal den ersten Punkt zur „Überbewertung von Negativem" vor."

Es wird nur kurz gefragt, ob dieser Punkt und die Hausaufgabe verstanden wurden und dann werden die Patienten gebeten, die Bögen wegzulegen.

Individuelles Störungsmodell

▸▸ **Erarbeiten eines individuellen Störungsmodells**
„Wie schon am Beginn der Sitzung kurz erwähnt möchte ich in dieser und der nächsten Sitzung mit jedem von Ihnen etwas individueller als bisher den Ablauf der Panik-

attacken analysieren und mögliche Faktoren mit Ihnen zusammen finden, die mit der Angst in Verbindung stehen könnten. Also z. B., wenn Sie sich an das Stressmodell erinnern, welche Faktoren für Sie zum Zeitpunkt des Beginns der Panikattacken und vielleicht auch noch heute eine Art Dauer-Belastung darstellen, und ob Sie etwas dagegen tun können. Wir werden uns, da jeder von Ihnen dran kommen wird, auf einige wenige Punkte beschränken müssen. Das macht aber nichts, denn es geht mir auch darum, dass Sie die Art und Weise verstehen, wie man nach solchen psychologischen Faktoren suchen kann. Wenn Sie dann weiter darüber nachdenken werden Ihnen sicher auch außerhalb dieser Gruppe weitere wichtige Zusammenhänge einfallen.
Wer von Ihnen wäre denn bereit, dass ich mit ihm oder ihr beginne? Sie werden dann schnell merken, wie das Ganze abläuft."

Dieser Teil der Therapie stellt den Schwerpunkt dieser und der nächsten Sitzung dar. Er ist recht anspruchsvoll, denn es bleibt nur wenig Zeit, die relevanten individuellen Aspekte der Angststörung zu erarbeiten. Es ist daher nicht das Ziel, die ausschlaggebenden psychologischen Erklärungen für die Ängste der einzelnen Patienten zu entwickeln und dann auch noch entscheidende Vorschläge für Veränderungen zu machen. Dies wäre selbst für einen sehr erfahrenen Verhaltenstherapeut in der kurzen Zeit nicht möglich und der Versuch würde von den Patienten zu Recht als willkürliche Interpretationen empfunden. Ziel ist vielmehr, mit jedem Patienten einzeln – die anderen Teilnehmer hören dabei zu – individuell und einen Schritt weitergehend als bisher einen typischen Teufelskreis der Angst um einige mögliche Hintergrundfaktoren zu erweitern. Daraus werden dann Ideen entwickelt, ob Veränderungen z. B. in der Lebensführung mittelfristig über die bisher gelernten Strategien hinaus hilfreich sein könnten, um die Angst weiter zu vermindern oder einem erneuten Auftreten vorzubeugen.
Je weniger klinische Erfahrungen der Gruppenleiter im Umgang mit Angstpatienten hat, desto mehr sollte er sich konkret am Teufelskreis der Angst orientieren und umso weniger Interpretationen vornehmen. Erfahrene Therapeuten werden oft schneller grundsätzliche Verhaltensprobleme oder andere psychologische Erklärungsansätze für das Auftreten und Weiterbestehen der Ängste erkennen und können dies, bei aller Vorsicht, als Hypothese anbieten und Vorschläge daraus ableiten.

Tipp

Wir habe die Erfahrung gemacht, dass es von vielen Patienten als hilfreich erlebt wird, wenn am Ende dieser individuellen Analyse ein oder zwei prägnante Sätze auf dem Flipchart notiert werden, in denen ein wichtiger Aspekt aus der Analyse betont wird. Wir geben jedem Patienten das Flipchart-Papier mit „seinem" erarbeiteten Teufelskreis der Angst mit nach Hause.

Die Dauer bis man mit einem Patienten zu einem befriedigenden Ergebnis kommt, ist recht unterschiedlich. Manche Patienten wollen gar nicht persönliche Aspekte ihrer Lebensgeschichte einfließen lassen, was selbstverständlich vom Therapeuten akzeptiert wird. Die Analyse wird dann kürzer ausfallen, beispielsweise recht schnell auf den Faktor „Vermeidung“ als wichtigen psychologischer Faktor für die Aufrechterhaltung der Ängste hinauslaufen und als Schlussfolgerung ein oder zwei für den Bertreffenden wichtige Punkte der „10 goldenen Regeln“ festhalten. Die für die Sitzung durch eine solche kürzere Analyse „gewonnene“ Zeit kann dann bei einem anderen Patienten eingesetzt werden, der mehr erzählen möchte. Die Patienten profitieren erfahrungsgemäß auch vom Zuhören bei den Analysen der anderen.

Patienten profitieren von der Verhaltensanalyse anderer Gruppenteilnehmer

Ungünstig erscheint lediglich, wenn ein Patient gar nichts beitragen möchte, was aber sehr selten geschieht. Dies kann zur Folge haben, dass sich die anderen Patienten bei ihren persönlichen Erzählungen von diesem nur „beobachtet“ fühlen, ohne dass der andere auch etwas aktives beiträgt. Es ist uns bisher aber immer gelungen, solche Patienten doch noch zu motivieren, auf einer oberflächlichen Ebene etwas von sich zu erzählen.

Tipp

Gruppenteilnehmer zum Berichten motivieren

- Schon ganz am Anfang darauf hinweisen, dass es auch um persönlichere Dinge gehen kann und von daher der respektvolle Umgang miteinander besonders wichtig ist, um das Vertrauen des Patienten in die Gruppe zu fördern. Wenn das für die Gruppe zutrifft (was eigentlich immer der Fall sein sollte, da dies sonst schon früher vom Therapeuten korrigiert worden wäre) sollte an dieser Stelle gewürdigt werden, dass in der Gruppe dieser Aspekt bisher beachtet wurde.
- Nochmals die Gruppenregel der Schweigepflicht betonen (☞ Kap7, „Angstbewältigungsgruppe“, „Erläuterung der Gruppenregeln“)
- Dem Betreffenden deutlich machen, dass es selbstverständlich akzeptiert wird, wenn er zu bestimmten Fragen nicht antwortet. Er könne das jederzeit sagen.
- Ihm anbieten, nur Informationen zu nutzen, die sich direkt auf die Angst beziehen und vorschlagen, sich an seinem Selbstbeobachtungsbogen zu orientieren.
- Ihm anerkennend rückmelden, dass er ja im Verlauf der bisherigen Sitzungen einiges von sich erzählt habe (dies betätigen an dieser Stelle oft einige der anderen Patienten, die meistens helfen wollen) und ja erst einmal zuhören könne, bevor er selber mehr von sich erzählt.

Es gibt natürlich viele andere Möglichkeiten, die Motivation zu fördern. Es nützt wenig, auf denjenigen einzureden, das macht es ihm nur peinlich und erzeugt eher eine Abwehrhaltung. Letztlich hat er die Möglichkeit, sich tatsächlich nicht zu beteiligen und das sollte ihm auch zugestanden werden. Manchmal bewirkt diese vom Therapeut ausdrücklich genannte Wahlmöglichkeit, dass derjenige sich einige Zeit später doch noch – jetzt aber „von sich aus“ – entschließt, sich zu beteiligen.

Hier wird hauptsächlich eine Art Einzeltherapie in der Gruppe durchgeführt. Das Störungsbild wird durch leitende Fragen mit dem jeweiligen Patienten zusammen entwickelt, wobei der Therapeut verschiedene Ideen und Anregungen einbringt. Um den Patienten zu überlassen, wann sie sich „trauen“ dran zu kommen – für sozial Ängstliche ist dies

ja auch eine Mittelpunktsübung – fragen wir am Anfang, wer beginnen möchte, und nach Ende der Analyse bei diesem Patienten in die Runde, wer jetzt weitermachen möchte usw.
In dieser Sitzung wird die Analyse bei meist nur drei Patienten durchzuführen sein, in der nächsten Sitzung dann bei den anderen fünf. Auch wenn individuelle Varianten im Vorgehen möglich sind, erweist sich ein Vorgehen nach folgendem Schema als günstig.

Tipp

1. Exploration der Bedingungen, unter denen die erste Panikattacke auftrat
2. Erstellen des Teufelskreises der Angst mit individuellen Symptomen
3. Erfragen möglicher Entstehungsbedingungen
4. Ergänzung von aufrechterhaltenden Bedingungen und möglichen Funktionalitäten
5. Ableiten von Veränderungsideen

Auslösende Bedingungen der ersten Panikattacke

Zunächst versuchen Sie die auslösenden Bedingungen der ersten Panikattacke zu explorieren.

Therapeut: *„Das ist ja mutig, dass Sie als Erste anfangen, Frau S. Lassen Sie uns zu Beginn versuchen, Auslöser für Ihre erste Panikattacke finden. Versuchen Sie einmal, sich an die Situation zurück zu erinnern, als Sie erstmals eine Panikattacke erleben – nehmen Sie sich jetzt ruhig einen Moment Zeit, um sich die damalige Situation zu vergegenwärtigen."*
Patientin: *„Das weiß ich noch genau: Das war vor etwa einem Jahr, ich bin dann ins Krankenhaus gefahren worden, weil wir dachten, es wäre ein Schlaganfall oder so was."*
Therapeut: *„Bleiben Sie erst einmal dabei, wie das Ganze anfing. Erinnern Sie sich, was Sie gerade taten, als die ersten Symptome begannen? Wann genau war das eigentlich, an was für einem Tag und um welche Uhrzeit etwa?"*
Patientin: *„Hm ... Das war mittags bei der Arbeit, an einem Montag glaube ich. Ja genau, da war nämlich wie immer montags viel zu tun bei der Arbeit und ausgerechnet da passierte das."*
Therapeut: *„Sie arbeiten ja als Zahnarzthelferin, ist da am Montag immer viel los?"*
Patientin: *„Montags kommen meine beiden Kolleginnen immer etwas später, dadurch muss ich dann erst einmal alles alleine machen."*
Therapeut: *„War irgendetwas Besonderes gewesen an dem Morgen, als Sie vielleicht noch zu Hause waren oder bei der Arbeit? Oder am Wochenende davor?"*
Patientin: *„Ich weiß nicht mehr genau, ich glaube nicht. Mein Chef war vermutlich wie immer schlechter Laune und ich habe es abbekommen (lacht), aber das ist nichts „Besonderes", sondern eher das Übliche."*
Therapeut: *„Hatten Sie gefrühstückt? Oder schon Mittag gegessen?"*
Patientin: *„Nein, das war noch vor dem Mittag. Gefrühstückt hatte ich nicht, es war keine Zeit, die Kinder mussten ja fertig werden, um in die Schule zu gehen und ich war spät dran."*
Therapeut: *„Sie haben zwei Kinder, oder? Wie alt sind die denn?"*

Patientin: *„Fünf und sieben, der Große wird jetzt acht."*
Therapeut: *„Ist Ihnen noch etwas Besonderes in Erinnerung, was diese Situation betrifft?"*
Patientin: *„Na ja, am Wochenende hatte ich mich mit meinem Mann gestritten, über die Erziehung der Kinder. Wissen Sie, mein Sohn ist seit einiger Zeit sehr schwierig, provoziert mich und auch meinen Mann ganz oft. Mein Mann ist da konsequenter als ich und mir ist das manchmal zu hart, wie er mit Markus umgeht. Tja, das ist wohl der typische Unterschied in Erziehungsfragen zwischen Männern und Frauen (lacht), da kann man wohl nichts machen."*
Therapeut: *„Hatten Sie trotzdem in der Nacht zu dem Montag gut schlafen können?"*
Patientin: *„Nein, das hat mir schon ziemliche Sorgen gemacht."*
Therapeut: *„Okay, soweit erst einmal zu der damaligen Situation. Wie begann denn diese erste Panikattacke dann genau, mit welchen Symptomen. Was haben Sie als allererstes gemerkt?"*

Auf dem Flipchart sollten die möglichen Auslöser notiert werden. Folgendes Vorgehen hat sich dabei bewährt
Schon vor Beginn der Exploration wird der Teufelskreis der Angst aufgemalt, und zwar in den unteren 2/3 des Papiers. Die von der Patientin genannten Auslöser werden während der Exploration als Stichworte oberhalb des Teufelskreises notiert. In unserem Beispiel wären dies:

- Montags-Stress bei der Arbeit
- Schlecht geschlafen
- Kein Frühstück
- Am Tag vorher Streit mit Ehemann

Noch darüber werden länger dauernde Belastungen notiert, die später evtl. noch um weitere ergänzt werden:

- Probleme bei der Erziehung des Sohnes;
- Chef lässt seine schlechte Laune an mir ab.

Es ergeben sich schon bei der genauen Exploration der Auslöser wertvolle Hinweise auf Hypothesen, die für Aufrechterhaltung und Funktionalitäten eine Rolle spielen könnten. Diese sollte der Therapeut gut im Kopf behalten, um gegen Ende darauf zurück zu greifen. Es ist meist nicht ratsam, diese jetzt schon deutlich anzusprechen. Dies erscheint aufgrund der spärlichen Information oft willkürlich und manches wird dem Therapeut auch erst im weiteren Gespräch mit dem Patienten klarer bzw. anfängliche Hypothesen werden wieder verworfen. Bei dieser Patientin wären solche Hypothesen zum jetzigen Zeitpunkt:

- Generell eine hohe Belastung durch Arbeit und Familie mit 2 Kindern
- Wenig Achtsamkeit sich selber gegenüber: Kein Frühstück; „aufopfernd" anderen gegenüber (Kinder; Kollegen).
- Wenig Abgrenzung oder Durchsetzung eigener Ansprüche: Das Verhalten des Chefs wird ertragen, als „üblich" mit einem Lachen geschildert, das Ganze als „nicht so wichtig" dargestellt; auch der

Konflikt mit dem Ehemann wird als unbedeutend dargestellt, „so ist das halt zwischen Männern und Frauen", und nicht als Konflikt wahrgenommen, bei dem sie ihre Vorstellungen durchsetzen könnte.

Teufelskreis der Angst mit individuellen Symptomen

Bei Frau S. wird jetzt der Ablauf der Panikattacke entsprechend dem am Flipchart aufgemalten Teufelskreis der Angst (☞ Folie 22 im Anhang/CD-ROM) exploriert. Es werden die wichtigen Symptome, die bei ihrer ersten Panikattacke auftraten, in den Kreis bzw. am Rand notiert. Das Vorgehen unterscheidet sich ansonsten nicht von den bisherigen Besprechungen des Teufelskreises bei den Selbstbeobachtungsbögen.

Entstehungsbedingungen

Wie Sie die Entstehungsbedingungen erfragt werden können ist im Folgenden beispielhaft aufgeführt.

Therapeut: *„Bevor wir darüber sprechen, was Sie gegen diesen Teufelskreis tun können, möchte ich noch mal einen Schritt zurückgehen, um besser zu verstehen, was vielleicht eine Rolle gespielt hat, dass gerade Sie, Frau S., solche Ängste entwickelt haben. Es können dabei manchmal länger zurückliegende Faktoren eine Rolle spielen, nicht selten liegen diese in der Kindheit. Diese könnten z.B. dazu beigetragen haben, dass jemand eher ängstlich wurde oder wenig Selbstvertrauen entwickeln konnte. Vielleicht ein Beispiel: Ein Patient, der früher einmal an dieser Gruppe teilnahm, war als Kind stark leistungsorientiert erzogen worden, gleichzeitig aber auch sehr beschützt und behütet aufgewachsen. Er lernte dadurch, dass das Erbringen von Leistung enorm wichtig ist. Er lernte aber nicht ausreichend, wie er alleine mit schwierigen Situationen umgehen konnte, er wurde ja vor solchen Situationen geschützt. Erst viel später, als er 20 Jahre alt war, kam er einmal in eine sehr schwierige, scheinbare unlösbare Situation und konnte gleichzeitig die gewohnte Leistung im Studium nicht mehr bringen. Es kamen noch einige andere Auslöser hinzu, zuletzt eine Grippe mit körperlicher Schwäche, und er war so verunsichert, dass sich erstmals in seinem Leben eine Panikattacke entwickelte. Hier wäre also die aus der Kindheit stammende Leistungsorientierung bei gleichzeitiger Selbstunsicherheit eine Art Boden, auf dem sich zusammen mit den Auslösern einer Panikattacke entwickelte. Wir nennen das Entstehungsbedingungen. Soweit das Beispiel, nun zurück zu Ihnen, Frau S. Es finden sich nicht immer solche Zusammenhänge, aber haben Sie eine Idee, ob bestimmte Erfahrungen von früher eine Rolle bei Ihren Ängsten spielen könnten?"*

Patientin: *„Also ängstlich war ich eigentlich nie. Aber leistungsbezogen auf jeden Fall, das stimmt schon. Bei meinen Eltern hieß es immer „Erst die Arbeit, dann das Vergnügen". Aber ob das einen Einfluss hat ..."*

Therapeut: *„Das kann man ja nie sicher herausbekommen, wir wollen auch nur ein paar Ideen suchen. Ob die dann so stimmen, können Sie nur selber beurteilen. Gab es denn noch ganz andere Erfahrungen, die eine Rolle spielen könnten?"*

Patientin: *„Ich denke schon. Meine Mutter war lange sehr krank, wir dachten sie würde sterben. Das war, als ich so 12 Jahre alt war. Ich war damals diejenige, die sich um die kleineren Geschwister kümmerte, mein Vater ging ja arbeiten. Auch als Mutter dann nach fast einem Jahr wieder gesund wurde, behielt ich meine Rolle. Noch heute merke ich, dass ich mich viel um andere kümmere und wenig auf meine eigenen Wünsche achte."*
Therapeut: *„Wie merken sie das denn?"*
Patientin: *„Zum Beispiel bei der Arbeit. Ich hatte doch vorhin erzählt, dass ich Montagvormittag immer alleine arbeite, weil meine Kollegen später aus dem Wochenende kommen möchten. Zwar hatte ich dem zugestimmt, aber es ärgert mich irgendwie doch, gerade montags, wo so viel zu tun ist."*
Therapeut: „Und Sie trauen sich nicht, das anzusprechen und durchzusetzen, dass sich das ändert?"
Patientin: „Genau."
Therapeut: *„Das klingt für mich nachvollziehbar, ich fasse das noch mal in meinen Worten zusammen und Sie korrigieren mich gegebenenfalls?"*
Patientin: *„Okay."* (hört genau zu)
Therapeut: *„Als Sie 12 Jahre alt waren, drohte Ihre Mutter zu sterben, was für Sie als Kind und sicher auch die ganze Familie natürlich ganz schrecklich und beängstigend war. Sie übernahmen dann eine große Verantwortung für die Geschwister, obwohl Sie ja selber eigentlich noch ein Kind waren. Sie waren also, vielleicht zu früh, erwachsen geworden und haben diese Erfahrung, dass das „sich kümmern um andere" das allerwichtigste ist, bis heute zumindest teilweise als Leitsatz für Ihr Leben verinnerlicht. Und das ist einerseits ja eine schöne und bewundernswerte Eigenschaft, anderseits verhindert es manchmal auch, dass Sie zu Ihrem guten Recht kommen und durch vieles belastet sind, wie eben bei der Arbeit. Vielleicht kommt hinzu, dass Sie durch Ihre Erziehung eher leistungsbezogen sind und alles besonders gut machen wollen. Das kann Sie dann schon mal an den Rand der Erschöpfung bringen. Und da, wie Sie ja gelernt haben, Panikattacken auch eine Art Stressreaktion sein können, könnte dies tatsächlich eine wichtige Rolle bei der Entstehung Ihrer Ängste spielen. Kommt das so in etwas hin?"*
Patientin: *„Ja."* (nickt zusätzlich überzeugend)
Therapeut: *„Gut. Es ist klar, dass bestimmt noch anderes eine Rolle spielt, aber das ist doch schon einmal eine ganze Menge worüber Sie weiter nachdenken könnten."*

Tipp

- Die vom Therapeut gegebenen relativ ausführlichen Erklärungen zu den Entstehungsbedingungen mit einem Beispiel sind im weiteren Verlauf nicht mehr notwendig. Beim ersten Patienten kann es aber nützlich sein, ein Beispiel zu beschreiben, denn dann wird klarer, was unter Entstehungsbedingungen zu verstehen ist.
- Die Zusammenfassung eines Teils des Störungsmodells passte hier, da die Patientin schon recht viele Informationen gegeben hat und Schlüsse daraus zog. In anderen Situationen kann es passender sein, dieses erst am Schluss, nach den aufrechterhaltenden Bedingungen und Funktionalitäten, zusammenzufassen.

Aufrechterhaltenden Bedingungen und Funktionalitäten

Therapeut: *„Ich würde gerne noch zu einer wichtigen Frage kommen, nämlich was vielleicht zurzeit eine Rolle dabei spielt, dass die seit einem Jahr bestehenden Ängste noch nicht sozusagen „von selber" weggegangen sind. Nicht selten spielen dabei länger dauernde Belastungen eine Rolle und zwei hatten Sie ja schon geschildert: Probleme von Ihnen und Ihrem Mann bei der Erziehung des Sohnes und die Situation in der Arbeit. Könnte da zurzeit noch mehr eine Rolle spielen?"*
Patientin: *„Hm ... Fällt mit nichts ein."*
Therapeut: *„Stellen Sie sich vor, Ihre Ängste wären ab morgen verschwunden. Ich weiß, dass ist eher unrealistisch, aber versuchen Sie es trotzdem einmal: Was würde sich bei Ihnen ändern?"*
Patientin: *„Ich wäre der glücklichste Mensch der Welt!"*
Therapeut: *„Und was machen Sie dann, in Ihrem Glück?"*
Patientin: *„Ich würde auf jeden Fall wieder mehr weggehen. Freundinnen besuchen und auch mit meinem Mann zusammen öfters abends weggehen."*
Therapeut: *„Und was noch?"*
Patientin: *„Ich überlege eigentlich schon lange, ob ich nicht – jetzt wo die Kinder größer sind – wieder etwas in Richtung Kunst beginnen sollte."*
Therapeut: *„Was meinen Sie genau?"*
Patientin: *„Na, ich habe früher viel gemalt, komme aber seit den Kindern kaum noch dazu"*
Therapeut: *„Und das würden Sie alleine machen wollen? Oder in einer Gruppe?"*
Patientin: *„Vor vielen Jahren bin ich in einen Kurs gegangen ..."*
Therapeut: *„Was würde denn Ihr Mann sagen, wenn Sie plötzlich solche eigenen Aktivitäten entwikkeln würden?"*
Patientin: *„Oh, der wäre froh* (lacht). *Er sagt mir schon lange, ich solle so was wieder machen."*
Therapeut: *„Würde er sie unterstützen, indem er sich z. B. dann zu den Zeiten um die Kinder kümmert?"*
Patientin: *„Ich glaube schon, zumindest abends, müsste ihn mal fragen ..."*
Therapeut: *„Könnte man sagen, dass Ihnen solche Aktivitäten fehlen, gerade jetzt wo die Kinder größer werden? Und dadurch vielleicht auch eine gewisse Unzufriedenheit darüber besteht, was zu den bisherigen Hintergrundfaktoren als Belastung dazu kommt?"*
Patientin: *„Es fehlt mir schon, ja. Aber eine Belastung würde ich es nicht nennen"*
Therapeut: *„Hat das mit Ihrem Motto „sich um andere kümmern ist wichtiger" zu tun?*
Patientin: *„Ja, vielleicht."*
Therapeut: *„Ich schreibe das mal mit einem Fragezeichen dazu, ist das okay?"*
Patientin: *„Ja."*
Therapeut: *„Noch etwas anderes: Wir reden hier ja fast nur über die negativen Aspekte von Angst und Panik. Und das ist klar, schließlich leiden Sie ja enorm darunter und wünschen sich zu Recht, dass diese verschwindet. Trotzdem noch eine etwas ungewöhnliche Frage: Manchmal erfüllen Ängste und Panikattacken sogar eine Funktion, haben trotz allem Leid das sie mit sich bringen auch irgendeinen positiven Aspekt. Können Sie damit etwas anfangen?"*

Patientin: *„Komische Frage. Aber merkwürdig, ich las kürzlich ein Buch darüber, welche Chance Erkrankungen auch bieten können. Und da kam mir in den Sinn, dass sich seit ich diese Panikattacke bei der Arbeit hatte, die Kollegen etwas rücksichtsvoller mir gegenüber verhalten und mir weniger Arbeit aufbürden. Sie wollen mich offenbar schonen. Aber eigentlich will ich das gar nicht."*
Therapeut: *„Das klingt so negativ – wieso denn nicht?"*
Patientin: *„Ich fühle mich dann irgendwie schwach."*
Therapeut: *„Könnte es sein, aber vielleicht liege ich da auch völlig falsch, dass Sie, selbstverständlich ohne es zu wollen, durch die Angst etwas bei der Arbeit erreicht haben, was Sie sich sonst nicht getraut hätten anzusprechen, weil Sie fürchten, es würde Ihnen als Schwäche ausgelegt?"*
Patientin: *„Ja, könnte sein. Meinten Sie das mit positiven Aspekten der Angst?"*
Therapeut: *„Genau. Sie haben da ein gutes Beispiel geliefert. Das ist beeindruckend, dass Sie sogar solche Aspekte der Angst in Überlegungen mit einbeziehen können. Wenn diese Hypothese bei Ihnen so stimmen sollte, könnte das ja bedeuten, dass die Kollegen wieder so rücksichtslos wie früher zu Ihnen würden, wenn sie mitbekämen, dass Ihre Ängste weg sind. Oder, andersherum, dass Sie nach anderen Mitteln und Wegen suchen müssten, damit Ihre Kollegen Sie respektvoll behandeln und Sie sich nicht mit Arbeit zuschütten lassen. Macht das für Sie Sinn?"*
Patientin: *„Ich denke, ich habe das verstanden"*
Therapeut: *„Sie denken das? Wenn Sie nicht sicher sind, könnten Sie jetzt üben, sich durchzusetzen und ihr Recht einzufordern, indem Sie es sich von mir noch mal erklären lassen!"*
Patientin: (Lacht) *„Nein, nein – ich habe es verstanden."*

Tipp

- Einige weitere Funktionen von Angst finden sich im Kapitel 11
- Grundsätzlich gelten bei der Analyse von Funktionalität für den Therapeut die Regeln:
  - Es müssen keine Funktionalitäten gefunden werden! Zu starkes Nachfragen kann eher ungünstig sein.
  - Es handelt sich grundsätzlich um Hypothesen! Entsprechend vorsichtig sollten diese dem Patienten „angeboten" werden und nicht etwa als „Wahrheiten" dargestellt werden. Sonst wird der Patient diese nicht annehmen, es ist schon schwer genug für Betroffene, überhaupt über positive Aspekte ihrer massiven Ängste nachzudenken.

Ableiten von Veränderungsideen

▸▸ „Ich würde jetzt gerne Ihren erweiterten Teufelskreis der Angst hier auf dem Flipchart mit Ihnen zusammen nochmals ansehen und überlegen, an welchen Punkten Ihrerseits zukünftig Veränderungen möglich wären. Schauen Sie sich die einzelnen Punkte nacheinander an und überlegen Sie, ob Sie etwas anders machen könnten und wollen."

Es werden zu den einzelnen Punkten Veränderungsmöglichkeiten überlegt. Hier können, je nachdem, wie viel Zeit zur Verfügung steht, auch die anderen Patienten Ideen beitragen. Die Veränderungsideen werden mit einer anderen Farbe auf dem Flipchart notiert, am besten in der Nähe der Punkte, auf die sie sich beziehen. Beim Teufelskreis der Angst selbst findet sich das schnell, da es ja auch schon mehrfach in den letzten Sitzungen angesprochen wurde. Z. B.:

Beispiele für Veränderungsideen

- **Problem**: Aufmerksamkeit ist nach innen gerichtet, auf Körpersymptome.
  Veränderungsidee: Gesamte Realität beachten.
- **Problem**: Gedanke beim Schwindel: *„Das ist gefährlich, ich bekomme einen Schlaganfall".*
  Veränderungsidee: Alternative Gedanken: *„Mir ist schwindelig, weil ich Angst habe, das ist nicht gefährlich."* Hierfür bei Beginn des Schwindels die „10 goldenen Regeln" lesen.

Bei den Erweiterungen des Teufelskreises geht es oft um grundsätzlicher Veränderungsmöglichkeiten. Bei Frau S. z. B.

- **Problem:** Schwierigkeiten bei der Erziehung des Sohnes; Meinungsverschiedenheiten mit Ehemann hierüber.
  Veränderungsidee: Gemeinsam Erziehungsberatung aufsuchen.
- **Problem:** Chef lässt seine schlechte Laune an mir ab, mich belastet das, ich traue ich aber nichts zu sagen.
  Veränderungsidee: Mit Kolleginnen darüber sprechen. Evtl. gemeinsam etwas dagegen tun.
- **Problem:** Ich werde oft von anderen ausgenutzt, weil ich mich um alles kümmere.
  Veränderungsidee: Sich eine kleine Übung vornehmen: Bei nächster Gelegenheit eine Zusatzarbeit einmal nicht annehmen und sagen, dass man schon zuviel zu tun hat. Beobachten, wie es einem damit geht.
- **Problem:** Ich habe wenig eigene Aktivitäten, neben Familie und Arbeit
  Veränderungsidee: An frühere Interessen (Malen) anknüpfen, sich nach Kursen erkundigen.

Es geht nicht um die besten Lösungsideen, sondern um Beispiele

Nicht zu allen Punkten wird es Veränderungsideen geben, was auch nicht notwendig ist. Es sollte auch dazu gesagt werden, dass es nicht um die besten Lösungsideen geht, sondern nur um Beispiele.
Der Patient wird am Schluss noch gebeten, sich ein oder zwei der Veränderungsideen auszusuchen, die ihm am wichtigsten sind und am besten für ihn passen. Häufig schreiben wir dem Patienten dann noch ein kurzes Motto auf das Flipchart, das entsprechend der Analyse als wichtig erscheint. Vorher wird der Patient selbstverständlich gefragt, ob er das Motto passend findet oder ob er ein besseres für sich vorschlagen kann. Bei Frau S. z. B.: *„Sei achtsam zu Dir, es ist wichtig sich auch um sich selbst zu kümmern".* Das Flipchart wird der Patientin dann mit gegeben, verbunden mit einer Würdigung ihrer Offenheit und Mitarbeit.

Tipp Das Aufschreiben auf dem Flipchart kann aus Platzgründen nur Stichwortartig geschehen. Es sollten verschiedene Farben benutzt werden und ggf. Verbindungen zwischen einzelnen Punkten mit Linien bzw. Pfeilen dargestellt werden. Es macht erfahrungsgemäß nichts, wenn das Blatt am Schluss etwas unübersichtlich wird, was vorkommen kann. Die Patienten wissen sehr genau, welche Teile für sie wichtige sind und diese können ja auch am Schluss noch farbig umkreist werden.

Neue Hausaufgaben

Bei Bedarf werden die beiden Bögen Spaltentechnik (1) und (2) (☞ Formblätter 39 und 41 im Anhang/CD-ROM) verteilt und Kopien der Selbstbeobachtungsbögen verteilt, wenn diese ausgefüllt sind. Die Patienten werden weiter dazu ermutigt, Vermeidungsverhalten schrittweise aufzugeben und hierfür etwas Konkretes bis zur nächsten Sitzung zu üben (z. B. 2 × zum Sport gehen). Die Hausaufgabe des weiterhin regelmäßigen Übens der Progressiven Muskelrelaxation leitet wiederum zum letzten Teil der Sitzung über.

Progressive Muskelrelaxation mit Ruhebild

☞ Kapitel 10; „Progressive Muskelentspannung“, Kurzform mit Ruhebild

5. Sitzung

Materialien

Flipchart mit Papier und Stiften.

- Kopien der folgenden Arbeitsblätter (im Anhang/CD-ROM), jeweils entsprechend Anzahl der Gruppenteilnehmer:
  - Spaltentechnik (1) und Spaltentechnik (2) (☞ Formblätter 39, 41 im Anhang/CD-ROM),
  - Selbstbeobachtungsprotokoll (☞ Formblatt 38 im Anhang/CD-ROM).

Schwerpunkte der 5. Sitzung

Kognitive Strategien zur Veränderung dysfunktionaler Interpretationen; Individuelles Störungsmodell mit Ableitung von Veränderungsideen; Rückfallprophylaxe

Inhalte der 5. Gruppensitzung

Teil 1

- Begrüßung der Teilnehmer, evtl. kurzes Blitzlicht
- Kurzes Ansprechen der Hausaufgabe „Muskelrelaxation", „Selbstbeobachtung", „3-Spaltentechnik"; „8 ungünstige Denkstrategien"
- Besprechung der Übung zur Aufgabe von Vermeidungsverhalten

Teil 2

- Individuelles Störungsmodell erarbeiten mit Erweiterung des Teufelskreises der Angst durch individuelle Aspekte (Hintergrundbedingungen, Funktionalitäten)
- Veränderungsmöglichkeiten ableiten

Teil 3

- Rückfallprophylaxe
  - Materialien und evtl. Adressen austauschen
  - Therapeuten stehen bei Bedarf weiter als Ansprechpartner zur Verfügung

Teil 4

- Klärung von eventuell notwendigen weiteren Hilfestellungen oder Therapieangeboten

Begrüßung der Teilnehmer

Nach der Begrüßung wird kurz ein Überblick über die Inhalte gegeben. Evtl. offene Fragen zur letzten Sitzung werden geklärt.

Optional kann ein Blitzlicht durchgeführt werden.

Hausaufgaben

Die Übungen der Muskelrelaxation, die Selbstbeobachtung und Protokolle der 3-Spaltentechnik werden in dieser Sitzung nicht erneut besprochen, außer jemand hatte auf Nachfrage des Therapeuten Schwierigkeiten damit. Auch bezüglich des Bogens „8 ungünstige Denkstrategien" werden nur Fragen der Patienten geklärt. Der Nutzen, sich solche Denkstrategien bei sich zu vergegenwärtigen, kann nochmals kurz erläutert werden (*„Es lohnt sich, auf diese Muster bei sich zu achten, um nicht immer wieder beim Interpretieren in die gleichen Fallen zu tappen"*).

Aufgabe von Vermeidungsverhalten

Wie bei der letzten Sitzung wird reihum erfragt, ob und wenn ja, welche Situationen bzw. Aktivitäten durchgeführt wurden, die bisher vermieden wurden. Auch Teilerfolge werden wiederum von Therapeuten als wichtige Erfahrung rückgemeldet und das stufenweise Vorgehen als viel versprechende Strategie betont. Weitere Hinweise zum Besprechen dieser Übung finden sich im entsprechenden Kapitel der Angstbewältigungsgruppe (☞ Kap. 7)

Individuelles Störungsmodell erarbeiten

Dies wird jetzt für die 4 oder 5 Patienten einzeln durchgeführt, die in 4. Sitzung nicht dran gekommen sind (☞ 4. Sitzung; „Individuelles Störungsmodell erarbeiten").

Tipp Wie schon in der letzten Sitzung ist es auch hier recht anspruchsvoll für den Therapeuten, die Zeit einzuhalten. Insgesamt braucht es erfahrungsgemäß aber in dieser 5. Sitzung etwas weniger Zeit pro Patient, da sie das Schema schon kennen und sich meist auch schon eigenen Gedanken zu dem Thema gemacht haben.

Rückfallprophylaxe

- Wichtige Teile der Rückfallprophylaxe sind schon parallel zu den letzten Sitzungen gelaufen: Übungen zwischen den Sitzungen; Protokolle als Selbsthilfemaßnahme, auch bei Rückfällen; Materialien und Patientenmanual, um auf diese ggf. zurückzugreifen. Auch das Ansprechen von mittelfristigen Veränderungsmöglichkeiten von Hintergrundfaktoren bei den individuellen Störungsmodellen dient nicht nur der Symptomreduktion, sondern auch der **Rückfallprophylaxe.** Diese Punkte werden jetzt vom Therapeut nochmals unter dem Titel „Rückfallvorbeugung" genannt, um den Patienten erneut aufzuzeigen, dass sie eine Menge „Handwerkszeug" dafür mitnehmen.
- Als weitere Möglichkeit sollte angesprochen werden, dass sich die Gruppe oder Teile der Gruppe auch weiter ohne den Therapeut treffen kann. Diese Treffen können im Sinn einer **Selbsthilfe** ablaufen. Einige Patienten nutzen aber auch die neuen Kontakte, um gemeinsame Aktivitäten zu unternehmen (ein Ziel, dass nach unserer Erfahrung oft im Rahmen des individuellen Störungsmodells genannt wird). Wenn noch nicht geschehen und gewünscht, können die Patienten nach der Sitzung Adressen und/oder Telefonnummern austauschen (☞ Formblatt 20 im Anhang/CD-ROM).
- Hinzu kommt abschließend die Information, dass der Therapeut nach Guppenende nicht „aus der Welt" ist, sondern bei Rückfällen auch wieder kontaktiert werden kann. Manchmal reicht dann ein Telefonat oder eine einmalige Sitzung. Es sollten hier aber auch Grenzen des Therapeuten angesprochen werden, wenn dieser beispielsweise nicht mehr als eine einmalige Sitzung anbieten kann bzw. ansonsten eine längere Warezeit entstünde. In diesem Fall könnten z. B. Adressen von Kollegen genannt werden, an die sich der Patient wenden kann.

Weitere Hilfestellungen oder Therapieangebote

Es wird eine Abschlussrunde durchgeführt, in der jeder Patient kurz berichtet, was er in der Gruppe als hilfreich für sich empfand. Er kann angeben, ob er optimistisch ist, noch bestehende Ängste, Vermeidung oder auch andere psychische Probleme weiter positiv verändern und mit Rückschlägen umgehen zu können.

Tipp

Häufig unterstützen wir Patienten bei einer „unsicheren" Einschätzung ihrer eigenen Prognose. Wenn Sie sich also nicht sicher sind, ob sie eine weitere Therapie benötigen oder nicht, empfehlen wir einmal die nächsten 1 – 3 Monate abzuwarten und in dieser Zeit aktiv an den noch bestehenden Problemen zu arbeiten. Wenn das nicht funktioniert, kann immer noch professionelle Hilfe aufgesucht werden. Dadurch wird erst einmal das Selbsthilfepotential aktiviert und den Patienten vermittelt, dass der Therapeut ihnen zutraut, ihre Probleme auch ohne professionelle Unterstützung in den Griff zu bekommen. Bei einigen Patienten sind die Empfehlungen zur Weiterbehandlung aus therapeutischer Sicht eindeutig (sei es im Sinne einer weiteren Therapie oder keinen weiterer Maßnahmen) und werden dem Patienten auch entsprechend klar als „Meinung des Therapeuten" rückgemeldet. Hinweise für Entscheidungsgrundlagen finden sich im Kapitel 12.

Tipp

Einigen Patienten, bei denen es unwahrscheinlich erschien, dass sie ihr leichtes agoraphobes Vermeidungsverhalten bewältigen können, haben wir nach Gruppenende noch 1 – 3 Expositionssitzungen angeboten. Wenn dies mehr als einen Patienten betraf, in einer „Mini-Gruppe". Diese laufen dann ähnlich ab, wie in der 3. Sitzung geschildert (Treppensteigen), aber in entsprechenden Situationen außerhalb unserer Ambulanz (z. B. in U-Bahnen, Bussen, Kaufhäuser). Aufgrund der Dauer (150 Min. für eine Expositionssitzung) können mehrere Übungen durchgeführt werden und auch intensivere emotionale Reaktionen hervorgerufen und bewältigt werden. Dies wird aber nur in wenigen Settings so gut wie in unserer Ambulanz möglich sein, und braucht entsprechende verhaltenstherapeutische Erfahrung im Umgang mit Expositionen in vivo. Daher wird auch hier oft die oben genannte Empfehlung in Frage kommen, dass die Patienten erst einmal einige Zeit in Eigenregie üben und sie dann, nur wenn dies die Vermeidung nicht reduziert, an einen Verhaltenstherapeuten zur Einzeltherapie verwiesen werden.

Abschließend würdigen die Therapeuten nochmals einzelne Aspekte des Gruppenverlaufes (z. B. aktive Teilnahme, Risikobereitschaft, Durchhalten trotz Rückschläge) und verabschieden sich.

10 Entspannungsmethoden

In diesem Kapitel geben wir Ihnen einen Überblick über die Wirkungsweise von Entspannung. Den theoretischen Hintergrund zur progressiven Muskelentspannung stellen wir nur kurz dar und legen den Schwerpunkt auf die Durchführung des Verfahrens innerhalb der Panikbewältigungsgruppe. Um Patienten in das Verfahren einführen zu können, sollte der Therapeut damit zumindest so weit vertraut sein, dass er es selber anwenden und die einzelnen Übungen demonstrieren kann. Um die Möglichkeiten des Verfahrens optimal zu nutzen, wären jedoch vertiefte Kenntnisse wünschenswert. Innerhalb verhaltenstherapeutischer Weiterbildungen gehört die progressive Muskelentspannung zu den Standardmethoden. Darüber hinaus gibt es eine Vielzahl von Kursen und Seminaren verschiedener Anbieter zu dem Verfahren. Zur Erweiterung theoretischer Kenntnisse gibt es ausführliche Fachliteratur. Literaturhinweise finden sie im Literaturverzeichnis. Die für die Gruppenteilnehmer relevanten Informationen entsprechen den Ausführungen im Patienten-Ratgeber. Innerhalb der Gruppe werden Sie aufgrund der knappen Zeit nur kurz auf Geschichte und Wirkungsweise des Verfahrens eingehen können. Konzentrieren Sie sich daher besser auf die praktische Anwendung, für die wir auf den folgenden Seiten einen Leitfaden geben.

Wirkungsweise von Entspannungsverfahren

In dem Abschnitt „Warum entwickeln Menschen Angst?" (☞ Kap. 7) wurde auf die biologischen Aspekte von Angst und die Bedeutung von Stress zur Entstehung von Angsterkrankungen eingegangen. Es wurde beschrieben, dass eine allgemein erhöhte innere Anspannung das Auftreten von Angstanfällen begünstigt. Darüber hinaus verursachen oder verstärken Angsterkrankungen in zweierlei Weise die innere Anspannung: Zum einen erhöhen Erwartungsängste und wiederkehrende Angstanfälle die innere Anspannung. Zum anderen bewirken im Zusammenhang mit der Krankheit auftretende Sorgen und Nöte, z.B. Zukunftsängste, berufliche Einschränkungen und Beziehungsprobleme, ebenfalls ein erhöhtes inneres Spannungsniveau. Dauerhaft erhöhte Anspannung wiederum kann erheblich zur Aufrechterhaltung von Angststörungen beitragen. Außerdem kann diese Überforderung des vegetativen Nervensystems Folgeerkrankungen verursachen (☞ „Chronische Belastungen und Stress", Kap. 7). Demzufolge ist es sinnvoll, dieser Überforderung entgegen zu wirken, also die innere Anspannung zu senken. Entspannungsmethoden haben das Ziel, den Entspannungszustand willentlich zu erzeugen. Sie können daher zur Reduktion psychophysiologischer Spannungszustände und zur Bewältigung von Angstsituationen nutzbar gemacht werden. Zu den klassischen Entspannungstechniken gehören neben der progressiven Muskelentspannung das autogene Training, Yoga und Meditationstechniken. Der Entspannungszustand zeichnet sich durch einen gesenkten biologischen Energieumsatz aus. Eine Entspannungsreaktion geht mit folgenden Veränderungen der Körperfunktionen einher:

Entspannungsreaktion

Neuromuskuläre Veränderungen:
- Abnahme des Tonus der Skelettmuskulatur
- Veränderung der Reflex-Tätigkeit

Kardiovaskuläre Veränderungen:
- Periphere Gefäßerweiterung
- Geringfügige Verlangsamung des Pulsschlags
- Senkung des arteriellen Blutdrucks

Respiratorische Veränderungen:
- Verlangsamung der Atemfrequenz
- Gleichmäßigkeit der einzelnen Atemzyklen
- Abnahme des Sauerstoffverbrauchs

Elektrodermale Veränderungen:
- Abnahme der Hautleitfähigkeit

Zentralnervöse Veränderungen:
- Veränderung der hirnelektrischen Aktivität (EEG)

Je nach Verfahren können auch andere, z. B. gastrointestinale oder endokrine Veränderungen auftreten.

Progressive Muskelentspannung

Einführung

Die progressive Muskelentspannung wurde vom amerikanischen Physiologen Edmund Jacobson entwickelt (Jacobson 1938). Ziel ist die Wahrnehmung von Entspannung als Ergebnis von wechselnder Anspannung und Entspannung der Muskulatur. Das ursprüngliche Verfahren Jacobsons umfasste aufeinanderfolgende Entspannungsübungen von 30 verschiedenen Muskelgruppen. Zum Erlernen der Muskelentspannung mussten ca. 40 Therapiestunden angesetzt werden. Die Straffung des Verfahrens durch Bernstein und Borkovec (1975) ergab das Üben von 16 Muskelgruppen und eine Übungsdauer von 12 Therapiestunden. Sind die Patienten in der Lage, die Langform erfolgreich anzuwenden, so kann das Verfahren verkürzt werden. Die bisher geübten Muskelgruppen werden zu sieben oder noch später zu vier großen Muskelgruppen zusammengefasst. Somit wird in erheblich kürzerer Zeit der Entspannungszustand herbeigeführt. Heute findet die progressive Muskelentspannung in vielen Modifikationen ihre Anwendung und ist das in der Verhaltenstherapie am häufigsten genutzte Entspannungsverfahren mit wissenschaftlich belegter Wirksamkeit.

Wirkungsweise

In seinen Untersuchungen fand Jacobson heraus, dass jeder Muskel im Ruhezustand eine bestimmte Grundspannung hat, die bei Anspannung des Muskels steigt. Beim Loslassen des Muskels sinkt die Spannung unter das Niveau der Grundspannung. Das Senken der Muskelspannung unter die Grundspannung entspricht der Entspannung. Basierend auf dieser Erkenntnis entwickelte Jacobson die progressive Muskelentspannung, die durch Anspannung bestimmter Muskelgruppen und darauffolgende Lockerung der Muskeln das Erleben von Entspannung ermöglicht. Neuere Untersuchungen haben ergeben, dass dieses als „Pendeleffekt" bezeichnete Phänomen nicht hinreichend sein kann, um die durch progressive Muskelentspannung erreichte muskuläre Entspannung zu erklären. EMG-Messungen des Muskeltonus ergaben nämlich, dass die muskuläre Entspannung erst mit einer Verzögerung von bis zu 1 Min. auftritt. Es wird angenommen, dass dieser „verspätete Pendeleffekt" auf kognitive Prozesse zurückzuführen ist. Diese Annahme wird durch Untersuchungen gestützt, die zeigten, dass die subjektive Erwartung der Patienten, erfragt nach der ersten Sitzung, in einem deutlichen Zusammenhang mit dem Therapieergebnis standen.

Ihren Gruppenteilnehmern können Sie die Wirkungsweise wie folgt nahe bringen:
„Gefühle von Angespanntheit, Nervosität und Angst stehen im Zusammenhang mit muskulärer Anspannung. Wann immer Sie die genannten Gefühle wahrnehmen, erhöht sich Ihre muskuläre Anspannung. Schon allein negative Gedanken können diese Gefühle auslösen und so ihre muskuläre Anspannung steigern.
Durch die progressive Muskelentspannung können Sie Kontrolle über die muskuläre Anspannung erlernen. Wenn es Ihnen gelingt, Einfluss auf die Muskelanspannung zu nehmen, können Sie auch angstvolle Gefühle reduzieren. Das Problem vieler Menschen ist, dass sie ihre Muskelanspannung nicht wahrnehmen oder nicht in der Lage sind, darauf Einfluss zu nehmen. Die progressive Muskelentspannung lehrt Sie, Muskelanspannungen wahrzunehmen und Ihre Muskulatur bewusst zu lockern."

Tipp

Der Sinn der progressiven Muskelentspannung lässt sich von **„Stressmodell"** und **„Teufelskreis der Angst"** ableiten. Entsprechend dem Kenntnisstand der Gruppenteilnehmer und dem zeitlichen Rahmen können Sie Bezug nehmen auf:

- Das „Stressmodell" (☞ Folie 9 im Anhang/CD-ROM).
- Den „Teufelskreis der Angst" (☞ Folie 22 im Anhang/CD-ROM).

Vor- und Nachteile des Verfahrens

Vorteile des Verfahrens sind:
- Es ist kostenfrei.
- Es hat keine Nebenwirkungen.
- Es bedarf keiner speziellen Ausstattung oder Räumlichkeiten.
- Es ist jederzeit durchführbar.
- Es erhöht die Selbstwahrnehmung für Anspannung und Entspannung.
- Regelmäßige Entspannung wirkt sich in vielfältige Weise positiv auf den Organismus aus.

Nachteile des Verfahrens sind:
- Es bedarf anfangs intensiver Übung.
- Es können vorübergehend Angstzustände, Depersonalisations- bzw. Derealisationsphänomene auftreten.

1. Übung

Übungsvorbereitung

Die progressive Muskelentspannung kann bereits in der 1. Gruppensitzung eingeführt werden. Für die Information über das Verfahren, die Durchführung und die Nachbesprechung sind erfahrungsgemäß mindestens 30 Min. erforderlich. Da Entspannung unter Zeitdruck nicht möglich ist, sollte hinreichend Zeit für diesen Baustein zur Verfügung stehen. Geraten Sie in der 1. Sitzung unter Zeitdruck, kann es sinnvoll sein, die Entspannung erst in der 2. Sitzung zu beginnen und die dadurch gewonnene Zeit in der ersten Sitzung für den informativen Teil bzw. die Fragen der Patienten zu nutzen. Die Patienten können sich dann zu Hause auf die progressive Muskelentspannung vorbereiten, indem sie das entsprechende Kapitel im Ratgeber lesen (☞ 81–96). Im Folgenden wird die Vorgehensweise geschildert, als würde mit der Muskelentspannung in der 2. Sitzung begonnen werden. Es sind also nur vier Übungseinheiten beschrieben. Beginnen Sie in der 1. Sitzung, so haben Sie entsprechend bei allen fünf Sitzungen Gelegenheit zur Muskelentspannung. Welche der beiden Übungsvarianten Sie drei Mal bzw. zwei Mal anwenden, können Sie vom Übungsfortschritt der Teilnehmer abhängig machen.

Tipp

Hausaufgabe

Als Hausaufgabe zur 2. Sitzung sollte im Patientenratgeber „Stärker als die Angst" das Kapitel über die progressive Muskelentspannung gelesen werden (☞ 81–96).

Rahmenbedingungen

Zunächst sollten die Therapeuten das Setting so gestalten, dass eine angenehme, entspannungsförderliche Atmosphäre entstehen kann. Ein ruhiger, abdunkelbarer Therapieraum wäre ideal, Störungen durch eintretende Personen oder Handys sind zu vermeiden. Die Sitzgelegenheiten sollten bequem sein, so dass möglichst wenig Anstrengung für die Körperhaltung benötigt wird. Vor Übungsbeginn legen die Patienten Brillen, wenn störend auch Kontaktlinsen, Schmuck und Uhren ab, lockern ihre Kleidung und ziehen unbequemes Schuhwerk aus. Die Patienten sollten eine angenehme Körperhaltung einnehmen, d.h. sich weder angespannt gerade hinsetzen noch „hinlümmeln".

Übungsdemonstration

Bevor mit dem ersten Übungsdurchgang begonnen wird, ist es sinnvoll, die einzelnen Anspannungsübungen der Reihe nach zu demonstrieren. Dabei kann die Dauer der Anspannungsphase (jeweils ca. 5–7 Sekunden) sowie die Dauer der Entspannungsphase (jeweils ca. 30 Sekunden) gezeigt werden. Außerdem sollte erwähnt werden, dass die Anspannung zwar spürbar, jedoch nicht besonders stark sein sollte. An einzelnen Übungsbeispielen kann mit den Patienten erarbeitet werden, welche Muskelgruppen jeweils angespannt wurden. Die Patienten werden auf diesem Weg zum Mitdenken angeregt, können spüren, wie sich die Übungen anfühlen und erhalten einen bildhaften Eindruck aller Übungen.

Beim ersten Übungsdurchgang können die Patienten dann bereits die Augen geschlossen halten, wie es bei der Muskelentspannung allgemein üblich ist.

Tipp

- Die Patienten sollten darauf hingewiesen werden, dass sie die Augen jederzeit öffnen können und auch offen lassen können. Dies nimmt den Druck von denen, die bei geschlossenen Augen Angst empfinden.
- Therapeut und Co-Therapeut sollten die Muskelentspannung mitmachen. So können diejenigen, die bei einzelnen Übungen unsicher sind, sich leicht durch einen Blick orientieren.
- Vor der ersten Durchführung sollte den Gruppenteilnehmern die Gelegenheit gegeben werden, Fragen zu stellen.

Einführungstext

Beispiel

„Wie wir bereits in der vergangenen Sitzung ankündigten, wollen wir Ihnen heute die progressive Muskelentspannung vermitteln. Durch den dazugehörigen Text im Ratgeber haben Sie sich vielleicht schon etwas informiert oder tun dies nach der heutigen Sitzung. Heute möchten wir Sie mit dem Verfahren vertraut machen und eine erste Übung durchführen. Ein Übungsdurchgang dauert ca. 15 Min.

Um Entspannungsübungen durchzuführen, ist es sinnvoll, sich die Situation möglichst angenehm zu gestalten. Legen Sie daher Brillen und evtl. störenden Schmuck oder Uhren ab, ziehen Sie die Schuhe aus und lockern Sie Ihre Kleidung. Nehmen Sie nun bitte eine aufrechte, aber lockere, für Sie angenehme Sitzhaltung ein".

Tipp

Therapeut und Co-Therapeut folgen ihrer eigenen Instruktion und dienen den Patienten somit als Orientierungshilfe. Wenn Patienten Schwierigkeiten haben oder zögern, sollte der Therapeut sofort klärend und unterstützend auf den Einzelnen eingehen.

Haben sich alle Teilnehmer zurechtgefunden, beginnt der Therapeut die Übungen vorzustellen. *„Ich würde vorschlagen wir beginnen, indem ich Ihnen zeige, in welcher Weise die einzelnen Muskelgruppen angespannt werden."* Der Therapeut demonstriert die Muskelübungen und spricht die dazugehörigen Instruktionen.

Beispiel

„Ballen Sie die Hand zur Faust" (Hinweis auf die dominante Hand: Rechtshänder beginnen rechts, Linkshänder mit der linken Hand)

Die Patienten werden aufgefordert, die Muskelübungen mitzumachen. Dabei geht der Therapeut auf die Stärke der Anspannung ein.

Beispiel

„Spannen Sie die Hand spürbar zur Faust, jedoch nicht mit voller Kraft, eher mit halber oder noch weniger Kraft (kurze Pause) und öffnen Sie die Faust wieder."

Die weiteren Übungen sollten in der Reihenfolge gezeigt werden, in der sie in der späteren Übung durchgeführt werden. Sind evtl. auftretende Fragen der Patienten geklärt, wird erstmals die Übung durchgeführt. Zuvor wird der Raum verdunkelt und ein Schild „Bitte nicht stören" angebracht. Dann beginnt der Therapeut mit seiner Instruktion.

Tipp

Hinweise zur Übungsanleitung:

Der folgende Text entspricht der innerhalb unseres Gruppentrainings vermittelten Version der progressiven Muskelentspannung. Eine an dieser Version orientierte Muskelentspannung dauert ca. 15 Min. Die in Klammern angegebenen Zeiten sind Orientierungshilfen, die daran erinnern sollen, dass die Anspannungsphase jeweils 5 Sek., die Entspannungsphase mindestens 30 Sek. dauern sollte. Die abschließende Körperreise und Ruhephase erschien in unserem zeitlich begrenzten Gruppensetting sinnvoll. Der Text ist ein Vorschlag, eine Anregung. In der Praxis werden die Anleitungen von geübten Therapeuten individuell variiert. Die Einfachheit und Redundanz der Formulierungen wurde bewusst gewählt, um das Verfahren für die Patienten leicht erlernbar zu machen und um die geistige Anforderung in der Entspannung zu minimieren. Die Anleitung zur progressiven Muskelentspannung sollte frei und mit ruhiger Stimme gesprochen werden. Tempo und Ausführlichkeit der Anleitung sollte auf die Situation der Gruppe abgestimmt sein.

Langform (15 Min.)

- *„Setzen Sie sich bequem zurecht, schließen Sie Ihre Augen und richten Sie Ihre Aufmerksamkeit auf sich selbst. Versuchen Sie, Ihre Muskeln so locker wie möglich zu lassen (15 Sek.).*
- *Ballen Sie nun Ihre rechte Hand zur Faust und spüren Sie die Anspannung in Ihrer Hand und im Unterarm (5 Sek.). Lösen Sie die Faust nun wieder und spüren Sie, wie sich Hand und Unterarm entspannen. Lassen Sie die Finger ganz locker werden und spüren Sie, wie sich der Daumen anfühlt, wie sich der Zeigefinger anfühlt, wie sich Mittel-, Ring- und kleiner Finger anfühlen. Achten Sie auf die Empfindungen in der Hand und versuchen Sie, auch die letzte Spannung noch weichen zu lassen (30 Sek.).*
- *Jetzt ballen Sie die andere Hand zur Faust und achten Sie auf die Anspannung in Ihrer Hand und im Unterarm (5 Sek.). Lösen Sie die Faust wieder und spüren Sie, wie sich Ihre Hand und Ihr Unterarm entspannen. Lassen Sie auch die Finger ganz locker werden und spüren Sie den Empfindungen in den einzelnen Fingern hinterher (30 Sek.).*
- *Richten Sie Ihre Aufmerksamkeit nun auf Ihren rechten Arm und spannen Sie ihn an, indem Sie den Ellenbogen anwinkeln und die Oberarmmuskeln anspannen. Spüren Sie die Anspannung in der Oberarmmuskulatur? (5 Sek.) Nun lösen Sie die Spannung, indem Sie Ihren Arm wieder ablegen und alle Muskeln ganz locker lassen. Achten Sie auf Ihre Empfindungen. Spüren sie, wie sich ein angenehmes Gefühl der Entspannung ausbreitet (30 Sek.).*
- *Wiederholen Sie die Übung nun mit dem linken Arm. Winkeln Sie den Ellenbogen an und spannen Sie die Oberarmmuskulatur an. Halten Sie die Spannung einen Moment lang (5 Sek.). Jetzt lösen Sie die Spannung wieder. Spüren Sie den Veränderungen hinterher und genießen Sie die sich ausbreitende Entspannung (30 Sek.).*
- *Spannen Sie nun die Schultern an, indem Sie sie nach vorne ziehen. Achten Sie darauf, weiter zu atmen und spüren Sie die Spannung in Schultern und Brust (5 Sek.). Lösen Sie nun die Spannung . Versuchen Sie die Schultern einfach hängen zu lassen, so dass die Schultermuskulatur ganz locker werden kann. Atmen Sie ruhig und gleichmäßig und spüren Sie den Veränderungen hinterher (30 Sek.).*
- *Spannen Sie die Schultern erneut an, indem Sie sie nach hinten ziehen. Spüren Sie die Spannung in Schultern und Rücken (5 Sek.). Lösen Sie die Spannung nun wieder. Lassen Sie die Schultern hängen und den Rücken ganz locker werden und genießen Sie die sich immer weiter ausbreitende Entspannung (30 Sek.).*
- *Spannen Sie die Schultern ein letztes Mal an, indem Sie sie nach oben ziehen. Achten Sie dabei darauf weiterzuatmen (5 Sek.). Jetzt lösen Sie die Spannung wieder. Spüren Sie, wie sich Ihre Schultern entspannen, wenn Sie sie einfach hängen lassen. Spüren Sie, wie Ihr Schulterbereich sich immer mehr entspannt (30 Sek.).*
- *Richten Sie Ihre Aufmerksamkeit nun auf Ihr Gesicht. Spannen Sie das Gesicht an, indem Sie die Stirn in Falten legen, die Nase rümpfen und den Mund zu einem Kussmund spitzen (5 Sek.), und lösen Sie die Spannung wieder. Lassen Sie die Stirn ganz glatt werden und auch um Nase und Mund alle Spannung weichen (30 Sek.).*

- *Spannen Sie nun die Kieferpartie an, indem Sie die Backenzähne fest aufeinander beißen und die Lippen zu einem „Froschmaul" auseinanderziehen. Spüren Sie die Spannung einen Augenblick (5 Sek.) lassen Sie den Kiefer und die Lippen wieder ganz locker werden. Spüren Sie den Veränderungen hinterher und genießen Sie, wie sich die Entspannung im Gesicht immer weiter ausbreitet (30 Sek.).*
- *Wandern Sie nun in Gedanken zum Nacken und spannen Sie ihn an, als wollten Sie Ihren Kopf zur Brust ziehen, aber gleichzeitig verhindern, dass Ihr Kinn die Brust berührt (5 Sek.). Nun lösen Sie die Spannung wieder. Achten Sie darauf, wie die Spannung weicht und sich ein angenehmes Gefühl der Entspannung ausbreitet (30 Sek.).*
- *Kommen wir nun zum Bauch. Spannen Sie die Bauchmuskeln an, indem Sie im eigenen Rhythmus den Atem für einige Sekunden anhalten und dabei die Bauchmuskeln anspannen. Zählen Sie in Gedanken bis 3 und lösen Sie die Anspannung wieder im eigenen Rhythmus. Lassen Sie die Bauchmuskulatur ganz locker werden. Achten Sie auf die Veränderungen. Atmen Sie ruhig und gleichmäßig und genießen Sie die sich immer weiter ausbreitende Entspannung (30 Sek.).*
- *Wandern Sie nun mit Ihrer Aufmerksamkeit zum Gesäß und spannen Sie es an, indem Sie die Pobacken zusammenkneifen. Halten Sie die Spannung einen Augenblick (5 Sek.). Und lassen Sie die Muskeln wieder ganz locker werden. Spüren Sie den Veränderungen hinterher und genießen Sie die immer tiefer werdende Entspannung (30 Sek.).*
- *Spannen Sie nun Ihr rechtes Bein an, indem Sie den rechten Fuß fest gegen den Boden pressen. Spüren Sie die Spannung, besonders im Oberschenkel (5 Sek.). Lösen Sie die Spannung wieder, lassen Sie das Bein ganz locker werden und spüren Sie, wie sich Ober-, Unterschenkel und Fuß entspannen (30 Sek.).*
- *Wiederholen Sie die Übung mit dem linken Bein. Pressen Sie den linken Fuß fest gegen den Boden und achten Sie auf die Spannung im Bein (5 Sek.). Lösen Sie die Spannung wieder. Lassen Sie das Bein ganz locker werden und genießen Sie die sich ausbreitende Entspannung (30 Sek.).*
- *Spannen Sie nun die Fuß- und Schienbeinmuskulatur des rechten Beines an, indem Sie den rechten Fuß leicht anheben und die Zehenspitzen in Richtung Ihres Gesichtes zeigen lassen (5 Sek.). Nun lösen Sie die Spannung wieder. Spüren Sie den Veränderungen hinterher und genießen Sie das Gefühl der Entspannung (30 Sek.).*
- *Wiederholen Sie die Übung mit dem linken Bein, heben sie den linken Fuß und lassen Sie Ihre Zehenspitzen in Richtung Ihres Gesichtes zeigen (5 Sek.). Nun lösen Sie die Spannung wieder und lassen die Entspannung Raum greifen. Lassen Sie beide Beine immer entspannter werden und achten Sie auf das Gefühl der Ruhe, das sich im ganzen Körper ausbreitet (30 Sek.).*
- *Wandern Sie nun in Gedanken noch einmal durch Ihren Körper und spüren Sie dabei, wie die Entspannung sich ausbreitet. Wenn Sie merken, dass Körperzonen noch nicht entspannt sind, so lassen Sie die Muskeln dort noch einmal bewusst locker. Beginnen Sie Ihre Reise bei den Füßen, die Beine hinauf, alles ist locker und entspannt. Weiter ins Gesäß, dann zum Bauch, zur Brust. Achten Sie noch einmal bewusst auf Ihre Atmung, nehmen Sie das Ein- und Ausströmen des Atems bewusst wahr und genießen Sie Ihre innere Ruhe und Entspannung. Wandern Sie*

über den Rücken in den Nacken, von dort ins Gesicht. Ist Ihre Stirn auch ganz glatt? Und alle Muskeln locker? Genießen Sie den Zustand der Entspannung. Wandern Sie zu den Schultern – hängen sie ganz locker? – die Arme herab bis in die Hände und Fingerspitzen. Genießen Sie noch einen Moment die angenehme Entspannung und bleiben Sie einfach ganz ruhig sitzen (3 Min.).

Wir beenden nun langsam die Entspannung, indem ich von 3 rückwärts zähle. Bei 1 öffnen Sie bitte die Augen ... 3 ... 2 ... 1 ... und recken und strecken sich."

Tipp

Besonders das Recken und Strecken sollte von dem Therapeuten ausgiebig gezeigt werden, um die Patienten anzuregen, es ihm nachzutun. Häufig zögern Patienten, sich in dieser ungewohnten „öffentlichen" Situation zu räkeln, brauchen daher „vorbildhafte Legitimation".

Übungsnachbereitung

Nach Beendigung der Übung sollte eine Nachbesprechung stattfinden, in der jeder einzelne Patient danach gefragt wird, wie er die Übung empfunden hat. Dabei kann zunächst allgemein erfragt werden, ob die Übung als angenehm entspannend oder auch eher unangenehm empfunden wurde. Interessant ist, ob und welche Veränderungen wahrgenommen wurden. Meistens berichten die Patienten von verschiedenen Empfindungen, manche fühlten den Körper schwerer, andere leichter oder wärmer werden. Andere haben keine Veränderungen wahrnehmen können. Den Patienten ist rückzumelden, dass die Empfindungen bei Entspannung sehr unterschiedlich sein können, dass alles, was kein Unwohlsein ist, auf Entspannung hindeutet. Positive Erfahrungen sollten durch Lob oder bestätigendes Verhalten anerkannt und somit positiv verstärkt werden

Auf Patienten, die Schwierigkeiten hatten, sich zu entspannen oder unangenehme Empfindungen benannten, sollte im Einzelnen eingegangen werden. Mehr dazu findet sich unten im Text (☞ „Häufige Fragen und Probleme bei der progressiven Muskelentspannung").

Hausaufgaben

Die Patienten werden gebeten, die Übung nun zweimal täglich zu wiederholen. Empfohlen wird, noch am gleichen Tag zu üben, da es dann einfacher ist, die Übung zu erinnern. Weisen Sie darauf hin, dass zwei Übungen am Tag sehr wichtig sind, da die Muskulatur erst durch regelmäßige Übung ihre Entspannungsfähigkeit verbessern kann. Erst wenn diese Langform der Muskelentspannung geübt ist, kann die weniger zeitaufwendige Kurzform erlernt werden. Der Protokollbogen zur Muskelentspannung sollte kurz erläutert werden (☞ Formblätter 11 und 12 im Anhang/CD-ROM). Die Patienten werden gebeten, den Protokollbogen vor und nach jeder Übung auszufüllen und zur nächsten Sitzung mitzubringen.

2. Übung

Zunächst wird darauf eingegangen, wie die häuslichen Muskelentspannungen verliefen. Wichtig ist dabei, die Patienten für durchgeführte Übungen und Übungserfolge zu verstärken und bei ausgelassenen Übungen zu thematisieren, woran es lag, dass nicht geübt wurde. Schwierigkeiten bei der Übungsdurchführung sollten ebenfalls besprochen werden.
Sind alle Fragen geklärt, so kann die progressive Muskelentspannung wie in der Vorwoche in der langen Version wiederholt werden. Im Anschluss erfolgt wieder eine Nachbesprechung. Bis zur nächsten Woche sollen die Übungen wieder zweimal täglich durchgeführt und protokolliert werden.

3. Übung

Wie in der letzten Sitzung werden zunächst die häuslichen Übungen zur Muskelentspannung besprochen und evtl. auftretende Fragen geklärt. Dann kann die verkürzte Form der progressiven Muskelentspannung vermittelt werden. Dazu ist es sinnvoll, dass der Therapeut die aufgrund der Zusammenfassung der Muskelgruppen leicht modifizierten Übungen zunächst vorstellt. Auch erklärt der Therapeut das Ruhebild. *„Am Ende der Muskelentspannung werde ich Sie bitten, sich in Ihr Ruhebild zu vertiefen. Ein Ruhebild ist die Vorstellung eines Bildes in der Fantasie. Es dient der Vertiefung der Entspannung. Nach längerer Übung kann sie aber auch für sich genutzt werden, da dann bereits die Vorstellung des Ruhebildes ausreicht, um Entspannung herbeizuführen. Wie die progressive Muskelentspannung kann auch das Ruhebild im Alltag, in kleinen Pausen angewendet werden."*

▸▸ **Wie soll das Ruhebild aussehen?**
„Jeder Mensch kann sein eigenes Ruhebild entwickeln. Versuchen Sie, sich an eine angenehme, atmosphärisch ruhige Situation zu erinnern. Empfehlenswert sind Momente in der Natur, in denen Sie sich sehr wohl gefühlt haben. Ideal kann ein Blick in den Garten oder eine Urlaubslandschaft (Strand, Wiese, Wald, Berge) sein. Das Ruhebild sollte keine Handlungen enthalten und auch keine anderen Menschen, da Sie sonst leicht von der Entspannung abgelenkt werden können. Beschränken Sie sich auf wenige Details, damit Sie sich nicht auf die Erinnerung von vielen Einzelheiten konzentrieren müssen. So können Sie das Gesamtbild besser genießen. Beliebt sind auch Ruhebilder, in denen Vogelstimmen zu hören sind oder schlafende oder weidende Tiere auftreten. Sie müssen sich nicht gleich auf ein Ruhebild festlegen. Probieren Sie gerne einige aus, bevor Sie sich entscheiden, welches Bild Sie beibehalten wollen. Überlegen Sie nun, welches Bild Sie für die heutige Übung wählen wollen (kurze Pause) haben Sie alle eines Gut, später kommen wir darauf zurück."

Kurzform mit Ruhebild (7 Min. + 3 Min.)

- *„Setzen Sie sich bequem zurecht, schließen Sie Ihre Augen und richten Sie Ihre Aufmerksamkeit auf sich selbst. Versuchen Sie, Ihre Muskeln so locker wie möglich zu lassen (15 Sek.).*
- *Ballen Sie beide Hände zu Fäusten und spüren Sie die Anspannung in Ihren Händen und Unterarmen (5 Sek.). Jetzt lösen Sie die Fäuste wieder und spüren Sie, wie sich Ihre Hände und Unterarme entspannen. Spüren Sie in die Finger hinein und lassen Sie jeden einzelnen ganz locker werden (30 Sek.).*
- *Richten Sie Ihre Aufmerksamkeit nun auf Ihre Arme und spannen Sie sie an, indem Sie beide Ellenbogen anwinkeln und die Oberarmmuskeln anspannen. Spüren Sie die Anspannung in der Oberarmmuskulatur? (5 Sek.) Nun lösen Sie die Spannung, indem Sie Ihre Arme wieder ablegen und alle Muskeln ganz locker lassen. Spüren Sie, wie sich ein angenehmes Gefühl der Entspannung ausbreitet (30 Sek.).*
- *Spannen Sie nun den Oberkörper an, indem Sie die Schultern nach vorne ziehen, den Atem im eigenen Rhythmus kurz anhalten und die Bauchdecke anspannen. Halten Sie die Anspannung einen Augenblick und spüren Sie die Spannung in Schultern, Brust und Bauch (5 Sek.). Lösen Sie nun die Spannung wieder, versuchen Sie, die Schultern ganz locker zu lassen, ruhig und gleichmäßig zu atmen und genießen Sie die sich ausbreitende Entspannung (30 Sek.).*
- *Richten Sie Ihre Aufmerksamkeit nun auf Ihr Gesicht. Spannen Sie das Gesicht an, indem Sie die Stirn in Falten legen, die Nase rümpfen und den Mund zu einem Kussmund spitzen (5 Sek.). Lösen Sie die Spannung wieder. Lassen Sie die Stirn ganz glatt werden und auch um Nase und Mund alle Spannung aus dem Gesicht weichen (30 Sek.).*
- *Spannen Sie nun die Kieferpartie an, indem Sie die Backenzähne fest aufeinander beißen und die Lippen zu einem „Froschmaul" auseinanderziehen. Spüren Sie die Spannung einen Augenblick (5 Sek.) und lassen Sie den Kiefer und die Lippen wieder ganz locker werden. Spüren Sie den Veränderungen hinterher und genießen Sie die sich im Gesicht immer weiter ausbreitende Entspannung (30 Sek.).*
- *Wandern Sie nun in Gedanken zu Nacken, Schultern und Rücken. Spannen Sie den Nacken an, als wollten Sie Ihren Kopf zur Brust ziehen, aber gleichzeitig verhindern, dass Ihr Kinn die Brust berührt, ziehen Sie die Schultern nach hinten und bilden Sie ein leichtes Hohlkreuz, indem Sie den Rücken nach vorne wölben und den Rücken gegen die obere Kante der Rückenlehne drücken (5 Sek.). Nun lösen Sie die Spannung wieder, lassen Sie die Schultern, den Nacken und den Rücken ganz locker werden. Achten Sie darauf, wie die Spannung weicht und sich ein angenehmes Gefühl der Entspannung ausbreitet (30 Sek.).*
- *Nun zu Gesäß und Beinen. Spannen Sie sie an, indem Sie die Pobacken zusammenkneifen und gleichzeitig beide Füße fest gegen den Boden pressen. Halten Sie die Spannung einen Augenblick (5 Sek.). Jetzt lassen Sie die Muskeln wieder ganz locker werden. Spüren Sie den Veränderungen hinterher und genießen Sie die immer tiefer werdende Entspannung (30 Sek.).*
- *Spannen Sie nun die Fuß- und Schienbeinmuskulatur beider Beine an, indem Sie die Füße leicht anheben und die Zehenspitzen in Richtung Ihres Gesichtes zeigen*

lassen (5 Sek.) und lösen Sie die Spannung wieder. Lassen Sie die Entspannung Raum greifen. Lassen Sie beide Beine ganz locker werden und achten Sie auf das Gefühl der Ruhe, das sich im ganzen Körper ausbreitet (30 Sek.).

- *Jetzt versetzen Sie sich bitte in Ihr Ruhebild (15 Sek.). Versuchen Sie, sich Ihr Ruhebild vorzustellen. Versuchen Sie, die Umgebung mit ihren Farben und Formen zu sehen (30 Sek.), die Geräusche zu hören (15 Sek.), Gerüche wahrzunehmen (15 Sek.) und Empfindungen auf der Haut zu spüren (15 Sek.) Genießen Sie Ihr Ruhebild und Ihre Entspannung (1,5 Min.).*
- *Lösen Sie sich nun langsam von Ihrem Ruhebild und kehren Sie in den Raum zurück. Wir beenden die Entspannung, indem ich langsam von 3 rückwärts zähle. Bei 1 öffnen Sie bitte die Augen ... 3 ... 2 ... 1 ... und recken und strecken sich."*

Übungsnachbereitung

Nach Beendigung der Übung sollte wieder eine Nachbesprechung stattfinden, in der, wie in den vorangegangenen Sitzungen, auf die Patienten eingegangen wird. Dann sollte erfragt werden, ob die Patienten sich Ruhebilder vorstellen konnten und wie sie diesen Teil der Übung empfanden. Übungserfolge sollten auch hier durch Lob oder bestätigendes Verhalten anerkannt und somit positiv verstärkt werden. Auf Patienten, die Probleme hatten, sollte individuell eingegangen werden. Mehr dazu findet sich weiter unten im Text.
Die Patienten werden gebeten, die Übung einschließlich Ruhebild weiterhin zweimal täglich zu wiederholen, den Protokollbogen zur Muskelentspannung vor und nach jeder Übung auszufüllen und zur nächsten Sitzung mitzubringen.

4. Übung

Vor Beginn der Übung werden zunächst die häuslichen Übungen zur Muskelentspannung besprochen, wobei insbesondere auf das Ruhebild eingegangen werden kann. Wie in den anderen Sitzungen sollten auch diesmal auftretende Fragen geklärt werden. Dann kann die Übung, wie in der vorangegangenen Sitzung, in der Kurzform mit Ruhebild durchgeführt werden.
Nach Beendigung der Übung erfolgt wieder eine Nachbesprechung, dabei ist eine Zwischenbilanz zum bisherigen Erleben des Verfahrens sinnvoll. Abschließend sollte eine Übungsempfehlung gegeben werden. Ideal wäre sicherlich, wenn das Verfahren in den nächsten Wochen weiterhin zweimal täglich trainiert wird. Im nächsten Abschnitt des Kapitels wird auf die Frage, wie lange das Verfahren trainiert werden sollte, genauer eingegangen.

Häufige Fragen und Probleme bei der progressiven Muskelentspannung

Muss ich die Augen bei der progressiven Muskelentspannung schließen?

Üblicherweise werden die Augen bei der progressiven Muskelentspannung geschlossen, da so die äußere Ablenkung reduziert und die Konzentration auf innere Vorgänge erleichtert wird. Nicht selten empfinden Menschen es jedoch als unangenehm oder beängstigend, die Augen in der Übungssituation zu schließen. Es hat sich als therapeutisch sinnvoll erwiesen, eine abwartende Haltung einzunehmen, da das Schließen der Augen im Laufe der Übungszeit meist von selbst aufgenommen wird. Manche Patienten sind durch die ungewohnte Gruppensituation befangen und befürchten, von den anderen Gruppenteilnehmern beobachtet zu werden. Die betroffene Person kann angeregt werden, während der Übung gelegentlich die Augen zu öffnen und sich umzuschauen. Die unangemessene Befürchtung verliert infolge der realen Erfahrung schnell an Bedeutsamkeit. Es ist wichtig, die Teilnehmer nicht unter Druck zu setzen. Manchen Teilnehmern hilft es, die Übung mit geöffneten Augen zu beginnen und die Augen zu schließen, sobald sie sich mit der Situation wohl fühlen. Andere üben in der Gruppe mit geöffneten Augen und versuchen, zu Hause die Augen zu schließen, wenn sie allein üben.
Die Ursachen für die Schwierigkeit, die Augen zu schließen, können vielfältig sein. Möglicherweise ist der Patient nur durch die noch ungewohnte Gruppensituation befangen, schlimmstenfalls spielen aber auch traumatische Erfahrungen eine Rolle. Der Gesamteindruck eines Patienten, z. B. wenn heftige Angst gezeigt wird oder aber auch im weiteren Verlauf der Übungssitzungen die Augen geöffnet bleiben, wird die Therapeuten dazu veranlassen, dem Patienten außerhalb der Sitzung ein Gesprächsangebot zur weiteren Exploration zu unterbreiten. Besteht Unsicherheit über die weitere Vorgehensweise ist Supervision einzuholen.

Woran merke ich, dass ich entspannt bin?

Es gibt verschiedene Empfindungen bei Entspannung: Schwere der Glieder, Leichtigkeit der Glieder, Wärme, Volumen (damit ist das Empfinden gemeint, dicke, überdimensional große Hände bzw. Füße zu haben), Kribbeln in Händen und Füßen oder auch Magen- und Darmgeräusche.

Ich habe keine Veränderungen gespürt.

Die vorangenannten Empfindungen bei Entspannung werden nicht immer und von allen Menschen empfunden. Dies ist kein Grund zur

Beunruhigung. Die Intensität der Empfindungen kann sehr variieren. Manche Menschen nehmen sie sehr stark wahr, andere kaum oder gar nicht. Auch wenn keine Entspannungsempfindungen wahrgenommen werden, kann die Übung entspannend wirken. Das Training kann ohne weiteres fortgesetzt werden. Manche Menschen nehmen im Laufe des Trainings Entspannungszeichen wahr, andere weiterhin nicht. Solange keine Missempfindungen auftreten, spricht nichts gegen die progressive Muskelentspannung.

Ich bekam während der Entspannungsübung einen Angstanfall. Woher kommt das und was kann ich dagegen tun?

Für das Auftreten von Ängsten oder anderen unangenehmen Empfindungen während der Entspannungsübungen gibt es verschiedene Ursachen:

1. Während der Entspannungsübung zentriert sich die Wahrnehmung auf das körperliche Erleben. So können Körperempfindungen, die im Alltag kaum wahrgenommen werden, sehr intensiv erlebt werden. Werden diese Körperempfindungen dysfunktional interpretiert, so kann dies den „Teufelskreis der Angst" auslösen.
2. Nicht selten schweifen Gedanken während einer Entspannungsübung ab. Richten sich die Gedanken auf Angst besetzte Themen, kann durch Katastrophisieren der Teufelskreis in Gang gesetzt werden.
3. Auch bei subjektivem Wohlerleben kann im Übergang zur Entspannung eine plötzliche Panikattacke auftreten. Körperliche Entspannungsphänomene können bisweilen unangenehm oder als Kontrollverlust empfunden werden und bei entsprechender dysfunktionaler Bewertung blitzschnell den „Teufelskreis der Angst" auslösen.

Abhängig vom Befinden des Patienten sollte zunächst stablisierend auf ihn eingegangen werden (☞ Kap. 11, „Ablauf der Gruppensitzung wird gestört"). Im Anschluss sollte die Situation exploriert und umbewertet werden.
Der Teilnehmer sollte auf die Normalität dieser Phänomene und auf die für ihn wichtigen Angstbewältigungsstrategien hingewiesen werden.

Ich bekam während oder nach der Übung Schmerzen.

Durch die verstärkte Körperwahrnehmung kann es vorkommen, dass Verspannungen, die bereits vor der Entspannungsübung bestanden, schmerzhaft wahrgenommen werden. Evtl. geht auch das Lösen von Verkrampfungen mit Schmerzen einher. Sind die Schmerzen auf diesem Wege verursacht, spricht dies dafür, das Verfahren weiterhin anzuwenden. Mit Verbesserung der Entspannungsfähigkeit sollten sich auch die Schmerzen reduzieren und schwinden. Möglicherweise resultieren die Schmerzen, insbesondere Rückenschmerzen, auch aus einer ungünstigen oder ungewohnten (weil freien) Sitzhaltung. Dann wäre eine Variierung der Sitzhaltung oder Rückenübungen angebracht.

Die Rückenübung geht wie folgt:
„Richten Sie sich im Sitzen auf, atmen Sie ein und strecken Sie den Rücken durch. Halten Sie die Spannung einige Sekunden. Lösen Sie die Spannung wieder und sinken Sie in sich zusammen bis Sie eine angenehme Oberkörperhaltung erreicht haben.“

Die Übung kann bei Bedarf jederzeit wiederholt werden. Mit der Zeit gewöhnt sich der Rücken an die (freie) Haltung. Die Haltung wird weniger anstrengend empfunden und die Schmerzen lassen nach. Sollten die Schmerzen nicht schwinden, ist gegebenenfalls auch im Liegen zu üben.
Sollten die Schmerzen aus einer akuten oder chronischen Erkrankung resultieren, ist Vorsicht geboten. Betroffene Patienten sollten keinesfalls zu Übungen gedrängt werden, die Schmerzen verstärken oder auslösen könnten. Sie sollten angehalten werden, die Anspannung von Muskelgruppen, die Schmerz auslösend oder Schmerz verstärkend sein könnten, auszulassen. Aufgrund des zeitlich sehr engen Rahmens wird es kaum möglich sein, auf die betroffenen Patienten so individuell einzugehen, dass sie die progressive Muskelentspannung optimal, d.h. auch zur Schmerzreduktion nutzen können. Dennoch ist die Fortsetzung der Übungen zur Reduktion innerer Anspannung sinnvoll.
Gerade bei der Therapie chronischer Schmerzen gehört die progressive Muskelentspannung zu einer der wichtigsten und wirksamsten Methoden. Sie muss jedoch auf die spezifischen Bedürfnisse der Schmerzpatienten abgestimmt sein und sollte daher von schmerztherapeutisch qualifizierten Psychotherapeuten durchgeführt werden bzw. unter Supervision erfolgen.

Ich konnte mich nicht konzentrieren und war leicht abgelenkt.

„So geht es vielen, die Entspannungsverfahren erlernen wollen. Es ist nicht einfach, sich 15 Minuten lang auf sich selbst zu konzentrieren. Außengeräusche, Körperempfindungen oder abschweifende Gedanken können leicht von der Entspannungsübung ablenken. Setzen Sie sich nicht unter Druck und haben Sie Geduld mit sich. Ärgern Sie sich nicht über sich selbst, sondern setzen Sie die Übung dort fort, wo Sie abgeschweift sind. Sollten Sie vergessen haben, wo Sie waren, grübeln Sie nicht lange, machen Sie dort weiter, wo Sie glauben aufgehört zu haben. Es schadet nicht, wenn Sie eine Übung doppelt machen oder versehentlich eine auslassen. Wichtig ist, dass Sie die Übung weiterführen und eine Entspannung wahrnehmen.“

Ich kann mir den Übungsablauf nicht merken.

Manchen hilft es, sich die Anweisungen für die Muskelentspannung durch innerliches Sprechen oder flüsternd selbst vorzusprechen (Übungsanleitung, s. o.). Manche hätten gerne eine Aufnahme der Entspannungsübung, um sie sich zu Hause beim Üben vorspielen zu können. Eine oft empfohlene Möglichkeit ist, sich den Text selbst aufzunehmen. Im Handel oder auch von manchen Krankenkassen werden CDs mit Anleitung zur progressiven Muskelentspannung angeboten. Bei den Aufnahmen variieren die Anleitungen allerdings oft erheblich zu der hier vermittelten Variante.
Wir empfehlen daher, auf Aufnahmen möglichst zu verzichten und sich die Systematik der Übungen einzuprägen. So ist man unabhängig von der Verfügbarkeit der Aufnahme und kann die Entspannung von Anfang an überall ausführen.

Ich hatte keine Zeit zum Üben.

Dies ist ein häufig genanntes Problem. In der Tat fällt es vielen Menschen schwer, sich die Zeit zum Üben zu nehmen. Erfragen Sie, woran es gelegen hat und versuchen Sie, gerne auch unter Mithilfe der anderen Gruppenteilnehmer, Lösungsmöglichkeiten zu finden. Steckt hinter dem Zeitmangel ein motivationales Problem, können dahinter Skepsis dem Verfahren gegenüber oder Bequemlichkeit oder auch andere Gründe stecken? Idealerweise gelingt es dem Therapeuten, dieses geschickt zu explorieren und zu intervenieren. Bisweilen müssen hier aber auch die Grenzen eines Kurzzeit-Gruppen-Angebots akzeptiert werden, die allein schon wegen des zeitlichen Rahmens und der noch jungen therapeutischen Beziehung eng gesteckt sind.

Warum soll mit der dominanten Hand begonnen werden?

Es wird davon ausgegangen, dass die dominante Hand und auch das Bein empfindungssensibler sind als die nichtdominante Seite.

Kann ich nicht gleich die Kurzform üben?

Leider nicht. Da es leichter fällt, sich auf einen kleinen Bereich des Körpers zu konzentrieren trainiert man anfangs mit möglichst kleinen Muskelgruppen. Erst wenn die Wahrnehmung von Anspannung und Entspannung sich verbessert und die Entspannungsfähigkeit zugenommen hat, ist es sinnvoll, verkürzte Varianten anzuwenden.

Wie kann ich das Verfahren in der Öffentlichkeit anwenden?

„Es fällt im Alltag sicher kaum auf, sollten Sie die Hände zu Fäusten ballen. Probieren Sie einmal, die Oberarmmuskeln anzuspannen, ohne den Körper dabei merklich zu bewegen. Sie werden spüren – es geht. Leicht bewegte Schultern, Nacken, Rücken und kurzfristig angehaltener Atem fallen auch nicht störend auf. Die Gesichtsübungen lassen sich dagegen kaum unauffällig gestalten. Vielleicht verzichten Sie in der öffentlichen Situation auf das Anspannen und versuchen, die Gesichtsmuskeln nur bewusst zu entspannen. Die Rücken-, Gesäß- und Beinübungen lassen sich wieder kaum sichtbar ausführen.“

Ich schlafe beim Üben ein.

„Das ist nicht schlimm, aber auch nicht Sinn der Sache. Wenn Ihnen die Übungen gut gelingen, fühlen Sie sich im Anschluss ausgeruht und erfrischt. Versuchen Sie, bei der Übung wach zu bleiben, evtl. indem Sie sich die Situation weniger gemütlich gestalten oder aber nicht gerade kurz vor dem Schlafengehen üben. Die progressive Muskelentspannung wird auch bei Schlafstörungen angewendet, muss dafür jedoch in einer leicht veränderten Form geübt werden.“

Wie lange muss die Progressive Muskelentspannung geübt werden?

„Die progressive Muskelentspannung sollten Sie üben, bis Sie in der Lage sind, Anspannungen bewusst wahrzunehmen und zu lockern. Wenn Sie überall und jederzeit in der Lage sind, sich zu entspannen, dann haben Sie das Ziel dieses Entspannungsverfahrens erreicht. Mit der Muskelentspannung ist es dann wie mit dem Radfahren oder Schwimmen. Sie werden es nicht mehr verlernen. Genau wie beim Radfahren und Schwimmen kann es Ihnen aber gut tun, ein wenig in der Übung zu bleiben, sich also gelegentlich die Zeit zum Entspannen zu nehmen. Ob Sie dann auf die Langform zurückgreifen oder eine Kurzform wählen, bleibt Ihrem Bedürfnis überlassen. Sollten Sie sich wieder einmal angespannt, gestresst oder abgespannt fühlen, sollten Sie auf die Muskelentspannung zurückgreifen und sie erneut regelmäßig anwenden.“

Ich kann mir kein Ruhebild vorstellen.

Selten fällt es Menschen schwer, sich in eine Imagination zu vertiefen. Kann die Person sich grundsätzlich ein angenehmes Bild vorstellen, können Sie Hilfe anbieten, indem Sie die Reise durch das Ruhebild mit Ihrer Anleitung begleiten. Erfragen Sie, in welchem Umfeld sich das Bild befindet.
Wird z. B. eine Berglandschaft genannt, so könnten Sie es so versuchen:

Ruhebild (Berglandschaft)

„Versuchen Sie, sich Ihr Ruhebild vorzustellen ... Was können Sie sehen? ... Was sehen Sie, wenn Ihr Blick in die Ferne schweift? ... Liegt auf den Berggipfeln Schnee? ... Sind Wolken am Himmel oder scheint die Sonne? ... Was sehen Sie in Ihrer Nähe? ... Welche Farben können Sie sehen? ... Gibt es in Ihrem Bild auch Geräusche? ... Vogelgezwitscher? ... Wind? ... Laub im Wind? ... Oder ist es ganz still? ...Gibt es Gerüche? ... Riecht es nach gemähtem Gras oder Heu, nach Frühling oder Herbst? ... Wie fühlt sich Ihre Haut an? ... Scheint Ihnen die Sonne warm ins Gesicht? ... Streicht ein Wind angenehm erfrischend über Sie? ... Liegen Sie im Gras? ... Oder sitzen Sie auf einem erwärmten Felsen? ... Genießen Sie den Blick ins Tal und zu den Bergen? ... Und lassen Sie alle Muskeln ganz locker werden. Lassen Sie alle Anspannung von sich abfallen und genießen Sie den Moment der Ruhe."

Das Ruhebild macht mir Angst.
Ich kann kein friedvolles Ruhebild finden.

Menschen, die traumatische Erfahrungen gemacht haben, leiden oft darunter, dass sich die Bilder dieser Geschehnisse immer wieder aufdrängen. Besonders wenn die Betroffenen zur Ruhe kommen, z.B. beim Einschlafen oder aber auch bei Entspannungsübungen, kommen diese angstauslösenden Bilder wieder. Sollte ein Gruppenteilnehmer dieses Problem nennen, was selten der Fall ist, so ist eine Klärung im Einzelgespräch ratsam und gegebenenfalls Supervision einzuholen.

11 Schwierige Situationen innerhalb der Gruppensitzungen

Dieses Kapitel richtet sich vor allem an die Gruppenleiter, die mit der Durchführung psychoedukativer Gruppen bisher noch wenig Erfahrung gesammelt haben. Wir möchten Ihnen Anregungen geben, wie Sie mit schwierigen Situationen innerhalb der Gruppensitzungen umgehen können. Dazu haben wir für Sie einige Beispiele ausgewählt, die unserer Erfahrung nach am häufigsten auftreten oder eine besondere Herausforderung an den Gruppenleiter darstellen.
Viele der schwierigen Situationen beinhalten Aspekte, die für alle Teilnehmer im Umgang mit ihrer Angststörung wichtig sein können. Beispiele sind Themen, wie Umgang mit Überforderung, sich zum Üben Freiräume zu schaffen oder Risiken eingehen, um Ängste zu bewältigen. Daher ist es wichtig, bei der Reaktion auf schwierige Situationen nicht nur den betroffenen Teilnehmer anzusprechen, sondern die gesamte Gruppe mit einzubeziehen. Dieses erreichen Sie, indem Sie die anderen Gruppenmitglieder fragen: *„Kennen Sie diese Schwierigkeit auch, haben Sie schon einmal Ähnliches erlebt?“* Sie können auch Beispiele anderer aufgreifen, die diese zuvor berichtet haben: *„Frau X, Sie haben vorhin Ähnliches berichtet.“* Das Einbeziehen der anderen Gruppenteilnehmer fördert deren Aufmerksamkeit innerhalb der Sitzung, auch wenn Sie selber gerade nicht von sich berichten.

Tipp

Wir meinen deshalb:
Gruppenleiter sollten **schwierige Situationen als Chancen betrachten,** die eine Sitzung lebendig halten, statt Sie möglicherweise zu fürchten.

Schwierige Situationen allgemein (Panik- und Angstbewältigungsgruppen)

Therapeut kann Frage eines Teilnehmers nicht beantworten

Teilen Sie mit, dass Ihnen diese Frage so noch nicht gestellt worden ist. Äußern Sie, dass Sie im Augenblick keine Antwort parat haben, dass Sie sich aber bis zum nächsten Mal Gedanken dazu machen werden bzw. dass Sie sich genauer informieren.
Geben Sie dem Teilnehmer von sich aus zu Beginn der nächsten Sitzung eine Rückmeldung.

Ablauf der Gruppensitzung wird gestört

Ein einzelner Teilnehmer erlebt im Rahmen der Gruppensitzung eine Panikattacke, woraufhin er fluchtartig den Raum verlässt.
Diese Situation tritt eher selten ein, kann aber durchaus passieren. Falls anwesend, bitten Sie den Co-Therapeuten hinterher zu gehen und sich um den Teilnehmer zu kümmern.
Falls Sie alleine sind, legen Sie eine kurze Unterbrechung ein, bitten Sie die Gruppe im Raum zu bleiben und gehen Sie dem Patienten hinterher:

- Lassen Sie sich die aktuelle Symptomatik schildern.
- Intervenieren Sie, in dem Sie den Teilnehmer anleiten, Angstbewältigungsstrategien anzuwenden, z. B. Realitätsüberprüfung und -beschreibung.
- Versuchen Sie den Teilnehmer zur Rückkehr in die Gruppe zu motivieren. Loben Sie ihn ggf. für seinen Mut.
- Vereinbaren Sie einen Telefonkontakt, falls der Patient nicht dazu zu motivieren ist, in die Gruppensituation zurückzukehren und stattdessen nach Hause gehen möchte. Teilen Sie diese Lösung der restlichen Gruppe anschließend mit.

Falls bei einem Patienten während einer Sitzung eine Panikattacke auftritt, ohne dass er aus dem Raum flüchtet, sollte diese Störung Vorrang haben. Sie sollten wie beschrieben intervenieren.
Einzelne Teilnehmer fühlen sich durch ihre Angsterkrankung stark belastet und verzögern das Vorankommen innerhalb der Gruppensitzung durch einen wiederholt auftretenden starken Rededrang. Andere Teilnehmer kommen kaum zu Wort oder wirken genervt bzw. gelangweilt.
Einzelne Teilnehmer kommen mit der Erwartung in die Gruppe, hier ein Austauschforum mit anderen Betroffenen vorzufinden. Da die Gruppenkonzepte jedoch nur auf wenige Sitzungen ausgelegt sind, kann es sich als störend erweisen, wenn einer der Gruppenteilnehmer überdurchschnittlich viel Raum für sich beansprucht. Gerade in den Theorie vermittelnden Gruppensitzungen bedürfen Redebeiträge eine gewisse Lenkung durch den Therapeuten, da die Vermittlung von Informationen deutlich im Vordergrund steht. Versuchen Sie, dies dem betreffenden Teilnehmer diplomatisch und zugewandt zu vermitteln, so vermeiden Sie kontraproduktive Widerstände.

Beispiele für Formulierungen:
„Sie beschreiben das sehr gut, leider können wir an dieser Stelle aus Zeitgründen nicht intensiver darauf eingehen."
„Das sind wichtige Anregungen, die werde ich später noch einmal aufgreifen. Jetzt möchte ich erst mal hören, welche Erfahrungen Frau X. gemacht hat." Oder: „Jetzt möchte ich erst einmal mit den Informationen fortfahren."

Wichtig zu beachten ist, dass es viele Teilnehmer als sehr entlastend erleben, auf andere Betroffene zu treffen, die unter ähnlichen Ängsten leiden wie sie selbst. Um einerseits deren Bedürfnis nach Austausch nachzukommen und andererseits den zeitlichen Rahmen einzuhalten, bedarf es einer Balance in der Lenkung der Redebeiträge.
Falls es Ihnen notwendig erscheint, können Sie einen sehr redebedürftigen Teilnehmer nach Ende der Sitzung noch einmal direkt ansprechen. Sie können dann abklären, inwieweit bei ihm aktuell Interventionsbedarf besteht, oder ob eine anschließende Psychotherapie bzw. das Aufsuchen anderer stützender Angebote, wie Beratungsstellen und Selbsthilfegruppen, sinnvoll erscheint.

Innerhalb der Gruppe entwickelt sich Widerstand

Ein Patient zeigt sich ablehnend, äußert zum wiederholten Male abfällige Bemerkungen, wie: *„Das habe ich alles schon ausprobiert, aber genützt hat es mir gar nichts ...“.*
Widerstände und Abwertungen können Sie am besten auflösen, wenn Sie den Patienten weiterhin wohlwollend entgegentreten. Dieses können Sie erreichen, in dem Sie äußern, dass es beim Üben zumeist Aspekte gibt, die bis dahin unberücksichtigt geblieben sind, und dass es sich deshalb lohnt, sich selbst noch einmal genau zu beobachten und Übungen neu auszuprobieren.
Eine Möglichkeit zur Umkehrung von Bewertungen bieten an dieser Stelle **paradoxe Intentionen.** Dieses Vorgehen bedarf viel Fingerspitzengefühl und Erfahrung.

Beispiel einer paradoxe Intention bezogen auf die o.g. abfällige Bemerkung
Therapeut: *„Das ist ja schade, dass Sie hier nichts Neues erfahren. Sie müssen sich ja furchtbar langweilen. Macht es für Sie denn überhaupt einen Sinn, weiter hierher zu kommen, denn das kostet Sie ja viel kostbare Zeit?“*
Teilnehmer: *„Naja, so schlimm ist es auch nicht! Was die anderen erzählen finde ich ja auch ganz interessant ...*

Wichtig ist, dass Sie darauf achten, dass in Ihrem Tonfall weder Ironie nach Gereiztheit mitschwingt. Andernfalls erreichen Sie mit dieser Methode einen gegenteiligen Effekt, in dem sich der Widerstand des Patienten weiter verstärkt.
Die Gruppe verhält sich passiv
Es kommt immer mal wieder vor, dass sich eine ganze Gruppe eher passiv verhält und die Teilnehmer sich nur wenig aktiv ins Gruppengeschehen einbringen. Gerade Therapeuten mit sehr wenig Vorerfahrung lassen sich hierdurch leicht verunsichern und stellen ihre eigenen Kompetenzen infrage.

- Nutzen Sie die im Manual aufgeführten optionalen Fragen, um die Gruppe zu aktivieren.
- Stellen Sie offene, konkrete Fragen direkt an die einzelnen Gruppenteilnehmer.
- Halten Sie kleine Pausen aus, geben Sie den Teilnehmern dadurch etwas Zeit, die Informationen zu verarbeiten und von sich aus aktiv zu werden.
- Versuchen Sie, „Gedanken zu lesen" und laut zu formulieren, was den Teilnehmer möglicherweise gerade „durch den Kopf geht".

▶▶ *„Das ist eine Fülle an neuen Informationen, die müssen Sie sicher erst mal alle verarbeiten" oder „Ich denke, dass einige von Ihnen schon einmal ähnliche Erfahrungen gemacht haben und sich in dem, was ich gerade gesagt habe, wiedererkennen ...* (Pause, in die Runde schauen) *..., stimmt das?"*

Schwierige Situationen innerhalb der Angstbewältigungsgruppe

Schwierigkeiten bei der Absprache von Hausaufgaben

☞ „Schwierige Situationen bei der Absprache von Hausaufgaben", Kap. 6

Es bereitet Ihnen Schwierigkeiten, für einen bestimmten Teilnehmer eine passende Übung zu finden. Die anderen Gruppenmitglieder werden unruhig.

Dieser Schwierigkeit können verschiedene Ursachen zugrunde liegen. Deshalb ist es wichtig zu unterscheiden, ob Sie als Therapeut oder der Patient selbst Schwierigkeiten haben, eine passende Übung festzulegen. Liegt die Schwierigkeit bei Ihnen, versuchen Sie zu unterscheiden:

- ob es Ihnen an Ideen mangelt, weil Ihnen die Ängste des Patienten zu diffus erscheinen;
- ob Ihnen die vom Teilnehmer vorgeschlagenen Übungen als eine Überforderung erscheinen;
- ob Ihnen aus den Erläuterungen des Teilnehmers nicht deutlich wird, was genau Inhalt und Ziel der von ihm vorgeschlagenen Übung sein soll.

Tipp **Lösungsvorschläge bei mangelnden Ideen:**

- Fragen Sie nach konkretem Vermeidungsverhalten und nach Situationen, in denen besonders starke Ängste auftreten, leiten Sie hieraus Übungen ab (☞ „Vorbesprechung von Übungen", Kap. 6).
- Fällt Ihnen keine passende Übung ein, können Sie die Gruppe mit einbeziehen und fragen, ob vielleicht einer der anderen Teilnehmer eine Idee hat.

- Finden Sie absolut keine passende Übungssituation, können Sie mit dem Patienten auch eine Selbstbeobachtungs- und Diskriminationsübung vereinbaren. Nutzen Sie dazu ein Selbstbeobachtungsprotokoll (☞ Formblatt 6 im Anhang/ CD-ROM).

Beispiel für die Anleitung einer Selbstbeobachtung

„Beobachten Sie in der nächsten Woche, in welchen Situationen Ihre Angst auftritt, welche Körpersymptome dabei eine Rolle spielen, welche Gedanken, Gefühle und Befürchtungen Sie in diesem Moment haben und wie Sie sich konkret verhalten. Um Ihre Beobachtungen festzuhalten, können Sie ein Selbstbeobachtungsprotokoll benutzen. Mit Hilfe Ihrer Aufzeichnungen können wir dann gemeinsam typische Auslöser für Ihre Ängste leichter herausfinden.

Lösungsvorschlag für überfordernde Übungen Tipp

Teilen Sie dem Patienten Ihre Einschätzung mit und bitten Sie ihn, seine Übungswahl zu überprüfen. Stellt die Übung tatsächlich eine Überforderung dar, unterteilen Sie sie diese in kleinere Schritte (☞ „Vorbesprechung von Übungen"/Kap. 6).

Lösungsvorschlag zur Bestimmung von Ziel und Inhalt Tipp

Stellen Sie offene Fragen („W-Fragen"):

- *„Was genau soll der Inhalt Ihrer Übung sein?"*
- *„Was wollen Sie mit dieser Übung erreichen?"*
- *„Worin liegt für Sie die Schwierigkeit dieser Übung?"*
- *„Woran würden Sie merken, dass die Übung erfolgreich verläuft?"*

Konkretisieren Sie anschließend die Übung, in dem Sie die Vereinbarung noch einmal zusammenfassen.

Liegt die Schwierigkeit beim Patienten, versuchen Sie zu unterscheiden:

- ob bei dem Patienten Motivationsprobleme bestehen zu üben;
- ob sich der Patient generell schwer entscheiden und festlegen kann.

Lösungsvorschläge bei Motivationsmangel: Tipp

- Hinterfragen Sie die Risikobereitschaft zum Üben und eventuelle Hintergründe.
- Weisen Sie auf seine Selbstbestimmung und -verantwortung hin: *„Sie entscheiden, ob und wann Sie üben."* oder *„Sie üben für sich selbst und nicht für mich."* Akzeptieren Sie die Haltung des Patienten, statt ihn zu bedrängen und unter Druck zu setzen. Sehen Sie dies als einen Hinweis auf ein Motivationsproblem, dessen Ursache möglicherweise in einer hohen Funktionalität der Symptomatik besteht.

Lösungsvorschläge bei Entscheidungsschwierigkeiten: Tipp

- Bleiben Sie hartnäckig: *„Für welche der möglichen Übungen wollen Sie sich entscheiden?"*

- Oder unterbrechen Sie und geben sie dem Patienten noch etwas Bedenkzeit, indem sie zunächst mit einem anderen Gruppenmitglied dessen Übung vereinbaren und später noch mal direkt auf den Patienten zurückkommen: *„Was haben Sie sich in der Zwischenzeit überlegt?“*

Ein Patient berichtet von Ängsten, die sich auf eine real gefährliche Situation beziehen. Wie z. B. Höhenangst auf einem Baugerüst.
In der Angstbewältigungsgruppe geht es um die Bewältigung **real nicht gefährlicher Situationen.** Bei der Indikationsstellung für die Teilnahme sollte dies beachtet werden. Ein Patient, dessen Ängste sich **nur** auf real gefährliche Situationen beziehen, sollte nicht in die Gruppe genommen werden, da er von der Teilnahme nur bedingt profitieren kann. Sie sollten keine Übungen auswählen, die für den Patienten ein Gefahrenpotenzial in sich bergen.

- Suchen Sie bezogen auf das o. g. Beispiel nach Situationen, die sich auf Höhe beziehen, aber **kein** Gefahrenpotenzial in sich bergen, und schlagen Sie dem Teilnehmer vor, diese zu üben (z. B. im oberen Stockwerk eines Hochhauses aus dem Fenster schauen und ggf. auf den Balkon treten oder eine Aussichtsplattform aufsuchen).

Eine Autofahrphobie stellt einen Randbereich real gefährlicher Angstsituationen dar. Das Beachten der Angsthierachie spielt eine wichtige Rolle. Übungen sollten abgestuft gestaltet werden. Es ist abzuklären, ob es sich bei dem Patienten um einen versierten Autofahrer handelt. Außerdem besteht die Möglichkeit, einen Fahrlehrer hinzuzuziehen.
Aufgrund eines langjährig bestehenden Vermeidungsverhaltens traut sich ein Patient nicht zu, alleine Übungen durchzuführen.
Gerade diese Teilnehmer neigen zu Katastrophengedanken und sehen sich gedanklich schon in der für sie schwerstmöglichst zu bewältigenden Angstsituation. Verweisen Sie deshalb auf das „Prinzip der kleinen Schritte“. Ermutigen und motivieren Sie den Patienten, seine bisherigen Grenzen zu erweitern. Weisen Sie ihn darauf hin, wie stolz er sein wird, wenn ihm die Übung gelingt. Und dass er kaum etwas zu verlieren hat, falls das Üben nicht klappt, sondern dass er nur gewinnen kann. Arbeiten Sie heraus, was für den Betroffenen ein minimaler Risikoschritt sein könnte, den er sich alleine zu üben zutraut.

Tipp

Einige Übungsbeispiele bezogen auf die Agoraphobie:

- Alleine zum Bäcker um die Ecke gehen, zu einer Zeit, in der der Laden vermutlich eher leer sein wird.
- Alleine fünf Minuten vor die Haustür gehen und einen kleinen Spaziergang machen.
- Sich beim Einkaufen für kurze Zeit von der hilfreichen Begleitperson trennen.
- Den Partner 1 – 2 Stationen mit öffentlichen Verkehrsmitteln vorausfahren lassen.

Ein Teilnehmer beharrt auf einem somatischen Erklärungsmodell für seine Angstsymptome und zeigt deshalb wenig Motivation und Risikobereitschaft zum Üben.
Trotzdem sollten Sie versuchen, den Teilnehmer zum Üben zu motivieren.

Tipp

Hinterfagen Sie, ob:
- Der Patient umfangreich untersucht wurde? – Mit welchen Ergebnissen?
- Der Patient ähnliche Körperreaktionen auch aus anderen Zusammenhängen kennt (z.B. wenn er sich freut oder wütend ist, oder bei körperlicher Anstrengung)?

Wenn Letzteres zutrifft, ist es hilfreich darauf hinzuweisen, dass es sich physiologisch um eine gleiche Reaktion wie bei Angst handelt, die vom Patienten nur unterschiedlich bewertet wird.
Bezogen auf das Thema „Risikobereitschaft“ sollten Sie darauf hinweisen, dass jeder Mensch zu jeder Zeit ein gewisses Risiko mit sich trägt, ernsthaft zu erkranken und es trotzdem möglich ist, ein „lebenswertes“ Leben zu führen.
Einer der Teilnehmer benennt terminliche Schwierigkeiten und gibt an, bis zur nächsten Sitzung keine Zeit zum Üben zu haben.
Gerade berufstätige Teilnehmer sind häufig bis zur nächsten Sitzung stark terminlich eingebunden und sehen für sich selbst nur wenige Freiräume, in denen sie üben können.

Tipp

- Klären Sie ggf. bereits im individuellen Vorgespräch mit den einzelnen Patienten deren Bereitschaft zum regelmäßigen Üben.
- Betonen Sie auch während der Gruppe, wie wichtig das Üben für die Teilnahme an der Gruppe ist.
- Erfragen Sie, welche Möglichkeiten sich finden lassen, innerhalb des Terminkalenders kleine, ruhige Freiräume zu schaffen, um eine kurze Übung durchzuführen, die zum Alltagsgeschehen passt.
- Verweisen Sie aber zur Entlastung auch zurück auf das Stressmodell und den Zusammenhang zwischen Belastungen und Intensität des Angsterlebens.

Bei manchen Patienten spielt zudem eine Rolle, dass sie sich selbst nicht so wichtig nehmen und Probleme damit haben, eigene Prioritäten zu setzen. Hinterfragen Sie diesen Aspekt. Trifft er zu, ist es hilfreich, den Patienten zu motivieren, zu Gunsten der eigenen Wichtigkeit Termine abzusagen oder sich mehr Freiräume zu verschaffen.
Bestehen Schwierigkeiten in der Umsetzung, kann dies ein Hinweis auf spezielle soziale Ängste und Defizite sein. In diesem Fall kann bereits eine Absage oder das Schaffen von mehr Freiräumen eine Übung darstellen.

Schwierigkeiten bei der Übungsnachbesprechung

Einer der Teilnehmer hat sich entgegen der Absprache nicht getraut, seine Übung durchzuführen.

- Entlasten Sie den Teilnehmer, indem Sie äußern, dass es vorkommen kann, dass man eine zu schwierige Übung auswählt, und dass Sie bei der Vorbesprechung nicht ausreichend darauf geachtet hätten, dieses zu vermeiden.
- Loben Sie ihn ggf. für seinen Versuch. Weisen Sie daraufhin, dass die Übung zu schwer gewählt war, im Sinne eines Experiments. Vermitteln Sie, dass auch diese Erfahrung wichtig war, um die eigenen Grenzen besser einschätzen zu lernen.
- Erfragen Sie die konkreten Befürchtungen des Betreffenden, die zu dem Vermeidungsverhalten geführt haben.
- Lassen Sie den Teilnehmer einschätzen, wie realistisch seine Befürchtungen sind.
- Arbeiten Sie heraus, was in einer nächsten Übung ein neuer, kleinerer Risikoschritt sein könnte.
- Erfragen Sie den Umgang des Patienten mit seiner Erwartungsangst. Weisen Sie darauf hin, dass das Angstbewältigungskonzept auch hilfreich ist, um Erwartungsängste abzubauen, zum Beispiel durch einen Gedankenstop mit anschließender Realitätsüberprüfung. Der Gedankenstop stellt eine verhaltenstherapeutische Technik zur Unterbrechung unerwünschter Gedanken dar. Als Unterstützung kann es bei Anwendung dieser Technik hilfreich sein, dass sich der Patient bildlich ein großes, rotes Stoppschild vorstellt, wie er es aus dem Straßenverkehr kennt, und gleichzeitig („innerlich") laut Stopp! sagt.
- Fragen Sie nach, ob es außerhalb dieser Übung andere positive Erfahrungen mit den Angstbewältigungsstrategien gab.

Ein Teilnehmer reagiert frustriert, nachdem ihm eine Übung aus der letzten Sitzung nicht gelungen ist.

Im Prinzip gilt Ähnliches wie im Beispiel davor. Einige Teilnehmer gehen nach positiven Erfahrungen bei der Umsetzung von Angstbewältigungsstrategien fälschlicherweise davon aus, dass sie in der Zukunft nie wieder Ängste erleben werden. Weisen Sie darauf hin, dass eine Verbesserung in der Regel nicht linear verläuft. Betonen Sie deshalb, dass es vor allem darauf ankommt, sich den eigenen Angstsituationen zu stellen und sie zu bewältigen, nicht darauf, keine Angst mehr zu verspüren. Weisen Sie ggf. auch darauf hin, was bei dem Betreffenden alles schon geklappt hat, und dass ein Misserfolg auch die positive Möglichkeit beinhaltet, daraus zu lernen.

Tipp

Klären Sie mit dem Teilnehmer, warum ihm die Übung nicht gelungen ist.

- Hat er die Angstbewältigungsregeln nicht angewandt?
- War die Übung zu schwer?

- Gab es während der Übung Zeitdruck?
- Wie ist er mit seiner Erwartungsangst umgegangen?

Ein Teilnehmer neigt dazu, seine eigenen Fähigkeiten zu überschätzen und sich in Übungssituationen selbst zu überfordern.
Dieses Problem kann sowohl bei der Absprache von Übungen auftreten, als auch bei der Nachbesprechung der Hausaufgaben.
Bei der Übungsabsprache sollten Sie respektvoll Ihre Skepsis anmelden und noch einmal genau hinterfragen, ob die ausgewählte Übung tatsächlich realistischerweise zu bewältigen ist. Sollte dieses nicht der Fall sein, unterteilen Sie gemeinsam mit dem Teilnehmer die Übung soweit, bis Sie Ihnen durchführbar erscheint.
Weisen Sie noch einmal auf die Zusammenhänge innerhalb des Stressmodells hin. Erläutern Sie, wie wichtig Pausen und eine realistische Bewertung der eigenen Belastbarkeit sind, um das allgemeine Anspannungsniveau auf einem niedrigen Level zu halten.

Tipp

Sprechen Sie an, woran es liegt, dass sich der Patient selbst überfordert:
- Merkt er es selber gar nicht?
- Bzw. bemerkt er es erst hinterher?
- Liegt es an seinem hohen eigenen Anspruchsniveau?

Trotz Anwendung der Angstbewältigungsstrategien gelingt keine Angstreduktion – warum ist das so und was kann man tun?
Manchmal kommt es vor, dass sich trotz Anwendung der im Manual besprochenen Angstbewältigungsstrategien die Ängste nicht längerfristig reduzieren. Oder dass sich nach einer zunächst erfolgten Reduktion ein heftiger Rückfall entwickelt, der dann nicht remittiert. Warum das so sein kann, soll im Folgenden dargestellt werden.
Wurden die Angstmanagement-Strategien wirklich korrekt angewandt?
Um weitere Schritte einzuleiten, muss vorerst geklärt werden, ob die Strategien zur Angstbewältigung wirklich korrekt eingesetzt wurden. Sehr häufig ist nämlich zu beobachten, dass viele Patienten keine wirkliche innere Bereitschaft für Panikerleben aufbringen, obwohl sie wissen, dass die Symptome ungefährlich sind. Diese innere Bereitschaft ist jedoch notwendig, um Angst wirklich zuzulassen und dauerhaft bewältigen zu können. Der Versuch, Kontrolle auf die körperlichen Reaktionen auszuüben, führt in aller Regel zu erneutem Vermeidungsverhalten. Die Folge ist ein ständig erhöhtes Anspannungs-Angstniveau, welches die Angst aufrechterhält (☞ „Teufelskreis der Angst“, Kap. 7). Nur die Erfahrung, dass maximale Angst auch wirklich selbst bewältigt werden kann, ermöglicht also eine dauerhafte Angstreduktion.
Für manche Patienten, häufig für diejenigen, für die ein Kontrollverlust besonders schwer zu ertragen ist, ist es notwendig, die Erfahrung der maximalen Angst in einer geschützten Umgebung mit direkter thera-

peutischer Begleitung zu durchleben. D. h., der Verhaltenstherapeut begleitet den Patienten zunächst in schwierige Angstsituationen, fordert das Angsterleben durch die Konfrontation mit der Situation heraus und zieht sich allmählich zurück. Der Patient hat so die Erfahrungen gemacht, Angst aushalten und mit dem Erleben umgehen zu können.

Andere Problembereiche als „Angstursache"

Im Rahmen der ersten Gruppensitzung wurde besprochen, dass Ängste neben anderen Ursachen häufig in einer Belastungssituation auftreten. Eine solche hat stets ganz unterschiedliche Gründe, die manches Mal schwierig zu verändern sind und oft eine weiterführende Psychotherapie erfordern. Die aufgetretene Angsterkrankung stellt dann manchmal eine **scheinbare „Problemlösung"** dar, obgleich sie ihrerseits zu erheblichem Leidensdruck führen kann. Wenn also die Angsterkrankung eine hohe und noch aktuelle Funktion erfüllt, ist die Wahrscheinlichkeit, die Ängste rasch und dauerhaft zu reduzieren, gering. Im Folgenden sind einige Möglichkeiten für **„Funktionen der Angst"** beispielhaft dargestellt:

1. Partnerschaftliches Problem

Wegen der Angstsymptomatik ist der angstfreie Partner bereit, Unterstützung in verschiedenen Bereichen zu geben, wie Einkäufe am Wochenende erledigen, mit den Kindern Unternehmungen durchführen oder als Paar alles gemeinsam zu machen, da ja wegen der Angst ein Alleinsein dem Betroffenem oft Schwierigkeiten bereitet.

Wäre die Symptomatik nicht mehr vorhanden, fielen womöglich auch diese Annehmlichkeiten fort. Der angstfreie Partner würde die Freizeit vielleicht wieder mehr mit Freunden statt mit der Familie verbringen. Mitunter „blockiert" die Angststörung aus moralischen Bedenken sogar eine vom „gesunden" Partner eigentlich gewünschte Trennung der Partnerschaft („*Ich kann sie/ihn doch nicht alleine lassen, wenn es ihr/ihm so schlecht geht.*").

Ängste können außerdem von einem schwelenden Konflikt ablenken, da sie in aller Regel sehr viel Raum einnehmen. Insbesondere für Menschen, die Probleme haben, Konflikte auszuhalten oder sich durchzusetzen, kann die Angst daher eine gewisse Schutzfunktion übernehmen.

2. Berufliches Problem

Hierzu ein Beispiel: Ein langjähriger Mitarbeiter einer Firma muss nach einem Wechsel in der Unternehmensführung gravierende Veränderungen an seinem Arbeitsplatz hinnehmen, die zunehmend so belastend werden, dass schon das morgendliche Aufwachen mit negativen Gedanken bezogen auf den Arbeitsplatz begleitet ist. Ein Firmenwechsel erscheint ihm chancenlos.

Die sich aus dieser Belastungssituation heraus entwickelten Ängste werden irgendwann so stark, dass eine Arbeitsunfähigkeit eintritt. Durch die Arbeitsunfähigkeit kann der Betroffene auch vermeiden, den ungeliebten Arbeitsplatz aufzusuchen. Die Ängste, „schützen" ihn in dem Fall, sich der Belastungssituation aussetzen zu müssen.

In einem anderen Fall helfen die Ängste dabei, real zu viele **nicht zu bewältigende Aufgaben** zu delegieren oder sich von vornherein von deren Übernahme abzugrenzen („*Das wird mir zuviel, so belastbar bin ich nicht*“).

3. Depressionen

Manchmal „verstecken“ sich hinter den Ängsten auch Depressionen. Das ist insbesondere der Fall, wenn emotional äußerst belastende Lebenseinschnitte der Angststörung vorausgegangen waren, wie schwere Erkrankungen oder Verlustsituationen (z.B. Trennungen, Todesfälle). Wenn solche Belastungen emotional nicht verarbeitet, sondern rationalisiert werden, wirken sie weiter. Die Angstsymptomatik „hilft“ dann dabei, sich von seinen eigenen schmerzlichen Gefühlen „abzulenken“, weil die Ängste die überwiegende Aufmerksamkeit erfordern.

4. Geringes Selbstvertrauen

Sehr häufig entstehen Belastungen dadurch, dass man zu der eigenen Überforderung ganz entscheidend selber beigetragen hat. Das ist zum Beispiel der Fall, wenn alles perfekt sein soll und daher Aufgaben ungern delegiert werden („*Die anderen machen es nicht gut genug*“). Ausgeprägter Perfektionismus ist häufig eine Folge eines geringen Selbstvertrauens. Es wird angestrebt, Fehler zu verhindern und somit auch keine negativen Konsequenzen zu erfahren. Überforderungen entwickeln sich aber auch, wenn man nicht Nein sagen mag oder sich nicht abgrenzen kann. Im Hintergrund steht hierbei die Sorge, man würde andernfalls weniger gemocht.

Sind diese nur beispielhaft ausgewählten Problemfelder so ausgeprägt, dass sie für den Betroffenen alleine nicht zu bewältigen sind, sollte eine weiterführende Psychotherapie veranlasst werden. Die Angstbewältigung kann dabei parallel nach den individuellen Gegebenheiten praktiziert werden.

Schwierige Situationen innerhalb der Panikbewältigungsgruppe

Auf typische Schwierigkeiten, wie sie speziell in der Panikbewältigungsgruppe (☞ Kap. 9) auftreten können und deren Lösungsmöglichkeiten, wurde bereits während der Beschreibung der einzelnen Sitzungen näher eingegangen, so dass an dieser Stelle auf eine Wiederholung verzichtet wurde.

Häufig gestellte Fragen von Angstpatienten

Kann ich nicht doch ohnmächtig werden, während ich eine Angstattacke habe?

Einige Betroffene befürchten, dass ihre Symptome letztlich doch zur Ohnmacht führen können oder sie berichten, dass sie auch schon einmal ohnmächtig wurden. *„Selbstverständlich kann jeder von Ihnen, so wie ich auch, trotz eines gesunden Körpers einmal ohnmächtig werden. Dies könnte beispielsweise passieren, wenn man zu niedrigem Blutdruck neigt und nach längerem Sitzen/Liegen zu schnell aufsteht, oder wenn es heiß und stickig ist und man lange stehen muss, oder in ähnlichen Situationen. Es kommt dabei zu einem Blutdruckabfall und – wenn man trotzdem stehen bleibt – kann dies tatsächlich zu einer kurzen Ohnmacht führen. Nach dem „Umkippen" normalisiert sich der Blutdruck im Liegen wieder, das Umkippen schützt einen also vor einem längeren Blutdruckabfall. Ganz anders sieht die Situation aber während einer Angstattacke aus: Stresshormone werden ausgeschüttet, das Herz klopft oder rast, der Blutdruck steigt. Diese Reaktionen führen nicht zu einer Ohnmacht, sie stellen sogar einen Schutz vor Blutdruckabfall und Ohnmacht dar. Sie können also während eines Angstanfalls tatsächlich nicht ohnmächtig werden!"*

Hält mein Herz Angstattacken mit Herzrasen und Blutdruckanstieg überhaupt aus?

Angstpatienten berichten oft über Befürchtungen, ihr Herz könnte während der Angstattacken versagen oder ein Herzinfarkt könnte entstehen.

„Wenn Sie ärztlich untersucht sind und keine Herzerkrankung haben ist dies eine unrealistische Befürchtung. Zeitlich begrenzte Blutdruck- und Herzfrequenzsteigerungen schaden nicht, das haben Sie schon vielfach in Ihrem Leben erfahren. Denken Sie nur daran, was Ihr Herz bei sportlichen Aktivitäten leistet und wie gesund Sport ist! Natürlich ist ein dauerhaft erhöhter Blutdruck, z. B. bei Dauer-Stress, langfristig ungesund. Mit Hilfe von regelmäßigem Entspannungstraining können Sie etwas dagegen tun, bei andauernd erhöhtem Blutdruck kann auch eine Behandlung mit blutdrucksenkenden Medikamenten notwendig werden. Dies gilt aber nicht für hohe Blutdruckwerte während Angstattacken, diese sind nicht gefährlich oder schädlich und haben nur die Funktion, sie körperlich „in Alarmbereitschaft" zu versetzen, um schneller reagieren zu können."

Warum bekomme ich körperliche Symptome und Ängste in stressfreien Zeiten z. B. im Urlaub?

Nicht selten berichten Betroffene, dass sie über längere Zeit im Stress waren und in dieser Zeit keine Symptome auftraten. Erst einige Zeit danach, z. B. im Urlaub, bemerkten sie Körpersymptome und hatten z. B. Angst vor einem Herzinfarkt. Manche Patienten berichten dies auch innerhalb eines Tages: Tagsüber, bei z. B. beruflichem Stress, geht es ihnen gut – erst abends, wenn sie z. B. entspannt auf der Couch liegen, kommt es zu Panikattacken. *„Dies können Sie sich gut erklären, wenn Sie sich überlegen, wo Sie in diesen Zeiten mit Ihrer Aufmerksamkeit waren. Im Stress hatten Sie zwar z. B. vermehrte Stresshormone und einen schnelleren Herzschlag, waren aber durch die Stresssituation abgelenkt, haben darauf nicht geachtet. Erst wenn Sie z. B. abends zur Ruhe kommen und nicht mehr abgelenkt sind merken Sie, wie z. B. Ihr Herz noch klopft. Genauso können auch im Urlaub noch körperliche Stresssymptome bestehen, obwohl Sie psychisch schon zur Ruhe gekommen sind. Umso mehr können solche Körpersymptome Angst auslösen, da Sie sich diese nicht erklären können („Wieso gerade jetzt, wo der Stress doch vorher viel schlimmer war?"). Wenn Sie diese Zusammenhänge kennen, wird es Ihnen leichter fallen, mit einer solchen Angstattacke umzugehen, da Sie dann eine psychologische Erklärung dafür haben und entsprechend etwas dagegen tun können (z. B. mit Hilfe der „10 goldenen Regeln" der Angstbewältigung)."*

Wenn ich ein Antidepressivum wieder absetze, kommt dann die Angst wieder?

Man weiß aus mehreren wissenschaftlichen Untersuchungen, dass die Ängste nach dem Absetzen einer alleinigen medikamentösen Behandlung leider meistens wieder auftreten. Anders bei der Verhaltenstherapie: Nach Ende einer erfolgreichen Therapie nehmen die Ängste in den meisten Fällen für längere Zeit nicht wieder zu. Kurzzeitig ist dies aber durchaus möglich, wobei Sie dann ja gelernt haben mit den Ängsten umzugehen und diese selbstständig wieder bewältigen können. Wenn Sie also von einer Verhaltenstherapie profitieren und sich zutrauen, Ängste aktiv zu bewältigen, können Sie das Antidepressivum wahrscheinlich schrittweise absetzen. Es spielen bei dieser Entscheidung aber noch mehrere individuelle Faktoren eine Rolle, z. B. ob noch erhebliche andere ungelöste Probleme in Ihrem Leben vorhanden sind oder eine depressive Stimmung besteht. Daher sollte die Entscheidung wann das Medikament abgesetzt werden soll, individuell mit Ihrem Arzt und Therapeuten getroffen werden.

Darf ich aktiv Sport treiben?

„Unbedingt, möglichst regelmäßig! Leider glauben viele, dass eine körperliche Schonung bei Panikattacken sinnvoll wäre. Das Gegenteil ist der Fall: Durch Sport können Sie erfahren, dass Herzrasen, schnelles Atmen und Schwitzen ganz normale und sinnvolle Reaktionen sein können und nicht nur Hinweise auf eine Panikattacke. Dadurch, dass Sie das beim Sport erleben, auch wenn es Ihnen anfangs vielleicht Angst macht, bekommen Sie wieder mehr Zutrauen zu Ihrem Körper und dessen Reaktionen. Sie sollten selbstverständlich nicht extrem leistungsbezogen trainieren, sondern angepasst an Ihre persönliche Fitness und Motivation. Beispielsweise gibt es im Buchhandel mehrere gute Ratgeber, z. B. zum richtigen Joggen, aus denen Sie die für Sie passende Dosierung der Belastung gut entnehmen können. Dann kann Sport sehr hilfreich sein, um Ihre Ängste zu vermindern. Ein sehr wertvoller Zusatzeffekt gerade des regelmäßigen Ausdauersports ist der Abbau von durch Alltagsstress hervorgerufener Anspannung und von depressiver Stimmung. Da beides Ihre Angstreaktionen verstärken kann, können Sie durch regelmäßigen Sport also doppelt profitieren!“

Ich empfinde eigentlich weniger Angst, sondern vor allem Schwindel – bin ich körperlich krank?

„Auch hier gilt, dass körperliche Ursachen für solche Schwindelattacken möglich sind und Sie dies mit Ihrem Arzt klären sollten. Schwindel hat aber häufig auch alleinige oder zumindest teilweise psychische Ursachen. Viele Patienten glauben, zuerst ist der Schwindel da und dieser macht ihnen dann Angst. Tatsächlich ist es oft umgekehrt: Viele Patienten verspüren anstelle von Angst eher Schwindel, das Symptom „Schwindel“ entspricht quasi dem Symptom „Angst“. Z. B. kann eine „Panikattacke“ wie eine „Schwindelattacke“ empfunden werden. Es ist für Sie wichtig, dies zu wissen, da der Schwindel genauso wie die Angst mit verhaltenstherapeutischen Methoden behandelt werden kann.“

Wie sollen sich meine Angehörigen verhalten?

„Das ist eine wichtige Frage, die schwer pauschal beantwortet werden kann. Generell gilt, dass Angehörige dem betroffenen Angstpatienten möglicht nicht zuviel abnehmen sollen, um nicht zu dessen Vermeidungsverhalten beizutragen. So wäre es ungünstig, wenn Ihre Angehörigen Sie in Situationen vor denen Sie Angst haben immer begleiten würden. Dann hätten Sie nicht die Chance zu erfahren, dass Sie diese Situationen auch alleine bewältigen können. Nun wissen wir aber auch, dass sich Angehörige verständlicherweise oft große Sorgen machen und Sie durch solche Hilfen unterstützen wollen. Am besten ist daher häufig

ein Mittelweg: Angehörige sollten Sie bei einigen Dingen unterstützen, Sie aber auch möglichst konsequent (und Schritt für Schritt immer mehr) zu einem aktiven Verhalten ermuntern und Ihnen nicht zuviel abzunehmen. Für Sie mag das kurzzeitig unangenehm sein, da es Ängste auslösen kann, sich in entsprechende Situationen alleine zu begeben. Aber mittelfristig wird es Ihnen helfen, unabhängig von anderen Ihre Ängste zu bewältigen."

Ist meine Angst nicht doch körperlich verursacht?

„In der Medizin ist es nie möglich, eine 100%ig sichere Antwort auf eine solche Frage zu geben. Dafür müssten Sie sich im Prinzip täglich neu untersuchen lassen, da ja zwischenzeitlich immer etwas neues hinzugekommen sein könnte. Neben vielen anderen Nachteilen hieße das, einen Großteil Ihres Lebens mit ärztlichen Untersuchungen bzw. dem Warten auf diese zu verbringen. Da Sie dies sicher nicht möchten, bleibt Ihnen in diesem Fall nur die Möglichkeit, auf weitere ärztliche Abklärungen zu verzichten. Häufig reicht bei Ängsten und den dazu gehörenden Körpersymptomen eine einmalige ärztliche Untersuchung inklusive einer Blutabnahme und einem einmaligen (!) EKG aus. Wenn diese Untersuchung normal ist, können Wiederholungen nicht nur unnütz und teuer sein, sondern für den Verlauf der Ängste sogar ungünstig sein. Wenn wiederholt körperliche Abklärungen durchgeführt werden, fühlen sich Angstpatienten direkt danach oft erleichtert, die Angst nimmt dann aber wieder zu und es verfestigt sich oft der Glaube, dass die Symptome doch körperlich verursacht sind. Einige Patienten denken dann: „Wenn es keine körperliche Ursache gibt, dann würde mein Arzt mich ja nicht nochmals untersuchen, also bin ich vielleicht doch körperlich krank." Von daher sollten Sie unnötige Untersuchungen nicht durchführen lassen, sondern stattdessen die Auseinandersetzung mit möglichen psychischen Ursachen und Bewältigungsmöglichkeiten in den Mittelpunkt stellen. Dadurch haben Sie dann die Chance, Veränderungen in Ihrem Denken, Fühlen und Handeln zu erreichen, die zu einer langfristigen Verminderung der Angst führen."

Welche Therapie hilft ganz sicher, damit meine Ängste weggehen?

„Keine Therapie hilft allen Patienten! Am besten helfen die Verhaltenstherapie oder (vorübergehend) Antidepressiva, aber eine Garantie dafür gibt es nicht. Beide Behandlungsarten nützen der großen Mehrzahl der Patienten, aber eben nicht allen und nicht immer normalisieren sich die Ängste vollständig. Die „Erfolgsquoten" werden für beide Behandlungsarten mit etwa 60–80% angegeben. Im Gegensatz zur alleinigen medi-

kamentösen Behandlung mit Antidepressiva, bei der es nach Absetzen der Medikamente oft zu Angst-Rückfällen kommt, wirkt die Verhaltenstherapie langfristig. Manchmal kann durch eine Kombination von Verhaltenstherapie und einem Antidepressivum erfolgreicher behandelt werden. Z.B. kann dies gelten, wenn schwerere Depressionen schon vor Beginn der Angsterkrankung bestanden. Die Entscheidung, ob eine Verhaltenstherapie, ein Antidepressivum oder eine Kombination von Verhaltenstherapie und Antidepressivum zu empfehlen ist, hängt noch von mehreren weiteren Faktoren ab (unter anderem Ihrer eigenen Einstellung hierzu!) und Sie sollten dies sorgfältig mit Ihrem Arzt oder Therapeuten besprechen. Hinzu kommt, dass unterschiedliche Vorgehensweisen bei einer Verhaltenstherapie möglich sind. Oft wird die Therapie z.B. dann länger dauern, wenn zusätzlich zu den Ängsten mehrere weitere Probleme bestehen. Dann wird nicht nur die Angstreduktion ein Schwerpunkt in der Therapie sein. Dies wird Ihr Therapeut zu Beginn der Behandlung mit Ihnen klären."

Kann ich dadurch dass ich Panik habe verrückt werden?

„Nicht wenige Patienten befürchten durch intensive Angstzustände einen Verlust von Kontrolle bis hin zu der Befürchtung „verrückt" zu werden. Gemeint ist damit meist, nicht mehr zu wissen, was man tut, Wahnvorstellungen zu bekommen oder Ähnliches. Natürlich kann jeder Mensch in seinem Leben eine schwere psychische Erkrankung bekommen, Sie genauso wie ich. So wie bei Angstpatienten auch zur Frage von möglichen körperlichen Erkrankungen eine ärztliche Untersuchung stattfinden sollte, ist auch eine Diagnostik von eventuellen psychischen Erkrankungen sinnvoll. Wenn dabei keine schwerere psychiatrische Erkrankung festgestellt wird, können Sie sicher sein, auch bei intensiver Angst (z.B. bei konfrontativen Übungen in der Therapie) nicht „verrückt" zu werden. Dies ist genauso eine unrealistische Befürchtung wie die Angst, dass das Herz dabei versagt."

Was bedeutet Hyperventilation? Und was kann ich dagegen tun?

Hyperventilation bedeutet ein schnelles („hechelndes") oder zu tiefes Atmen, obwohl dieses von körperlicher Seite (z.B. wegen einer sportlichen Anstrengung) gar nicht nötig wäre. Dies kann kurzzeitig im Zusammenhang mit Panikattacken auftreten, manche Betroffene haben aber auch ohne es zu merken durch ihre erhöhte Dauer-Anspannung und „Angst vor der Angst" eine beschleunigte Atmung. Hyperventilation kann auch absichtlich herbeigeführt werden, indem man ½–1 Min. lang in Ruhe schnell atmet. Dies kann in der Therapie von Panikstörun-

gen auch als Übung durchgeführt werden, um zu erfahren, dass durch Hyperventilation Angst und Körpersymptome hervorrufen werden können.Diese verschwinden aber auch schnell wieder, wenn man normal weiteratmet.
Auf körperlicher Ebene kommt es durch Hyperventilation zu einer Verminderung des Kohlendioxid Gehaltes im Blut, da dieses vermehrt abgeatmet wird. Dies bewirkt indirekt eine Veränderung der Weite der Blutgefässe im Gehirn und eine Übererregbarkeit von Nervenzellen. Dadurch kann es beispielsweise zu folgenden körperlichen Symptomen kommen, die unangenehm aber nicht gefährlich sind – auch wenn sie von den Betroffenen oft als bedrohlich interpretiert werden: Kribbeln in Händen und Füßen; Schwindel; Sehstörungen; Schwächegefühl; das Gefühl „neben sich zu stehen"; alles wie „durch eine Milchglas-Scheibe" zu sehen. Nur ganz selten kommt es zu Muskelverkrampfungen, die ebenfalls Angst machen, aber nicht gefährlich sind.
Gegen Hyperventilation hilft ein bewusstes, ruhiges Atmen z.B. mit Einatmen durch die Nase, langsamem Ausatmen durch den leicht geöffneten Mund und dann einer kurze Atempause. Bewusstes, ruhiges Atmen wirkt schnell und zuverlässig, so dass andere Maßnahmen, wie das kurzzeitige Atmen in eine Plastiktüte, gar nicht notwendig sind. Auch wenn Sie eher häufig hyperventilieren, ist das die richtige Gegenstrategie: Achten Sie, wenn Sie sich angespannt fühlen und z.B. Erwartungsängste haben, bewusst auch auf die richtige Atmung. Sie werden merken, dass Sie mit einer solchen Atemtechnik eine gute Kontrolle über die Körpersymptome haben, die durch Hyperventilation hervorgerufen werden können.

12 Empfehlungen zur Weiterbehandlung

Sowohl im Anschluss an die Angstbewältigungsgruppe, als auch nach Ende der Panikbewältigungsgruppe besteht bei einigen Patienten noch Bedarf für weitere Behandlungsangebote. Deshalb werden nachfolgend unterschiedliche Behandlungsmöglichkeiten erläutert, in deren Rahmen diese Teilnehmer eine zusätzliche psychotherapeutische, medikamentöse Behandlung oder eine andere Formen der Unterstützung erhalten.

Verhaltenstherapie

Stellt die von Ihnen durchgeführte Gruppenbehandlung kein ausreichendes Behandlungsangebot dar, sollte über eine anschließende Verhaltenstherapie entschieden werden. Eine positive Voraussetzung hierfür ist, dass der Patient von dem übungsbezogenen Ansatz grundsätzlich profitiert hat.

In Frage kommen selbstverständlich auch andere psychotherapeutische Verfahren, wie zum Beispiel die tiefenpsychologisch fundierte Psychotherapie oder eine systemische Familientherapie; letztere wird in der Regel nicht von der Krankenkasse übernommen.

Die **Verhaltenstherapie** stellt unter allen Psychotherapieverfahren die Therapieform dar, deren Wirksamkeit bezogen auf Angsterkrankungen wissenschaftlich am besten nachgewiesen werden konnte. Sie findet ihre Anwendung im Rahmen der nachfolgenden, unterschiedlich zeitintensiven Behandlungssettings.

Ambulante einzeltherapeutische Behandlungen werden in der Regel von Diplom-Psychologen und Fachärzten für Psychotherapie mit einer verhaltenstherapeutischen Zusatzausbildung in deren Praxen durchgeführt. Zumeist findet eine ambulante Verhaltenstherapie in Form einer Kurzzeitbehandlung statt und umfasst einschließlich der probatorischen Gespräche etwa 30 wöchentliche Sitzungen. Bei komplexeren Störungen bis zu 60 bzw. maximal 80 Therapiesitzungen („Richtlinien – Verhaltenstherapie“ der gesetzlichen Krankenkassen).

(Teil-)stationäre Verhaltenstherapie wird überwiegend in Psychosomatischen Fachkliniken oder in Psychiatrischen (Universitäts-)Kliniken mit entsprechendem Behandlungsschwerpunkt durchgeführt, wobei sich teilstationäre verhaltenstherapeutische Angebote erst im Aufbau befinden.

Zu Beginn einer verhaltenstherapeutischen Behandlung wird im Allgemeinen in mehreren Gesprächen vom Therapeuten abgeklärt, welche

Form der Angsterkrankung im Einzelfall vorliegt. Es werden Hypothesen dazu entwickelt, welche (Lebens-)bedingungen die Ängste ausgelöst haben und weiterbestehen lassen. Je nachdem, welche Therapieziele erreicht werden sollen, werden im Anschluss unterschiedliche verhaltenstherapeutische Interventionsverfahren eingesetzt.
Zu den wichtigsten **verhaltenstherapeutischen Behandlungsstrategien** von Angsterkrankungen zählen heute die nachfolgenden Interventionstechniken.

Expositionstherapie

Unter der Expositionstherapie versteht man das direkte Aufsuchen Angst auslösender Situationen oder die **direkte Konfrontation** mit Angst besetzten Gegenständen und Tieren. Nicht immer geschieht dies mit direkter Unterstützung durch den Therapeuten.
Man unterscheidet zwischen **gestufter** und **massierter** Expositionstherapie. Unter letzterem versteht man die Konfrontation mit Situationen oder Objekten, welche unmittelbar Panikgefühle auslösen können. Da diese Form der Behandlung für den Patienten sehr belastend sein kann, ist hierbei die direkte verhaltenstherapeutische Begleitung nötig. Denn beispielsweise kann eine massierte Exposition eine Katharsis auslösen, in der verdrängte Erlebnisse für den Patienten wieder zugänglich werden.
Zumeist findet die Exposition **in vivo,** also direkt in der Angst auslösenden Situation statt, seltener auch **in sensu,** also in der gedanklichen Konfrontation mit dem Stimuli.
Das Ziel der Expositionsbehandlung ist es, **neue Erfahrungen** und **Bewältigungsstrategien** im Umgang mit Angstgefühlen zu erlernen.

Kognitive Verfahren

Bei den kognitiven Verfahren steht die **Analyse Angst verstärkender Gedankenmuster** im Vordergrund.
Diese Interventionstechnik zielt darauf ab, die Angst verstärkenden Gedanken der Betroffenen zu erkennen und mit Unterstützung des Therapeuten **hilfreiche Alternativgedanken** zu entwickeln. Durch realistischere Bewertungen von Angst auslösenden Stimuli, lernt der Betroffene seiner Angst entgegenzuwirken. Kognitive Umbewertungen richten sich zusätzlich auf oft vorhandene negative Denkmuster die eigene Handlungsfähigkeit betreffend.

Bearbeitung von Hintergrundproblemen

Reichen verhaltenstherapeutische Übungen alleine nicht aus, um Ängste längerfristig zu vermindern, werden die zusätzlichen Problembereiche behandelt, die dazu beitragen, dass die Angsterkrankung weiterbesteht.

Dieses sind z.B. chronische Partnerschaftskonflikte, (sekundäre) Depressionen oder soziale Kompetenzdefizite.
Beispiele solcher Interventionsverfahren finden Sie im Nachfolgenden.

Weitere Bestandteile der Verhaltenstherapie

Tipp

- Soziales Kompetenztraining (z.B. bezogen auf Abgrenzungsfähigkeit und Forderungen stellen)
- Problemlösetraining (z.B. Konflikte aktiv bewältigen lernen)
- Depressionsbewältigung (z.B. Aufbau positiver Aktivitäten)
- Erhöhung der Genussfähigheit (z.B. Schulung der Sinneswahrnehmung)
- Psychologischen Schmerzbewältigungsstrategien (z.B. Aufmerksamkeitsumlenkung)
- Partner- oder Familiengespräche (z.B. Identifizieren und Bearbeiten vorhandener Konfliktfelder)

Hinweise zur medikamentösen Weiterbehandlung

Wenn Patienten parallel zur Gruppentherapie Antidepressiva eingenommen haben, hängt bei Gruppentherapie-Ende die Entscheidung, ob ein schrittweises Absetzen empfehlenswert ist, von mehreren Faktoren ab. **Grundsätzlich sollte darüber ein Arzt entscheiden.**

Faktoren die für eine Reduzierung der Medikamente sprechen:

- Der Patient konnte seine Ängste im Therapieverlauf reduzieren und Vermeidungsverhalten aufgeben.
- Es gelang dem Patienten, das Angstbewältigungskonzept erfolgreich anzuwenden und Expositionen durchzuführen.
- Es bestehen wenig zusätzlich Belastungen und Problembereiche im Leben des Patienten.
- Es bestanden keine komorbiden psychischen Störungen oder diese wurden im Rahmen der Gruppe erfolgreich bewältigt (z.B. sekundäre Depressionen).
- Der Patient ist optimistisch, eventuell erneut auftretende Ängste aktiv bewältigen zu können.

Faktoren die gegen eine Reduzierung der Medikamente sprechen:

- Die Gruppentherapie war wenig erfolgreich, es besteht weiter Vermeidungsverhalten und/oder Ängste.
- Der Patient führte Expositionen nicht oder nur teilweise durch, so dass ein aktives Bewältigen der Angst („Reaktionsmanagement") nicht erfolgreich erprobt werden konnte.
- Das Leben des Patienten ist durch andere Problembereiche deutlich belastet.

- Zusätzlich zur Angststörung bestehen komorbide psychische Störungen, z. B. schwerere Depressionen, deren Symptomatik sich während der Gruppentherapie nicht deutlich reduzierte.
- Von Seiten des Patienten besteht eine erhebliche Ängstlichkeit bezüglich eines Reduktions- bzw. Absetzversuches und wenig Vertrauen in die eigenen Fähigkeiten, mit eventuell wieder auftretenden Ängsten umgehen zu können.

Weder die Haltung, dass die Medikation auf jeden Fall noch einige Monate „zur Sicherheit" beibehalten werden sollte, noch die generelle Empfehlung einer sofortigen Reduktion während der Gruppentherapie, oder sofort nach Gruppentherapie-Ende, ist sinnvoll. Es sollte stattdessen das weitere Vorgehen sorgfältig mit dem Patienten unter Berücksichtigung der genannten individuellen Aspekte besprochen werden. Ansonsten kann es dazu kommen, dass:

- die Patienten unnötig lange, teilweise jahrelang, regelmäßig Antidepressiva einnehmen, obwohl keine Ängste mehr bestehen und ein Absetzen wahrscheinlich problemlos möglich gewesen wäre; oder
- ein zu frühes Absetzen erfolgt, obwohl noch eine weitere Medikation zur Stabilisierung notwendig gewesen wäre, und die Patienten wieder zunehmend unter Ängsten leiden, die sie nicht bewältigen können.

Das Absetzen der Antidepressiva sollte schrittweise erfolgen

Grundsätzlich gilt, dass die Antidepressiva **schrittweise reduziert** und dann erst abgesetzt werden sollten. So kann das Risiko unangenehmer Absetzphänomene deutlich reduziert werden.

Eine andere Situation besteht dann, wenn Patienten keine Antidepressiva einnahmen und von der Gruppentherapie nicht profitiert haben. Bei weiterbestehenden schwereren Ängsten wird dann meistens eine intensive und individuelle Einzel-Verhaltenstherapie empfohlen. Um lange Wartezeiten für die Einzeltherapie zu überbrücken oder schwere Angstsymptome und komorbiden Störungen entgegen zu wirken, kann die Behandlung mit Antidepressiva sinnvoll sein. Ein wichtiger Punkt ist auch hier die Motivation der Patienten. Eine geringe Motivation für ein verhaltenstherapeutisches Vorgehen spricht eher dafür, erst einmal eine medikamentöse Behandlung mit einem Antidepressivum zu beginnen. Die Motivation für eine aktive Auseinandersetzung mit den Ängsten kann dann durch entsprechende Informationen im Verlauf erhöht werden. Für eine differenzierte Darstellung der Indikationen für eine Kombination von Verhaltenstherapie und Psychopharmaka bei Angststörungen verweisen wir auf die weiterführende Literatur (z. B. Rufer et al., 2001).

Selbsthilfegruppen

Selbsthilfevereinigungen und -gruppen sind in den letzten Jahren zu einem festen Bestandteil der Gesundheitsvorsorge in Deutschland geworden. Man unterscheidet zwischen **bundesweiten Selbsthilfevereinigungen** und **regionalen Selbsthilfegruppen.** Letztere arbeiten teilweise auch autonom und haben sich durch die Privatinitiative betroffener Personen gegründet. Viele Gruppen arbeiten für sich, andere suchen den Kontakt zur Öffentlichkeit. Manche Selbsthilfegruppen arbeiten in institutionalisierter Form und bieten Außenstehenden persönliche Dienstleistungen an, wie z.B. Beratung und Informationen oder regelmäßige Sprechstunden.
Eine Reihe von Selbsthilfeangeboten besteht speziell für Menschen mit einer Angsterkrankung, andere Gruppenangebote richten sich zusätzlich an deren Angehörige. In ihren Konzepten und Arbeitsweisen unterscheiden sich einzelne Selbsthilfeangebote zum Teil erheblich voneinander. Einige Selbsthilfegruppe ermuntern eher zu anfänglicher professioneller Psychotherapie, andere sehen in ihren Angeboten eher einen ersten systematischen Selbsthilfeversuch.
Gemeinsam ist der Selbsthilfe aber, dass sich die Teilnehmer von Selbsthilfegruppen in regelmäßigen Abständen zu festen Zeiten (meistens etwa alle 14 Tage) an festgelegten Orten treffen. Sie versuchen sich gemeinsam bei der Bewältigung ihrer Probleme zu unterstützen (☞ Tab. 12.1). Das Aufsuchen von Selbsthilfegruppen kann mit professionellen Behandlungsangeboten verbunden werden. Weitere wichtige Merkmale von Selbsthilfegruppen sind Gleichberechtigung, Selbstbetroffenheit, Selbstindikation, Schweigepflicht bezogen auf andere Teilnehmer und kostenlose Teilnahme.

Selbsthilfegruppen und eine Psychotherapie können parallel aufgesucht werden

Ziele von Selbsthilfegruppen

Innerhalb ihrer Gruppenarbeit verfolgen einzelne Selbsthilfegruppen recht unterschiedliche Zielsetzungen. In einigen Gruppen steht der

Tabelle 12.1

Ziele von Selbsthilfegruppen
Sich gegenseitig Mut machen und unterstützen.
Sich gegenseitig zu Veränderungen motivieren.
Lernen, mehr Risiko im Abbau von Ängsten einzugehen.
Lernen, selbstverantwortlich und aktiv zu handeln.
Regelmäßiger und verbindlicher Kontakt zu anderen Menschen.
Konstruktiver Austausch über eigene Ängste und Unsicherheiten.
Neue Fertigkeiten lernen und Selbstvertrauen entwickeln, um im Alltag besser zurecht zu kommen, z.B. über persönliche Themen reden oder konstruktive Kritik zu üben.

Austausch der Betroffenen untereinander im Vordergrund, andere Gruppen arbeiten sehr strukturiert und sind darauf ausgerichtet ihre Probleme aktiv zu bewältigen. Manche Gruppen planen zudem gemeinsame Übungen und soziale Aktivitäten. In der nachfolgenden Tabelle 12.1 wurden die wichtigsten Ziele von Selbsthilfegruppen dargestellt.

Grundstruktur einer Gruppensitzung

Aus manchen psychotherapeutischen Gruppen heraus entsteht der Wunsch, sich eigenständig weiterhin als Selbsthilfegruppe zu treffen. Sollte dieses bei einer Ihrer Gruppen zutreffen, können Sie den Teilnehmern die in Tabelle 12.2 dargestellte Struktur zur Durchführung einer Selbsthilfe-Gruppensitzung mit auf den Weg geben.
Diese Grundstruktur (☞ Formblatt 16 im Anhang/CD-ROM) hat sich unserer Erfahrung nach deshalb bewährt, weil sich Selbsthilfegruppen ohne eine feste Struktur aufgrund ihrer „Unverbindlichkeit“ rasch wieder auflösen oder nur eingeschränkt an Veränderungen arbeiten. Letzteres erscheint uns jedoch gerade in Bezug auf Selbsthilfegruppen für Menschen mit einer Angststörung enorm wichtig, da nur durch kontinuierliches, wiederholtes Üben eine dauerhafte Angstreduktion erreicht werden kann. Neben dieser Grundstruktur ist es zudem sinnvoll, dass auch Selbsthilfegruppen allgemeine Gruppenregeln beachten, wie auf Seite 52 dargestellt.

Tabelle 12.2

Grundstruktur einer problemlöseorientierten Selbsthilfe-Gruppensitzung
Festlegung des Gruppenleiters In jeder Sitzung übernimmt rotierend einer der Teilnehmer die Rolle des Gruppenleiters. Diese beinhaltet die nachfolgenden Aufgaben: - Themen der einzelnen Teilnehmer sammeln, - Zeiteinteilung gemeinsam mit der Gruppe festlegen, - Erfahrungsaustausch moderieren (s.u.), - auf die Einhaltung von Zeiten und Themen achten („roter Faden“).
Blitzlicht Eine **kurzgefasste Runde zur aktuellen Befindlichkeit** der einzelnen Gruppenmitglieder. Die Redezeit der einzelnen Personen sollte nach Möglichkeit eine Minute nicht überschreiten.
Kurzer Erfahrungsaustausch Nachbesprechung der seit der letzten Gruppensitzung durchgeführten Übungen: - Welche Ziele wurden erreicht? - Was klappte gut? - Wobei bestanden Schwierigkeiten? - Welche neuen Erfahrungen wurden gesammelt? - Welche anderen Aktivitäten wurden durchgeführt? Dabei achtet der Gruppenleiter darauf, dass **alle** zu Wort kommen und die **Zeit einhalten** (z.B. maximal 5 Min. für jedes Gruppenmitglied).

Themenschwerpunkte sammeln

Der **Gruppenleiter sammelt die Anliegen,** die die einzelnen Teilnehmer während der heutigen Sitzung besprechen oder bearbeiten möchten.

Beispiele für Themen:

- Nicht gelungene Übungen,
- Neu aufgetauchte Schwierigkeiten,
- Bevorstehende Situationen, die mit Angst besetzt sind,
- Unsicherheiten oder Unwissenheiten im Umgang mit der Angst.

Die **Gruppe legt gemeinsam fest, welche der Anliegen bearbeitet werden** sollen und wie viel Zeit im Einzelnen dafür einzuplanen ist.

Außerdem sollte die Möglichkeit bestehen, sich in der Selbsthilfegruppe über andere Lebensprobleme auszutauschen, dieses kann z.B. im Rahmen offener Gesprächsrunden erfolgen.

Bearbeiten der Themenschwerpunkte

- Der Teilnehmer, der das Anliegen einbringt, schildert den anderen Gruppenmitgliedern **worum es genau geht** (Ort, Zeit, Handlung, beteiligte Personen, eigentliches Ziel, eigenes Verhalten, Verhalten der anderen Personen, Stärke des Angsterlebens, körperliche Symptome, Befürchtungen, evtl. Vermeidungstendenzen).
- Die anderen Gruppenmitglieder sind aufgefordert **Fragen zu stellen,** wenn sie die geschilderten Schwierigkeiten oder Befürchtungen nicht genau verstehen.
- Daran schließt sich das **Sammeln konstruktiver Veränderungsvorschläge** an, aus denen der Betroffene die für ihn **beste Lösungsmöglichkeit** auswählt.

Im Anschluss daran werden **Veränderungsschritte festgelegt** oder besprochen, welche ungünstigen Übungsbedingungen verändert werden sollten.

Konstruktive Rückmeldung an den Gruppenleiter

Am Ende der Sitzung erhält der Gruppenleiter von den anderen Gruppenmitgliedern auf Wunsch ein Feedback über seine Gruppenleitung.

Wichtig:
Das Feedback sollte hervorheben, was den anderen bezogen auf die Gruppenleitung **positiv** aufgefallen ist. Eventuelle Veränderungsvorschläge sollten in **konstruktiver** (nicht kränkender) Weise unterbreitet werden.

Abschlussrunde mit Blitzlicht

Kurzer Austausch darüber, wie sich die einzelnen Gruppenmitglieder am Ende der Sitzung fühlen und was sie sich bis zum nächsten Mal vornehmen wollen.

Weiterführende Informationen zu Selbsthilfegruppen

Das Formblatt 15 (☞ im Anhang/CD-ROM) enthält u.a. Adressen von Kontaktstellen und Selbsthilfeorganisationen, bei denen sich die Patienten über Selbsthilfegruppen in der Nähe ihres Wohnorts informieren können.

Diese Informationen befinden sich im Ratgeber „Stärker als die Angst" auf den Seiten 104 ff

Entspannungsverfahren

Das Erlernen von Entspannungsverfahren, wie zum Beispiel der **Progressiven Muskelentspannung nach Jacobson,** stellt eine wichtige Interventionsstrategie innerhalb der verhaltenstherapeutischen Behandlung von Angsterkrankungen dar. Vor diesem Hintergrund enthält dieses Manual hierzu ein Extrakapitel (☞ Kap. 10).
Im Ratgeber „Stärker als die Angst“ finden die Gruppenteilnehmer auf den Seiten 81–96 weiterführende Informationen zu diesem Thema.
Kurse werden angeboten von:

- Einigen Krankenkassen,
- Sportvereinen,
- Fitnessstudios,
- Volkshochschulen und Familienbildungsstätten.

Teilweise halten Krankenkassen zusätzlich CDs mit einer Anleitung zur progressiven Muskelentspannung für ihre Mitglieder bereit. Entsprechende Bücher und CDs sind auch im Buchhandel erhältlich.
Andere Bezeichnungen für dieses Entspannungstraining lauten: **Progressive Muskelrelaxation** oder **Jacobson Training.**

13 Literaturverzeichnis

Angus, J.W.S. et al. (1996). Collegium Internationale Psychiatrie Scalarum, *Internationale Skalen für Psychiatrie,* 4. überarbeitete und erweiterte Auflage, Göttingen, Beltz.

Azrin, N. H., B. J. Naster, et al. (1973). *Reciprocity Counseling: A rapid learning-based procedure for marital counseling.* Behavior Research & Therapy 11: 365–382.

Bandelow, B. (2003). *Angst- und Panikerkrankungen.* Bremen, UNI-MED.

Bullinger, M. und Kirchberger, I. (1998). *SF-36 Fragebogen zum Gesundheitszustand, Handanweisung.* Göttingen, Hogrefe.

Dilling, H., Mombour, W. und Schmidt, M. H. (Hrsg.) (1999). *Internationale Klassifikation psychischer Störungen: ICD-10 Kapitel V (F) Klinisch-diagnostische Leitlinien/Weltgesundheitsorganisation,* 3. unveränderte Auflage. Bern, Huber.

Ehlers, A. und Margraf, J. (1993). *Fragebogen zu körperbezogenen Ängsten, Kognitionen und Vermeidung (AKV),* Manual. Weinheim, Beltz Test GmbH.

Hand, I. (2000). *Group exposure in vivo for agoraphobics (1974): a multifaceted pilot study and its impact on subsequent agoraphobia research.* Behavioural and Cognitive Psychotherapy; 28:335–351.

Hand, I. und Wittchen, H. U. (Eds.) (1986). *Panic and phobias: empirical evidence of theoretical models and longterm effects of behavioral treatments.* Berlin, Springer.

Hand, I. und Wittchen, H. U. (Eds.) (1988). *Panic and phobias 2. Treatments and variables affecting course and outcome.* Berlin, Springer.

Hand, I. (1993). *Exposition-Reaktion-Managament (ERM) in der strategisch-systemischen Verhaltenstherapie.* Verhaltenstherapie; 3:61–65.

Hand, I. (2000). *Verhaltenstherapie bei Patienten mit Angsterkrankungen.* In Möller, H. J. (Hrsg.), Therapie psychiatrischer Erkrankungen (2. eingehend überarbeitete Auflage; 709–721). Stuttgart, Thieme.

Franke, G. H. (2002). *Symptom-Checkliste von L.R. Derogatis* – Deutsche Version – Manual. Göttingen, Beltz Test GmbH.

Maercker, A. (1996). *Entspannungsverfahren.* In Margraf, J. (Hrsg.), Lehrbuch der Verhaltenstherapie, Band 1: Grundlagen, Diagnostik, Verfahren, Rahmenbedingungen, 285–292. Berlin, Springer.

Maier, M., Linden, M. und Satorius, N. (1996). *Psychische Erkrankungen in der Allgemeinpraxis.* Deutsches Ärzteblatt. 93: 847–850.

Margraf, J. und Poldrack, A. (2000). *Angstsyndrome in Ost- und Westdeutschland: Eine repräsentative Bevölkerungserhebung.* Zeitschrift für Klinische Psychologie und Psychotherapie; 29:157–169.

Mathews, A., Gelder, M., und Johnston, D. (Hrsg.) (1997). Deutsche Bearbeitung: Hand, I. und Wilke, C. *Platzangst – eine Anleitung zur Durchführung einer Exposition in-vivo unter Einsatz eines Selbsthilfemanuals,* 3. unveränderte Auflage Berlin, Springer.

Möller-Hagenah, S. (2003). *Langzeiteffekte einer Kurzzeit-Gruppentherapie für Phobien.* Dissertation am Fachbereich Psychologie. Universität Hamburg.

Morschitzky, H. (2002). *Angststörungen.* Wien, Springer.

Mundt, A. (2002). *Selbstwirksamkeitserleben und Erfolgsattribution nach verhaltenstherapeutischer Gruppenbehandlung – mit/ohne Antidepressiva – einer Panikstörung.* Verhindern Medikamente die Attribution des Therapieerfolgs auf eigene Bewältigungsstrategien? Eine Versorgungsstudie. Dissertation Fachbereich Psychologie. Universität Hamburg.

Osen, B. und Hand, I. (1995). *Kurzbericht: Erste Erfahrungen mit einer Kurzzeit-Gruppentherapie zur Erhöhung des Selbsthilfepotentials von Patienten mit Angststörungen. Verhaltenstherapie;* 5:134 – 137.

Panse, W. und Stegmann, W. (1998*). Kostenfaktor Angst. Wie Ängste in Unternehmen entstehen.* Landsberg, Moderne Industrie.

Rufer, M., Alsleben, H. und Weiss, A. (2003). *Stärker als die Angst.* Ratgeber für Menschen mit Angst- und Panikstörungen und deren Angehörigen. München, Urban und Fischer.

Rufer, M., Hand, I. und Peter, H. (2001). *Kombinationstherapie bei Angststörungen: Aktuelle Datenlage und Empfehlungen für den klinischen Alltag.* Verhaltenstherapie; 11:160 – 172.

Schulze, Osen, M. B. und Hand, I. (1997). *Verhaltenstherapeutische Kurzzeit-Gruppentherapie zur Versorgung von Patienten mit Angststörungen in der primärärztlichen Praxis.* Verhaltenstherapie; 7:5 – 13.

Ullrich, R. und Ullrich de Muynck, R. (1998). *Der Unsicherheitsfragebogen, Testmappe.* München, Pfeiffer.

Vaitl D. und Petermann, F. (1993). *Handbuch der Entspannungsverfahren, Band 1: Grundlagen und Methoden.* Weinheim, Beltz.

Waller, H. (1996). *Gesundheitswissenschaft: Eine Einführung in Grundlagen und Praxis.* Köln, Kohlhammer.

Wittchen, H. U., Bullinger-Naber, M. et al. (1993). *Patientenseminar Angst: Wie informiere ich meine Patienten über Angst?* Basel, Karger.

Wittchen H. U., Bullinger-Naber, M., Dorfmüller, M. et al. (1995). *Hexal-Ratgeber Angst: Angsterkrankungen, Behandlungsmöglichkeiten.* Basel, Karger.

Zingel, M. (1995). *Häufigkeit und Betreuung von Angststörungen im primärmedizinischen Sektor: Eine Erhebung unter Hamburger Hausärzten.* Dissertation Fachbereich Medizin. Universität Hamburg.

Weiterführende und vertiefende Literatur

Bernstein, D. A. und Borkovec, T. D. (1990). *Entspannungstraining – Handbuch der progressiven Muskelentspannung.* München, Pfeiffer.

Hand, I und Schröder, G. (1989). *Vagovasale Ohnmacht bei der Blut-Verletzungs-Katastrophen-(BVK) Phobie und ihre verhaltenstherapeutische Behandlung.* In Hand, I. und Wittchen, H. U. (Hrsg.), Verhaltenstherapie in der Medizin,196 – 206. Springer, Berlin.

Jacobson, E. (1990). *Entspannung als Therapie, Progressive Relaxation in Theorie und Praxis.* München, Pfeiffer (amerikanische Originalveröffentlichung 1957).

Ohm, D. (1999). *Stressfrei durch Progressive Relaxation.* Stuttgart: Trias.

Rehfisch, H. P. und Basler, H. D. (1996). *Entspannung und Imagination.* In: Basler, H. D., Franz, C. Kröner-Herwig, B. Rehfisch, H. P. und Seemann, H. (Hrsg.). Psychologische Schmerztherapie, Kapitel 29, 551 – 576. Berlin, Springer.

Anhang

An den Leser

Wenn Sie weitere Fragen zum Thema Angst und Panik haben oder Kommentare, Anregungen oder Kritik äußern wollen, wenden Sie sich bitte direkt an die Autoren.
Ihre Fragen und Verbesserungsvorschläge können evtl. in einer Neuauflage des Manuals berücksichtigt werden. Vielen Dank!

Zuschriften bitte an:
Dipl.-Psych. Heike Alsleben oder
Dr. Michael Rufer
Verhaltenstherapeutische Ambulanz
Universitätsklinikum Eppendorf
Martinistr. 52
20246 Hamburg
E-Mail: rufer@uke.uni-hamburg.de

Formblätter

siehe Seite 196 – 250

Folien

siehe Seite 251 – 287

Informationsblatt für Teilnehmer der Angstbewältigungsgruppe

Lieber Patient, liebe Patientin,

Sie werden von uns in Kürze zu unserer nächsten Angstbewältigungsgruppe eingeladen. Vorab möchten wir Ihnen auf diesem Wege einige Informationen zukommen lassen.
Die Angstbewältigungsgruppe erfolgt im Rahmen einer Gruppenbehandlung mit sechs bis acht Teilnehmern über vier Sitzungen à 2,5 Stunden. Diese vier Sitzungen finden innerhalb eines Monats statt.

In den ersten beiden Gruppensitzungen werden Informationen vermittelt, u.a. zu den Themen: Angstentstehung und -aufrechterhaltung, Stressmodell sowie Angsterkrankungen und deren Behandlungsmöglichkeiten. Ein weiterer wichtiger Gruppenschwerpunkt stellt die Vermittlung von Angstbewältigungskompetenzen dar.

Auf der Basis dieser Kenntnisse werden ab der zweiten Gruppensitzung Übungen zur Angstbewältigung angeleitet. Das heißt, Sie lernen schrittweise in mit Ihnen abgesprochenen Übungssituationen innerhalb Ihres persönlichen Umfelds, die Möglichkeiten zur Angstbewältigung und Angstreduktion anzuwenden.

In der vierten Sitzung erfolgt eine individuelle Auswertung über den Gruppenverlauf und die neu hinzugewonnenen Erfahrungen mit Hilfe der Angstbewältigungsstrategien.

Für manche Teilnehmer ist es am Ende der Gruppe ausreichend, weiterhin eigenständig Übungen zur Angstbewältigung in Selbstmanagement durchzuführen. Für andere kann es sinnvoll oder notwendig sein zur Behandlung ihrer Angsterkrankung, weitere psychotherapeutische und/oder medikamentöse Unterstützung zu erhalten.

Hinsichtlich des weiteren Vorgehens erhält jede Teilnehmer am Ende der Angstbewältigungsgruppe eine individuelle Empfehlung. Die in der Angstbewältigungsgruppe vermittelten Inhalte können Sie in dem Ratgeber „Stärker als die Angst" nachlesen, der im Urban Fischer Verlag erschienen ist.

Wir freuen uns auf Ihr Kommen und wünschen Ihnen eine erfolgreiche Teilnahme.

Mit freundlichen Grüßen,

Informationsblatt für Angehörige

Lebt ein von einer Angsterkrankung Betroffener in einer Paar- oder Familienbeziehung, dann beeinflusst die Angst meist das Leben aller.

Folgende Risiken oder Probleme können entstehen:

- Der Angehörige wird zum „Co-Ängstler" – er will dem Betroffenen helfen, ihn unterstützen und „tut des Guten zu viel" (z.B. regelmäßige Begleitung in Angst machenden Situationen; Förderung von Vermeidungsverhalten durch Übernahme von Besorgungen etc.), wodurch letztlich die Angst verstärkt, aber dem Betroffenen bei der längerfristigen Bewältigung seiner Ängste nicht geholfen wird.
- Angehörige fühlen sich durch die ständigen Hilferufe des Betroffenen, die immer symbiotischer geforderte „Zweisamkeit" und zunehmende Einengung eigener Freiräume erst gereizt, dann immer öfter auch aggressiv. Der Wunsch nach Distanz („Luft zum Atmen") wächst bei den Angehörigen im gleichen Maße wie der Wunsch nach ständiger Nähe beim Betroffenen. Die Angst trübt zunehmend eine primär gute Beziehung.
- Betroffene oder Angehörige „missbrauchen" die Angst, um in einer bereits vor der Entstehung der Angst problematischen Paarbeziehung eigene Wünsche durchzusetzen oder etwa Aggressionen abzureagieren. Die Angst kann unbewusst auch die Funktion übernehmen, von anderen Problemen oder Konflikten innerhalb der Familie oder Partnerschaft abzulenken.

Probleme und Risiken können sinnvoll beeinflusst werden:

- Als Angehörigen möchten wir Ihnen empfehlen, diesen Ratgeber („Stärker als die Angst", Urban & Fischer, 2003) zur eigenen Information über die Erkrankung und das empfohlene (Selbsthilfe-)Therapieprogramm durchzulesen.
- Sie als Angehöriger können das Üben des Betroffenen fördern, statt für ihn als gut gemeinte Hilfestellung Alltagsaufgaben zu erledigen. Dieses erreichen Sie z.B. durch Ermutigungen vor dem Üben; Anerkennung für Bemühungen; gemeinsame belohnende Aktivitäten nach der Übung; Ermutigung Angst besetzte Situationen nicht zu verlassen bzw. wieder aufzusuchen. Hierdurch wirken Sie unterstützen in eine Angst abbauende statt in eine angstförderliche Richtung. Sie selbst erhalten wieder mehr „Luft zum Atmen", sind vermutlich weniger gereizt und unterstützen ein Wiedererlangen der früheren Beziehungsstruktur.
- Bestehen massive Probleme und Konflikte innerhalb von Partnerschaft und Familie, sollten Sie am besten gemeinsam das Gespräch mit einem (Verhaltens-) Therapeuten suchen. Von ihm lassen Sie sich beraten, wer zu welchen Veränderungen bereit ist oder zu solchen motiviert werden kann.

Anmerkung:
Weitere Informationen, dazu wie Sie Ihren Angehörigen beim Üben unterstützen können oder gemeinsam mit ihm Übungen durchführen können, finden Sie im Ratgeber „Titel" oder in dem Buch: **Platzangst: Ein Übungsprogramm für Betroffene und Angehörige**, 3. Auflage. Von A. Mathews, M. Gelder und D. Johnston, (1997). Basel: Karger.

Übungsprotokoll

Name: ______________________ Datum: ______________

Inhalt der Übung:

Ort:

Zeitpunkt:

Dauer:

Übungsverlauf (Gedanken, Körpersymptome, Verhalten):

Angstwerte

0 – 1 – 2 – 3 – 4 – 5 – 6 – 7 – 8

keine Angst – leichte Angst – merkliche Angst – starke Angst – panische Angst

Zu Beginn der Übung: **Im Übungsverlauf:** **Am Ende der Übung:**

Wie häufig sind bei Ihnen Vermeidungstendenzen aufgetreten? **Anzahl:**

Belohnung:

FORMBLATT 4

Angsthierarchie

Name: ______________________________ Datum: ____________________

10.
9.
8.
7.
6.
5.
4.
3.
2.
1.

Tragen Sie **von unten nach oben** in die einzelnen Spalten ein, welches für Sie die am wenigsten und die am stärksten Angst besetzten Situationen sind. d.h. unter (1.) notieren Sie die Angstsituation, in der Sie am wenigsten Angst verspüren, unter (2.) die Situation in der Sie am zweitwenigsten Angst verspüren u.s.w. Die oberste (10.) Übung sollte die schwierigste Situation sein und steht für „maximales Angsterleben".

Beginnen Sie als Erstes damit, die Situation zu üben, die Ihnen am wenigsten Angst bereitet, also Ihrer (1.) Übung.

Zielliste

Name: ______________________________ Datum: ____________________

Legen Sie mit Hilfe der Angsthierarchie fest, welche konkreten Ziele Sie erreichen wollen, bezogen auf die Bewältigung Ihrer Ängste.

Wichtig zu beachten:

Allgemein formulierte Ziele bleiben häufig abstrakt. Sie lassen sich nur schwer umsetzen und hinsichtlich Ihres Erfolgs überprüfen. Stattdessen ist es hilfreich, dass Sie versuchen, Ihre Ziele möglichst konkret zu formulieren, beziehungsweise Teilziele aufzuschreiben. Denn nur so können Sie überprüfen, ob Sie die Ziele auch tatsächlich erreicht haben.

Beispiel für ein allgemeines Ziel:

- Ich möchte mich wieder freier und zufriedener fühlen.

Beispiele für daraus abgeleitete konkrete Ziele:

- Ich möchte wieder mit dem Bus zur Arbeit fahren.
- Ich möchte alleine im Supermarkt einkaufen gehen.
- Ich möchte mich mit meiner Freundin zum Kaffeetrinken in der Stadt verabreden.

Es hat sich als hilfreich erwiesen, nicht zu viele Ziele auf einmal erreichen zu wollen, sondern stattdessen intensiver an einem Ziel zu arbeiten. Außerdem sollten Sie ein Datum festlegen, an dem Sie überprüfen, ob Sie Ihr Ziel erreicht haben oder nicht.

Meine Ziele lauten:	Datum der Überprüfung	Ziel erreicht ja/nein
1.		
2.		
3.		
4.		
5.		
6.		
7.		

FORMBLATT 6

Selbstbeobachtungsprotokoll

Name: ____________________

Datum/ Uhrzeit	Situationsbeschreibung (Ort/Handlung/ ggf. beteiligte Personen)	Angstintensität zwischen 0 – 8	Körperliche Symptome	Gedanken, Gefühle und Befürchtungen	Verhalten

10 goldene Regeln zur Angstbewältigung

1. Denken Sie immer daran, dass Ihre Angstgefühle und die dabei auftretenden körperlichen Symptome nichts anderes sind als eine „Übersteigerung" einer normalen Körperreaktion in einer Stresssituation.
2. Solche vorübergehenden Gefühle und Körperreaktion sind zwar sehr unangenehm, aber weder gefährlich, noch in irgendeiner Weise schädlich. Nichts Schlimmes wird geschehen!
3. Steigern Sie sich in Angstsituationen nicht selbst durch Gedanken wie: „Was wird geschehen" und „Wohin kann das führen" in noch größere Ängste hinein.
4. Konzentrieren Sie sich nur auf das, was um Sie herum und mit Ihrem Körper wirklich geschieht – nicht auf das, was in Ihrer Vorstellung noch alles geschehen könnte.
5. Warten Sie ab und geben Sie der Angst Zeit, vorüberzugehen. Bekämpfen Sie Ihre Angst nicht! Laufen Sie nicht davon! Akzeptieren Sie Ihre Angst!
6. Beobachten Sie, wie die Angst von selbst wieder abnimmt. Steigern Sie sich gedanklich nicht weiter in die (Erwartungs-)Angst hinein („Angst vor der Angst").
7. Denken Sie daran, dass es beim Üben nur darauf ankommt zu lernen, mit der Angst umzugehen – nicht sie zu vermeiden. Nur so geben Sie sich eine Chance, Fortschritte zu machen.
8. Halten Sie sich innere Ziele vor Augen, welche Fortschritte Sie schon – trotz aller Schwierigkeiten – gemacht haben. Denken Sie daran wie zufrieden Sie sein werden, wenn Sie auch dieses Mal Erfolg haben.
9. Beenden Sie eine Übung erst dann, wenn Sie merken, dass Ihre Angst nachlässt.
10. Erst danach beginnen Sie mit der nächsten Übung.

Eigene Anmerkungen

Für mich ist es besonders wichtig, darauf zu achten, dass ...

10 goldene Regeln zur Angstbewältigung als Selbstgespräch

1. Meine Angstgefühle und die dabei auftretenden körperlichen Symptome sind nichts anderes als eine „Übersteigerung" einer normalen Körperreaktion in einer Stresssituation.
2. Solche vorübergehenden Gefühle und Körperreaktion sind zwar sehr unangenehm, aber weder gefährlich, noch in irgendeiner Weise schädlich. Nichts Schlimmes wird geschehen!
3. Ich steigere mich in Angstsituationen nicht selber durch Gedanken wie: „Was wird geschehen" und „Wohin kann das führen" in noch größere Ängste hinein.
4. Ich konzentriere mich nur auf das, was um mich herum und mit meinen Körper wirklich geschieht – nicht auf das, was in meiner Vorstellung noch alles geschehen könnte.
5. Ich warte ab und gebe der Angst Zeit, vorüberzugehen. Ich lasse meine Angst zu! Ich bleibe in der Situation! Ich akzeptiere meine Angst!
6. Ich beobachte, wie meine Angst von selbst wieder abnimmt, wenn ich beginne, mich auf die Realität um mich herum zu konzentrieren.
7. Ich denke daran, dass es für mich beim Üben nur darauf ankommt zu lernen, mit meiner Angst umzugehen – nicht sie zu vermeiden. Nur so gebe ich mir eine Chance, Fortschritte zu machen.
8. Ich halte mir meine inneren Ziele vor Augen und denke an die Fortschritte, die ich trotz aller Schwierigkeiten bereits gemacht habe. Ich denke daran, wie zufrieden ich sein werde, wenn ich auch dieses Mal Erfolg habe.
9. Ich beende eine Übung erst dann, wenn ich merke, dass meine Angst merklich nachlässt.
10. Erst danach beginne ich mit der nächsten Übung.

Eigene Anmerkungen

Für mich ist es besonders wichtig, darauf zu achten, dass ...

Umgang mit Rückschlägen

1. Stellen Sie sich drauf ein, dass ein Wiederauftreten der Ängste möglich ist.
2. Versuchen Sie in der Situation zu bleiben, in der die Panik begonnen hat. Bleiben Sie so lange in der Situation, bis die Ängste wieder abgenommen haben.
3. Üben Sie weiter, sobald die Ängste geringer geworden sind.
4. Falls Ihnen ein Verbleiben in der Situation unmöglich erscheint, entfernen Sie sich langsam ein kleines Stück von dem Angst besetzten Ort. Versuchen Sie aber, nicht gänzlich zu flüchten.
5. Wenn der Fluchtimpuls abgeklungen ist, versuchen Sie – wenn möglich sofort – erneut die Situation zu bewältigen.
6. Vergegenwärtigen Sie sich immer wieder die 10 Regeln der Angstbewältigung, die Ihnen helfen mit Angst- und Panikgefühlen besser umzugehen.
7. Wenn Sie aus Angst oder Panik nach Hause „geflüchtet" sind, versuchen Sie so schnell es geht, erneut in die gemiedene Situation zurückzukehren. Denken Sie an das „Prinzip der kleinen Schritte" und überlegen Sie, welchen kleineren Schritt Sie ausprobieren können.
8. Einige Rückschläge werden unvermeidlich sein. Sie treten bei jedem Lernprozess auf. Stellen Sie sich darauf ein und geben Sie nicht auf.

Eigene Anmerkungen

Für mich ist es besonders wichtig, darauf zu achten, dass ...

FORMBLATT 10

Planungshilfe für Übungen zur Angstbewältigung

Ihre Übung sollte:

- Zu 60 – 70% bewältigbar sein.
- Klar umschrieben und begrenzt sein.

Wichtig

- Planen Sie nach dem „Prinzip der kleinen Schritte".
- Legen Sie Datum und Uhrzeit für die Übung vorher fest.
- Wenden Sie die „10 goldenen Regeln" an.
- Erweitern Sie die Übung nicht spontan um zusätzliche schwierigere Schritte.
- Wiederholen Sie die Übung später noch einmal.
- Entscheiden Sie sich zuvor für ihre Belohnung.

Skala zur Einschätzung der Angstintensität

Diese Skala dient als Unterstützung, Ihr eigenes Angsterleben im Verlauf der Übungen besser einschätzen zu lernen.

Skala zur Einschätzung des Angsterlebens im Übungsverlauf („Angstkurve")									
Angstwert	0	1	2	3	4	5	6	7	8
Bedeutung	gar keine Angst		geringe Angst		merkliche Angst		starke Angst		Panik

FORMBLATT 11

Entspannungsübung

Überlegen Sie sich vor der Entspannungsübung kurz, an welchem Punkt einer Skala von 0 bis 100 Sie sich jetzt einschätzen würden (0: vollkommen entspannt; 100: extrem angespannt). Tragen Sie diesen Wert in die Spalte „vorher" ein.
Am Ende der Entspannungsübung überlegen Sie sich, an welchem Punkt der Skala Sie sich jetzt einschätzen würden. Tragen Sie diesen Wert in die Spalte „nachher" ein.
In der Spalte „Bemerkungen" können Sie Eintragungen machen, wenn es Schwierigkeiten gab, z.B. wenn Sie gestört wurden, sich nicht konzentrieren konnten oder Sie unangenehme Empfindungen hatten. Auch Erfreuliches können Sie eintragen, z.B. wie Sie Ihre Entspannung erlebt haben und welche körperlichen Veränderungen Sie wahrgenommen haben.
In die Spalte „Körperliche Symptome" (☞ Formblatt 12) tragen Sie diejenigen körperlichen Veränderungen ein, die Sie während und durch die Entspannungsübung erleben (z.B. wie unten).

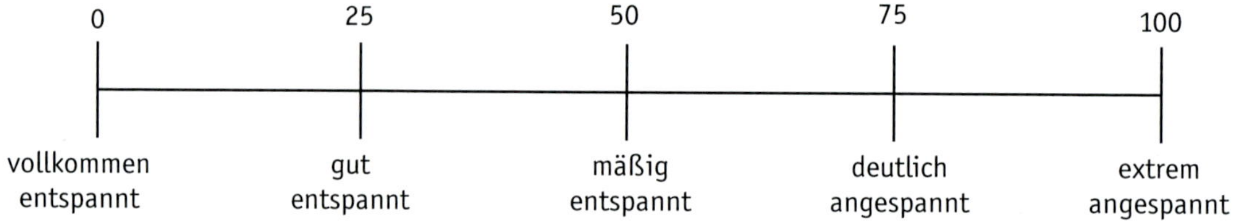

Woran merken Sie, ob Sie eher entspannt oder eher angespannt sind?

Die nachfolgenden Listen können Ihnen helfen, Ihren Entspannungszustand einzuschätzen.

Während der Entspannung kann es zu verschiedenen körperlichen Veränderungen kommen:

- Die Muskeln können sich schlaff und/oder schwer anfühlen, da ihre Anspannung sinkt.
- Wärmegefühl und/oder Kribbeln in Händen und/oder Füßen können auftreten. Sie sind Zeichen einer besseren Durchblutung der Extremitäten.
- Herzschlag und Puls werden langsamer.
- Die Atmung wird langsamer und tiefer.
- Magen und Darmgeräusche können, als Folge der erhöhten Magen-Darm-Aktivität auftreten.

Anmerkung:
Bei Entspannung können die genannten Symptome auftreten, bei Nichtauftreten können Sie dennoch entspannt sein.

Sind Sie angespannt, dann können Sie möglicherweise Folgendes an sich beobachten:

- Die Muskeln bleiben hart oder verkrampft, sind also angespannt.
- Hände und Füße fühlen sich kalt an, die Extremitäten sind schlechter durchblutet.
- Herzschlag und Puls schlagen schneller.
- Die Atmung ist flach und schnell.

FORMBLATT 12

Entspannungstherapie-Protokoll

Name, Vorname: ________________________________ Datum: ______________

0	25	50	75	100
vollkommen entspannt	gut entspannt	mäßig entspannt	deutlich angespannt	extrem angespannt

Selbstbeobachtungsprotokoll

Datum	Vorher	Nachher	Körperliche Symptome	Bemerkungen

Medikamente bei Phobien und Panikstörungen

Meistens erste Wahl: Antidepressiva

Sorotonin-Wiederaufnahme-Hemmer (SSRI)
- Citalopram (z.B. Sepram®)
- Fluoxetin (z.B. Fluctin®)
- Fluvoxamin (z.B. Fevarin®)
- Paroxetin (z.B. Seroxat®)
- Sertralin (z.B. Zoloft®)

Trizyklische Antidepressiva
- Clomipramin (z.B. Anafranil®)
- Imipramin (z.B. Tofranil®)
- und weitere

Nur kurzzeitig
(z.B. in akuter Krise)

Benzodiazepine
- Alprazolam (z.B. Tafil®)
- Diazepam (z.B. Valium®)
- Lorazepam (z.B. Tavor®)
- und weitere

Meistens nicht zu empfehlen

Betablocker
z.B. Propanolol (z.B. Dociton®)
Neuroleptika
- Fluspirilen (Fluspi®; Imap®)
- Promethazin (z.B. Atosil®)
- und weitere

Pflanzliche Präparate
- Baldrian
- Johanniskraut
- und weitere

Literaturempfehlungen

Im Buchhandel finden Sie eine Fülle von Literatur zum Thema Angst- und Panikstörungen. Nachfolgend möchten wir Ihnen deshalb eine Auswahl an Selbsthilfeliteratur zu Angststörungen und damit verbundenen psychischen Problembereichen vorstellen.

Angstbewältigung allgemein

Rufer, M., Alsleben, H. und Weiss, A. (2004). **Stärker als die Angst.** Ratgeber für Menschen mit Angst- und Panikstörungen und deren Angehörige. München: Urban & Fischer. ISBN 3-437-56650-4.

Marks, I. herausgegeben von Winter, P. (1995). **Ängste verstehen und bewältigen.** Berlin: Springer. ISBN 3-540-56498-5.

Wolf, D. (2002). **Ängste verstehen und überwinden.** Gezielte Strategien für ein Leben ohne Angst. Mannheim: PAL. ISBN 3-923614-32-2.

Panikstörung

Marchand, A. und Letarte, A. (2000). **Keine Panik mehr.** Selbsttherapie bei Panikattacken. Freiburg: Herder. ISBN 3-451-04977-5.

Baker, R. (1999). **Wenn plötzlich die Angst kommt.** Panikattacken verstehen und überwinden. Wuppertal: Brockhaus. ISBN 3-417-20555-7. *)

Schmidt-Traub, S. (2001). **Angst bewältigen.** Selbsthilfe bei Panik und Agoraphobie. Berlin: Springer. ISBN 3-540-41497-5. *)

Agoraphobie

A. Mathews, M. Gelder und D. Johnston, Deutsche Bearbeitung von Hand; I. und Fisser-Wilke, C. (1994). **Platzangst: Ein Übungsprogramm für Betroffene und Angehörige.** Basel: Karger. ISBN 3-8055-5855-4. *)

Spezifische Phobien

Krefting, R. und Bayaz, A. (2000). **Entspannt fliegen.** Strategien gegen die Flugangst, 3. Auflage. Stuttgart: Trias. ISBN 3-89373-577-1.

Generalisierte Angststörung

Wittchen, H.U. und Schuster, P. (1998). **Wenn Angst das Leben lähmt.** München: Mosaik. ISBN 3-576-11175-1.

Literatur speziell für Angehörige

Die mit einem *) versehenen Bücher enthalten spezielle Informationen für Angehörige von Betroffenen.

Soziale Phobie/soziale Kompetenz

Fensterheim, H. und Bear, J. (2003). **Sage nicht ja, wenn Du nein sagen willst.** München: Goldmann, ISBN 3-442-11297-4.

Merkle, R. (2002). **So gewinnen Sie mehr Selbstvertrauen.** Mannheim: PAL, ISBN 3-923-614-34-9.

Wolf, D. (2001). **Einsamkeit überwinden.** Mannheim: PAL, ISBN 3-923-614-14-4.

Wolf, D. (2000). **Keine Angst vor dem Erröten.** Mannheim: PAL, ISBN 3-923-614-59-4.

Depression

Pitschel-Walz, G. (2003). **Lebensfreude zurückgewinnen.** Ratgeber für Menschen mit Depressionen und deren Angehörige. München: Urban & Fischer. ISBN 3-437-56440-4.

Wittchen, H.U. et al. (1995). **Hexal-Ratgeber Depression.** Basel: Karger. ISBN 3-8055-6214-4.

Merkel, R. (2001). **Wenn das Leben zur Last wird.** Mannheim: PAL. ISBN 3-923614-47-0.

Stressbewältigung/Problemlösetraining

Juli, D. und Engelbrecht-Greve, M. (1998). **Streßverhalten ändern lernen.** Reinbek: Rowohlt Taschenbuch, ISBN 3-499-60214-8.

Progressive Muskelentspannung nach Jacobsen

Ohm, D. (1999). **Stressfrei durch Progressive Relaxation.** Stuttgart: Trias. ISBN 3-893-73508-9.

Hilfreiche Adressen

Verhaltenstherapie

Ihre **Krankenkasse** oder **die Kassenärztliche Vereinigung Ihres Bundeslandes** halten für Sie **Adressenlisten** bereit, die Sie über ambulante Verhaltenstherapeuten in der Nähe Ihres Wohnorts informieren. Auch das **Internet** kann Sie bei der Suche nach einer ambulanten Verhaltenstherapie unterstützen.

Hilfreiche Adressen sind:

- www.vereinigung.de (Homepage der Vereinigung der Klassenpsychotherapeuten)
- www.psychotherapiesuche.de (Homepage des Psychotherapie-Informationsdienst des Bundesverband Deutscher Psychologen); auch telefonisch zu erreichen unter: 02 28/74 66 99.

Tipp:
Bei der Suche nach einer Klinik, die stationäre Verhaltenstherapie anbietet, unterstützt Sie Ihre Krankenkasse und Ihr behandelnder Arzt oder Diplom-Psychologe.

Selbsthilfegruppen allgemein

Informationen zu Selbsthilfegruppen in der Nähe Ihres Wohnorts und Broschüren erhalten Sie unter den nachfolgenden (Internet-)Adressen:

NAKOS

Nationale Kontakt- und Informationsstelle zur Anregung und Unterstützung von Selbsthilfegruppen

Wilmersdorfer Straße 39, D-10627 Berlin, Tel: 0 30/31 01 89 60

Internetadresse: www.nakos.de (Anmerkung: in Kooperation mit „ZDF-online")

E-Mail: selbsthilfe@nakos.de

KISS

Kontakt- und Informationsstellen für gesundheitsbezogene Selbsthilfegruppen in Hamburg

Eine spezielle Information zu Selbsthilfegruppen bei Angststörungen bietet die Kontaktstelle in Hamburg-Barmbek

Fuhlbüttler Straße 401, D-22309 Hamburg, Tel: 0 40/63 31 11 10
(Montag: 10.00–12.00 Uhr und 18.00–19.00 Uhr)

Internetadresse: www.kiss-hh.de
E-Mail: Barmbek@kiss-hh.de

Tipp:
Auch in anderen Regionen gibt es Selbsthilfe-Kontaktstellen, eine Liste erhalten Sie über die NAKOS (☞ s.o.).

Zentrale Kontaktstellen für Selbsthilfevereinigungen in Österreich und der Schweiz

Fonds Gesundes Österreich – SIGIS

Mariahilfer Straße 176, A-1150 Wien (Österreich), Tel: +43 18 95 04 00 11
Internetadresse: www.fgoe.org
E-Mail: sigis@fgoe.org

Selbsthilfe Zentrum Hinterhuus

Feldbergstraße 55, CH-4057 Basel (Schweiz), Tel: +4 16 16 92 81 00
Internetadresse: www.selbsthilfezentrum-bs.ch
E-Mail: hinterhuus@.selbsthilfezentrum-bs.ch

Selbsthilfeangebote zu Angststörungen

Agoraphobie e.V.

Angstzentrum Berlin Beratungsstelle bei Angst, Panik und Phobien
Taunusstraße 5, D-12161 Berlin, Tel: 0 30/8 51 58 24
E-Mail: Angstzentrum.Berlin@t-online.de

DASH

Deutsche Angst–SelbstHilfe e.V.
Bayerstraße 77a Rgb, D-80335 München, Tel: 0 89/54 40 37 75
Internetadresse: www.panik-attacken.de
E-Mail: Kontakt@panik-attacken.de

Die Arbeitsweisen und die Qualität der verschiedenen Selbsthilfegruppen unterscheiden sich erfahrungsgemäß erheblich voneinander. Bitte haben Sie Verständnis dafür, dass den vermittelnden Stelle nicht immer bekannt ist, in welchem Umfang die einzelnen Selbsthilfegruppen „aktuelle Prinzipien" der Angstbehandlung in ihre Arbeit einbeziehen.

Weitere Adressen, auch von Beratungsstellen in der Nähe Ihres Wohnorts, können den regionalen Gelben Seiten entnehmen.

Progressiven Muskelentspannung nach Jacobsen (PME)

Kurse werden angeboten von:

- Einige Krankenkassen
- Sportvereinen
- Fitnessstudios
- Volkshochschulen und Familienbildungsstätten.

Teilweise halten Krankenkassen zusätzlich CDs mit einer Anleitung zur progressiven Muskelentspannung für ihre Mitglieder bereit. Entsprechende Bücher und CDs sind auch im Buchhandel erhältlich. Andere Bezeichnungen für dieses Entspannungstraining lauten: Progressive Muskelrelaxation oder Jacobsen Training.

Leitfaden: Selbsthilfegruppenstruktur

Grundstruktur einer Selbsthilfe-Gruppensitzung (Problemlösungsorientiert)

1. Festlegung des Gruppenleiters

In jeder Sitzung übernimmt abwechselnd einer der Teilnehmer die Rolle des Gruppenleiters. Diese beinhaltet die nachfolgenden Aufgaben:

- Erfahrungsaustausch moderieren (☞ Punkt 3. in dieser Tabelle),
- Themen der einzelnen Teilnehmer sammeln,
- Zeiteinteilung gemeinsam mit der Gruppe festlegen,
- Auf die Einhaltung von Zeiten und Themen achten (roten Faden bewahren).

2. Blitzlicht

Eine kurzgefasste Runde zur aktuellen Befindlichkeit der einzelnen Gruppenmitglieder. Die Redezeit der einzelnen Personen sollte nach Möglichkeit eine Minute nicht überschreiten.

3. Kurzer Erfahrungsaustausch

Nachbesprechung der seit der letzten Gruppensitzung durchgeführten Übungen:

- Welche Ziele wurden erreicht?
- Welche Beobachtungen konnten gemacht werden?
- Was klappte gut?
- Wobei bestanden Schwierigkeiten?
- Welche neuen Erfahrungen wurden gesammelt?
- Welche anderen Aktivitäten wurden durchgeführt?

Dabei achtet der Gruppenleiter darauf, dass alle dran kommen und die Zeitstruktur einhalten (z.B. maximal 5 Minuten für jedes Gruppenmitglied).

4. Heutige Themenschwerpunkte sammeln

Der Gruppenleiter sammelt die Anliegen, die die einzelnen Teilnehmer während der heutigen Sitzung besprechen oder bearbeiten möchten.

Zum Beispiel:

- Nicht gelungenen Übungen,
- Neu aufgetauchte Schwierigkeiten,
- Bevorstehende Situationen, die mit Angst besetzt sind,
- Unsicherheiten oder Unwissenheiten im Umgang mit der Angst.

Die Gruppe legt gemeinsam fest welche der Anliegen bearbeitet werden sollen und wie viel Zeit im Einzelnen dafür einzuplanen ist.

Außerdem sollte die Möglichkeit bestehen, sich in der Gruppe über andere Lebensprobleme auszutauschen, dieses kann z.B. im Rahmen offener Gesprächsrunden erfolgen.

Anmerkung: Einige Selbsthilfegruppen planen zudem gemeinsame Übungen oder soziale Aktivitäten.

5. Bearbeiten der Themenschwerpunkte

- Der Teilnehmer, der das Anliegen einbringt, schildert den anderen Gruppenmitgliedern genau worum es geht (Ort, Zeit, Handlung, beteiligte Personen, eigentliches Ziel, eigenes Verhalten, Verhalten der anderen Personen, Stärke des Angsterlebens, Körperliche Symptome, Befürchtungen, evtl. Vermeidungstendenzen).
- Um ggf. ein noch genaues Bild von der Situation zu erhalten, stellen die anderen Gruppenmitglieder Verständnisfragen, die verdeutlichen, welche Schwierigkeiten oder Befürchtungen bestanden.
- Im Anschluss daran werden mögliche und notwendige Veränderungswünsche festgelegt oder besprochen, welche ungünstigen Übungsbedingungen verändert werden sollten.
- Daran schließt sich das Sammeln konstruktiver Veränderungsvorschläge an, aus denen der Betroffene die für ihn beste Lösungsmöglichkeit auswählt.

Bei der Umsetzung der Absprachen sollten die „10 goldenen Regeln" zur Angstbewältigung angewendet werden. Im Vordergrund steht dabei ein aktives Verhalten im Umgang mit Angstgefühlen sowie eine Umbewertung Angst verstärkender Gedanken und eine Reduktion des Vermeidungsverhaltens.

6. Konstruktive Rückmeldung an den Gruppenleiter

Am Ende der Sitzung erhält der Gruppenleiter von den anderen Gruppenmitgliedern auf Wunsch ein Feedback über seine Gruppenleitung.

Wichtig: Das Feedback sollte hervorheben, was den anderen positiv aufgefallen ist. Eventuelle Veränderungsvorschläge sollten in konstruktiver Weise unterbreitet werden.

7. Abschlussrunde mit Blitzlicht

Kurzer Austausch darüber, wie sich die einzelnen Gruppenmitglieder am Ende der Sitzung fühlen und was sie sich bis zum nächsten Mal vornehmen wollen.

Einladungsschreiben
Angstbewältigungsgruppe

Sehr geehrte/r Frau/Herr

nachdem Sie bei uns zu einem Erstgespräch waren, möchten wir Sie hiermit zu unserer nächsten Angstbewältigungsgruppe einladen.

Dafür vorgesehen haben wir insgesamt 4 Termine von jeweils ca. 2 bis 2,5 Stunden Dauer. Ihre Teilnahme an der Gruppe ist nur dann sinnvoll, wenn Sie zu allen Terminen erscheinen können.

Die Gruppensitzungen finden zu folgenden Terminen statt:

1. Sitzung: am ____________________ von ____________________ bis ca. ____________________ Uhr

2. Sitzung: am ____________________ von ____________________ bis ca. ____________________ Uhr

3. Sitzung: am ____________________ von ____________________ bis ca. ____________________ Uhr

4. Sitzung: am ____________________ von ____________________ bis ca. ____________________ Uhr

Bitte informieren Sie uns telefonisch unter einer der oben genannten Telefonnummern bis zum ____________________, ob Sie an der Gruppe teilnehmen werden.

Unter diesen Nummern erreichen Sie uns auch bei eventuellen Rückfragen.

Falls wir bis zum angegebenen Termin keine Rückmeldung von Ihnen erhalten haben, gehen wir davon aus, dass Sie weder jetzt noch später an der Angstbewältigungsgruppe teilnehmen möchten und ihrerseits kein Wunsch nach einem weiteren therapeutischen Angebot in unserer Abteilung besteht. Wir würden Sie dann von unserer Warteliste streichen und Ihren Therapieplatz anderweitig vergeben.

Die beiliegenden Testunterlagen, bitten wir Sie kurz vor dem ersten Termin auszufüllen und zur ersten Sitzung mitzubringen. Dies ist eine Voraussetzung für die Teilnahme an der Gruppe.

Mit freundlichen Grüßen,

FORMBLATT 18

Warteliste

Für die ______________ -Gruppe vom ______________ bis ______________

Name(-n) des/der Therapeuten ______________

Nr.	Name des Teilnehmers	Telefonnr.	Einladung raus-geschickt am	Rückmeldung bis zum	Nimmt teil ja/nein
1.					
2.					
3.					
4.					
5.					
6.					
7.					
8.					
9.					
10.					
11.					
12.					
13.					
14.					
15.					

FORMBLATT 19

Anwesenheitsliste

Für die ______________________-Gruppe vom ______________ bis ______________

Name(-n) des/der Therapeuten __________________________________

Nr.	Name	1. Sitzung	2. Sitzung	3. Sitzung	4. Sitzung	5. Sitzung *)
		Datum:	Datum:	Datum:	Datum:	Datum:

*) nur für Panikbewältigungsgruppe

Telefonliste der Teilnehmer

Für die ____________________-Gruppe vom ______________ bis ______________

Name(-n) des/der Therapeuten:

____________________ Telefon: ____________________

____________________ Telefon: ____________________

Bitte tragen Sie sich ein, falls Sie mit der Weitergabe Ihrer Telefonnummer und/oder E-Mail-Adresse an die anderen Teilnehmer einverstanden sind.

Name	Vorname	Telefonnummer	E-Mail

FORMBLATT 21

Stundenprotokoll

Für die ____________________________-Gruppe vom __________________ bis __________________

Name(-n) des/der Therapeuten: ____________________________________

Name des Patienten: ______________________________

Erstgespräch

Am: ____________________ Bei: __________________________

Diagnose(-n):

Testdiagnostik

	Prä-Testdiagnostik	Post-Testdiagnostik
Ausgegeben am		
Vollständig zurückerhalten am		

Sitzungsverlauf

Sitzung	Inhalte	anwesend ja/nein	Übungsabsprachen	Besonderheiten
1.				
2.				
3.				
4.				
5. *)				

Arztbrief abgeschickt am: _______________________

*) Nur Panikbewältigungsgruppe

Teilnahmebescheinigung

Bescheinigung über die Teilnahme an der Angstbewältigungsgruppe

Hiermit bescheinigen wir Frau/Herrn ______________________________, geboren am ________________ die Teilnahme an unserer Angstbewältigungsgruppe zu den nachfoldend aufgelisteten Terminen:

1. ______________________________ von __________________ bis __________________ Uhr
2. ______________________________ von __________________ bis __________________ Uhr
3. ______________________________ von __________________ bis __________________ Uhr
4. ______________________________ von __________________ bis __________________ Uhr

________________________ ________________________

Datum Unterschrift/Stempel

Kurzbeschreibung der 1. Sitzung

Benötigte Materialien

- Overhead-Projektor
- Overhead-Folien 1–22 bzw. CD-Rom aus diesem Manual
- Flipchart mit Papier und Stiften
- Arbeitsblätter: „Stressmodell", „Angstkreis" (☞ Folien 9, 10, 22 im Anhang/CD-Rom)
- Evtl. kleine Haftnotizzettel (☞ „Teufelskreis der Angst"/S. 75)
- Ggf. Prä –Testdiagnostikbögen (☞ „Evaluation und Qualitätssicherung"/S. 14f)

Begrüßung

Flipchart

- Allgemeine Begrüßung der Gruppenteilnehmer
- Vorstellung der Gruppenleiter

Eröffnungsrunde

Organisatorisches

- Testdiagnostik (optional erst in der Abschlussrunde austeilen)
- Bescheinigungen, z.B. für den Arbeitgeber

Vorstellen der Angstbewältigungsgruppe

Inhalte der Angstbewältigungsgruppe ☞ **(Folie 1)**
- Inhaltsübersicht
- Sitzungsanzahl und -dauer

Gruppenregeln

Gruppenregeln ☞ **(Folie 2)**
- Deren Einhaltung ist wichtig, um einen geschützten Rahmen herzustellen
- Schweigepflicht
- Einander ausreden lassen
- Regelmäßige Teilnahme
- Pünktlichkeit

Vorstellungsrunde der Teilnehmer

Vorstellungsrunde ☞ **(Folie 3)**
- Name und ggf. berufliche Tätigkeit
- Zur Angst: seit wann; in welchen Situationen; Veränderungen im Zeitverlauf; bisherige Behandlungen; Meidungsverhalten?

Hauptteil

Theorieteil 1

Was ist Angst?

Was ist Angst? ☞ **(Folie 4)**

- Ein normales Gefühl wie Wut, Trauer, Freude,
- Tritt auf in real gefährlichen Situationen oder in Situationen, die als gefährlich, bedrohlich oder unkontrollierbar eingeschätzt werden,
- Ist ein natürliches und im Organismus biologisch festgelegtes Gefühl und daher nicht gefährlich,
- Gehört zur normalen Entwicklung, z.B. das Fremdeln bei Kleinkindern,
- Tritt auch auf bei vielen Tieren.

Angst äußert sich unterschiedlich!

- Angstreaktionen sind individuell verschieden und abhängig von der Situation, z.B.: ängstliche Anspannung vor Prüfungen; ängstliche Irritationen bei unbekannten Geräuschen in der Nacht.
- Es gibt andauernde ängstliche Stimmungen oder Sorgen.
- Es gibt plötzlich auftretende starke Angstgefühle.
- Körperliche Reaktionen von Angst können sein: Herzrasen, Zittern, Beklemmungen. Das wird verständlich bei den Themen „Biologie" und „Stressreaktion".

Angst hat verschiedene Gründe

- Körperliche (... = Beispiele nennen) oder bestimmte seelische (...) Erkrankungen.
- Meistens aber im Laufe des Lebens erlernt.
- Erlernbar schon durch eine unangenehme und ängstigende Situation.

Hierzu ein Beispiel:
Stromausfall im Fahrstuhl. Unrealistische Katastrophengedanken (...) erfolgen, begleitend mit typischen körperlichen Erregungssymptomen (...). Auch wenn der Fahrstuhl weiterfährt, kann sich aus dem Erlebnis Erwartungsangst entwickeln und auf ähnliche Situationen (...) generalisieren.

Warum entwickeln Menschen Angst?

Angst ist sinnvoll und notwendig als ... ☞ **(Folie 5)**

- Entwicklungsgeschichtliche Reaktion mit hohem Überlebenswert.
- Vorbereitung des Körpers auf Kampf- oder Fluchtreaktion.
- Steuerung durch das autonome Nervensystem ☞ **(Folie 6)** z.B. Hypothalamus, Hypophyse sowie Sympathikus und Parasympatikus mittels elektrischer Nervenimpulse und Hormone.

Optional: Die Kampf-Flucht-Reaktion

Bei Bedrohung oder starkem Stress erfolgt eine parasympathisch gesteuerte „Schreckminute" zur Gefahreneinschätzung, dann die sympathisch gesteuerte Aktivierung ☞ **(Folie 7)** und anschließend die parasympathisch gesteuerte Entspannung ☞ **(Folie 8)** des Körpers

- Angst ist ein Alarmsignal und erhöht die allgemeine Aufmerksamkeit, z.B. bei Auftreten gefährlicher Situationen (...).

Wie verläuft eine Stressreaktion?

Die Stressreaktion ☞ **(Folie 9)**
Wirksame Stressoren (...) sind täglich vorhanden. Es gibt Stress erhöhende (...) und mindernde (...) Faktoren bzw. Bewertungen. Weitere Erläuterung der Folie.

Stress und Angstreaktionen im Alltagsleben

Stress- und Angstreaktion im Alltagsleben ☞ **(Folie 10)**

Die Ausprägung der körperlichen Reaktionen ist abhängig von der Stärke des Stressors und dem Zustand/der Erregungslage des Organismus. Weitere Erläuterung der Folie.

Stressreaktion aber auch in Ruhe- und Entlastungsphase möglich.

> **Option:** Chronischer Stress kann körperliche Schädigungen (...) bewirken. D.h. Die akute Stressreaktion ist ungefährlich, dauerhafter Stress hingegen ist schädlich.

Wie zeigt sich Angst?

Angst hat immer vier Anteile: ☞ **(Folie 11)**

- Einen körperlichen,
- einen gedanklichen,
- einen gefühlsmäßigen Anteil sowie
- einen Verhaltensanteil,

Stellen Sie sich eine typische Angstsituation vor! ☞ **(Folie 12)**

- Es werden zu jedem Anteil am Flipchart entsprechende Beispiele gesammelt.

Wann wird Angst zur Krankheit?

Angst wird zur Krankheit, wenn Ängste ... ☞ **(Folie 13)**

- Unangemessen stark und zu häufig auftreten.
- Zu lange andauern und mit einem Gefühl des Kontrollverlustes einhergehen.
- Von Meidungsverhalten begleitet sind und
- Leiden verursachen.

Wie entwickeln sich Angststörungen

- Fehlsteuerungen bei der Stressreaktion spielen bei Angststörungen eine entscheidende Rolle, z.B. eine Fehlsteuerung durch Erwartungsangst.

Beispiel: Fahrstuhlangst

Beispiel: Aufzugsangst. ☞ **(Folie 14)**

- **Erste untere Kurve:** Stromausfall im Fahrstuhl, Erregungsanstieg während des Stromausfalles Erregungsabfall wenn der Lift wieder fährt.
- **Zweite mittlere Kurve:** Leichte Erwartungsangst mit Abfall der Erregung, wenn kein erneuter Stromausfall auftritt.
- **Dritte obere Kurve:** Starke Erwartungsangst mit ausgeprägten Katastrophengedanken und daraus resultierendem Meidungsverhalten. Folge: Kurzfristig rascher Abfall von Angstreaktionen, langfristig können keine positiven Erfahrungen mehr mit dem Fahrstuhl Fahren gemacht werden. Die Angst wird aufrechterhalten. Angstreaktionen alleine durch Vorstellungen in der Phantasie möglich.

> **Tipp:** An dieser Stelle bietet sich eine kurze Pause, von 10 Minuten an.

Welche Angsterkrankungen gibt es?

Wie viele Menschen sind von Angst betroffen? ☞ **(Folie 15)**

- Folieninhalt erläutern.

Panikstörung

Auftreten von plötzlichen und unerwarteten Panikanfällen ohne erkennbare Auslösesituation. ☞ **(Folie 16)**

Agoraphobie

Angst vor Situationen, in denen eine rasche Flucht nicht möglich erscheint (...). ☞ **(Folie 17)**

Soziale Phobie

Ängste in Situationen, in denen eine (negative) Bewertung durch andere möglich ist oder erwartet wird. ☞ **(Folie 18)**

Spezifische Phobie/Monophobie

Ängste vor einer klar umgrenzten Situation oder vor einem bestimmten Objekt. ☞ **(Folie 19)**

Gemeinsame Merkmale der phobischen Störungen

Sie sind mit körperlichen Symptomen der Angst verbunden, gehen einher mit Erwartungsängsten und Meidungsverhalten. Und führen zu einer Einschränkung in der Lebensqualität. ☞ **(Folie 20)**

Option: Bei welcher Angststörung finden Sie sich wieder?

Wie entstehen Angststörungen?

Durch ... (einzelne Gründe näher erläutern) ☞ **(Folie 21)**

- ... schlechte Erfahrungen,
- ... nicht gelernt,
- ... Vererbung,
- ... Belastung.

Wichtig ist unabhängig vom Grund der Entstehung wie der aktuelle Umgang mit der Angst ist. Angst wird zum Problem, wenn der „Teufelskreis der Angst" in Gange kommt.

Der „Teufelskreis der Angst"

☞ **(Folie 22)**

Besteht aus folgenden Anteilen:

- Wahrnehmung
- Katastrophengedanken
- Angst
- Körperliche Veränderungen und körperliche Symptome.

Erläuterung der jeweiligen Anteile anhand eines Beispieles.
Die Spirale der Angst kann an jedem beliebigen Anteil in Gang gesetzt werden.
Es gibt meist einen individuell bevorzugten Auslösepunkt.

Hausaufgabenbesprechung

Selbstbeobachtungsaufgabe: Wo setzt bei Ihnen der Angstkreis ein?

Abschlussrunde

- Klären offener Fragen
- Verteilen der Arbeitsblätter
- Hinweis auf den Ratgeber
- Kurze Vorschau auf die nächste Sitzung geben.

Verabschiedung

- Positive Rückmeldung an die Gruppenteilnehmer für die konzentrierte und rege Teilnahme passend zum Sitzungsverlauf.

Kurzbeschreibung der 2. Sitzung

Benötigte Materialien:
- Overhead-Projektor
- Overhead-Folien 22–36 bzw. CD-Rom aus diesem Manual
- Flipchart mit Papier und Stiften
- Kopien der Arbeitsblätter: „10 goldene Regeln zur Angstbewältigung", „Planungshilfe" und „Übungsprotokoll" (☞ Formblätter 8, 9,10,3 im Anhang/CD-Rom) sowie „Angstkurve" (☞ Folie 36 im Anhang/CD-Rom)

Begrüßung

- Begrüßung der Teilnehmer.

Eröffnungsrunde

- Sitzungsüberblick
- Klärung offener Fragen
- Bescheinigungen, z.B. für den Arbeitgeber.

Option: Blitzlicht

Hauptteil

Wiederholung des Teufelskreis der Angst

Der „Teufelskreis der Angst" Hinweis auf die Wichtigkeit dieses Modells für das Verständnis von Angsterkrankungen. ☞ **(Folie 22)**

- Nochmalige Erläuterung des Modells (ggf. unter Einbeziehung der Gruppenteilnehmer).

Besprechung der Hausaufgabe aus der 1. Gruppensitzung

- Kurze Einleitung.
- Frage an die Gruppe nach der Durchführung der Selbstbeobachtungsaufgabe.
- Beispiele der Teilnehmer aufgreifen, ggf. korrigieren, anhand dessen kurze Wiederholung der bisherigen theoretischen Inputs.

Theorieteil 2

Was bei Angsterkrankungen problematisch ist ... ☞ **(Folie 23)**

1. Erläuterung der hintere Kurve aus dem Beispiel „Fahrstuhlangst"

Folgende Erwartungen treffen **nicht** zu:
- Angst führt zur schimmstmöglichen Katastrophe.
- Angst dauert ewig an, steigt ins unermessliche und verschwindet nie wieder.

Hinweis:
- Das Unterdrücken von Angstempfindungen verlängert die Angstreaktion.
- Vermeidungs- oder Fluchtverhalten führen zu einer Verstärkung der Angst.

2. Erläuterung der vordern Kurve

- Das zulassen unangenehmer Empfindungen und das Verbleiben in Angstsituationen führt zum Erleben einer „normalen" Angstkurve.

Was geschieht, wenn ich nichts unternehme?

Was geschieht, wenn ich nichts gegen die Angst unternehme? ☞ **(Folie 24)**
- Zunahme von Vermeidung und Hilflosigkeitserleben.
- Beeinträchtigungen in Partnerschaft, Familie, Beruf und Freizeit.
- Entwicklung von Alkohol- oder Medikamentenmissbrauch sowie sekundärer Depression.

Anhand von Beispielen erläutern

Wie können Angststörungen behandelt werden?

Behandlungsmöglichkeiten ☞ **(Folie 25)**
- Selbsthilfe oder -behandlung (keine oder nur geringe professionelle Unterstützung).
- Expertenhilfe (Psychotherapie, Behandlung mit Medikamenten oder Kombination aus beidem).
- Ziel: den Teufelskreis aus Angst und Vermeidung durch Bewältigungsstrategien durchbrechen lernen.
- Hinweis: Bedenken Sie dabei immer, dass eine Angst eine übersteigerte, aber an sich normale biologische (Stress-) Reaktion ist.

Um die Angst zu bewältigen ...

Selbstbehandlungsstrategien ☞ **(Folie 26)**
- Erläuterung der vier Grundregeln,
- Hinweis auf Progressive Muskelentspannung nach Jacobsen (PME) und auf,
- unterstützende Selbsthilfeliteratur.

Optionaler Übungsbaustein: Kurzes Verhaltensexperiment – Armspannung

Professionell unterstützte Behandlungen

- Selbstbehandlung nicht immer ausreichend.
- In diesem Fall sind eine Psychotherapie und/oder eine medikamentöse Behandlung angezeigt.

Verhaltenstherapie

- Psychotherapie der Wahl bei Angsterkrankungen aufgrund ihrer wissenschaftlich nachgewiesenen Effekte.
- Gehört auch zu den psychotherapeutischen Verfahren, die von den Krankenkassen bezahlt werden.

Professionelle Behandlungsstrategien ☞ **(Folie 27)**
- Erklärungen zu Verhaltensanalyse und Hypothesenbildung sowie Selbstbeobachtung.
- Erläuterung der wichtigsten verhaltenstherapeutischen Vorgehensweisen: **Kognitive Methoden, Entspannungstechniken** (PME) und **Expositionstherapie**.

Beispiel: Expositionstherapie bei Agoraphobie ☞ **(Folie 28)**
Sich in geplanter Weise mit den Angst auslösenden Situationen konfrontieren (gestuft oder massiert).
- Mit Hilfe des Verhaltenstherapeuten lernen das Vermeidungsverhalten abzubauen. Konfrontation kann erfolgen.
- Erfahren, dass die befürchteten Katastrophen nicht eintreten.

Beispiel: Expositionstherapie bei spezifischen Phobien ☞ **(Folie 29)**
- *Erläuterung des Folieninhalts.*

Beispiel: Expositionstherapie bei sozialer Phobie ☞ **(Folie 30)**
- *Erläuterung des Folieninhalts.*
- Eine wichtige Erfahrung dabei ist, dass man trotz eventueller negativer Reaktionen dennoch handlungsfähig bleibt.

Die vorgestellten verhaltenstherapeutischen Techniken weisen folgende Gemeinsamkeiten auf:

- Unterbrechung der Abwärtsspirale von Angst und Vermeidungsverhalten.
- Praktische Übungen zur aktiven Angstbewältigung.
- Vermitteln Strategien, wie man sich beim Umgang mit akuten Angstgefühlen helfen kann.

Hinweis auf die Bearbeitung von mit der Störung zusammenhängenden Problembereichen (z.B. Soziales Kompetenztraining oder Partnergespräche).

Medikamentöse Behandlung der Angst

Optionale Frage an die Gruppenteilnehmer:

- Wer von Ihnen nimmt zurzeit Medikamente zur Angstbehandlung ein?
- Die genannten Medikamente beispielhaft der jeweiligen Substanzklasse bzw. Wirkungsgruppe zuordnen.

Medikamentengruppen ☞ **(Folie 31)**

- Hinweis: Medikamente unterscheiden sich zum Teil wesentlich in ihrer Wirkung.
- Können helfen, die Erregung zu dämpfen, sie können zu größerer Ausgeglichenheit führen und die Wahrscheinlichkeit für das Austreten von Angstanfällen vermindern.
- Erläuterungen zu den einzelnen Medikamentengruppen geben.

Zusammenfassung: medikamentöse Behandlung ☞ **(Folie 32)**

- *Erläuterung des Folieninhalts.*

Leben mit der Angst ☞ **(Folie 33)**

- Ziel einer Angstbehandlung liegt darin, einen verbesserten Umgang mit der Angst zu erlernen und den Handlungsspielraum zu erweitern
- Ziel ist es nicht, völlig angstfrei zu sein. In einem kontrollierten Ausmaß gehört Angst als Zeichen von Gesundheit zum Leben eines jeden Menschen dazu.

Tipp: An dieser Stelle bietet sich eine kurze Pause von etwa 10 Minuten an. Anschießend offene Fragen klären.

10 Regeln zur Angst- und Panikbewältigung

- Die entsprechenden Kopien verteilen.
- Den Teilnehmern die Regeln nacheinander anhand theoretischer Hintergrundinformationen und praktischen Beispielen erläutern.

Hausaufgabe der 2. Gruppensitzung

„Planungshilfe" – Was Sie beim Üben beachten sollten! ☞ **(Folie 34)**

- Erläuterung des Folieninhalts und Absprache von häuslichen Übungen zur Angstbewältigung (☞ auch Formblatt 27 „Gesprächsleitfaden: Übungsvorbesprechung" im Anhang/CD-Rom).

Skala zur Einschätzung der Angstintensität ☞ **Option: (Folie 35)**

- Die vereinbarte Übung sollte bis zur nächsten Sitzung von den Teilnehmern mindestens zweimal durchgeführt werden.

Angstkurve ☞ **Option: (Folie 36)**

- Verdeutlicht den Verlauf einer Angstkurve während des Übens.

Abschlussrunde

- Falls nicht schon geschehen, Arbeitsblätter und Teilnahmebescheinigungen zur heutigen Sitzung verteilen.
- Hinweis, dass die Teilnehmer die Inhalte der heutigen Sitzung im Ratgeber „Stärker als die Angst" in Kapitel 2, 3 und 4 nachlesen können.
- Kurze Vorschau auf die nächste Sitzung geben.

Verabschiedung

Wie bereits in der vorherigen Sitzung verabschiedet sich der Therapeut, verbunden mit einigen positiven Rückmeldungen an die Gruppe, passend zum Sitzungsverlauf.

Kurzbeschreibung der 3. Sitzung

Benötigte Materialien:
- Overhead-Projektor
- Overhead-Folien 34–36 bzw. CD-Rom aus diesem Manual (falls gewünscht)
- Optional, falls gewünscht: Flip-Chart mit Papier und Stiften.
- Ggf. Fragebogen zur Post-Diagnostik.
- Arbeitsblatt: „Übungsprotokoll" (☞ Formblatt 3 im Anhang/CD-Rom)

Begrüßung

- Begrüßung der Teilnehmer.

Optional: Blitzlicht

Eröffnungsrunde

- Sitzungsüberblick
- Klärung offener Fragen.

Hauptteil

Besprechung der Hausaufgabe aus Sitzung 2

☞ „Wichtige Aspekte bei der Nachbesprechung von Übungen"/ S. 39f oder Formblatt 28 „Gesprächsleitfaden Übungsnachbesprechung" im Anhang/CD-Rom.

Hausaufgabe der dritten Gruppensitzung

☞ „Wichtige Aspekte bei der Vorbesprechung von Übungen"/S. 34ff oder Formblatt 27 „Gesprächsleitfaden Übungsvorbesprechung" im Anhang/CD-Rom.

Abhängig vom Verlauf der Übungen aus der 2. Sitzung kann die nächste häusliche Übung etwas schwieriger gewählt werden.

Abschlussrunde

- Ggf. Klärung offener Fragen.
- Verteilen von Arbeitsblättern und Teilnahmebescheinigungen/Hinweis auf Ratgeber.
- Aushändigen und Erklären der Post-Testunterlagen.
- Kurze Vorschau auf die nächste Sitzung.

Verabschiedung

Wie bereits in der vorherigen Sitzung verabschiedet sich der Therapeut, verbunden mit einigen positiven Rückmeldungen an die Gruppe, passend zum Sitzungsverlauf sowie motivierenden Äußerungen zu den Hausaufgaben.

Kurzbeschreibung der 4. Sitzung

Benötigte Materialien:

- Falls gewünscht: Flipchart mit Papier und Stiften.
- Arbeitsblätter: „Umgang mit Rückschlägen", „Literaturempfehlungen" (☞ Formblätter 9 und 14 im Anhang/CD-Rom).
- Informationsblätter zu weiteren regionalen Hilfsangeboten, wie zum Beispiel Selbsthilfegruppen etc. (☞ Formblätter 15 und 16 im Anhang/CD-Rom).
- Rückumschläge für ggf. noch ausstehende Fragebogen der Post-Messung.

Begrüßung

- Begrüßung der Teilnehmer.

Eröffnungsrunde

- Einsammeln der Post-Testunterlagen,
- Sitzungsüberblick,
- Klärung offener Fragen.

Optional: Blitzlicht

Hauptteil

Besprechung der Hausaufgabe aus Sitzung 3

☞ „Wichtige Aspekte bei der Nachbesprechung von Übungen"/S. 39f oder Formblatt 28 „Gesprächsleitfaden Übungsnachbesprechung" im Anhang/CD-Rom.

Bilanz am Ende der 4. Gruppensitzung

- Individuelle Bilanz der Angstbewältigungsgruppe mit jedem Teilnehmer.

Option: Fragen zum individuellen Störungsmodell können mit einfließen.

Bei der Durchführung dieser Bilanz haben sich die nachfolgenden Fragen bewährt:

- Was war für Sie persönlich hilfreich?
- In welcher Form haben Sie von der Angstbewältigungsgruppe profitiert?
- Wie hoch ist Ihre prozentuale Zufriedenheit mit der Veränderung Ihres Befindens?
- Was hat Ihnen nicht gefallen bzw. was hätten Sie sich anders gewünscht?
- Wie bewerten Sie derzeit Ihre Ängste und Probleme? Wie ausgeprägt sind Ihre Ängste derzeit? Wie stark behindern Sie Ihre Ängste aktuell im Alltag?
- Benötigen Sie Ihrer Meinung nach weitere Unterstützung?
- Wenn ja: Worauf sollte sie sich beziehen? Auf die Angstsymptomatik oder auf andere Problemfelder?

Empfehlungen zu Behandlungsmöglichkeiten nach Ende der Angstbewältigungsgruppe

- Arbeitsblatt: „Umgang mit Rückschlägen und Panikgefühlen" verteilen und erläutern.
- Absprachen zu weiteren Behandlungsempfehlungen treffen (z.B. Verhaltenstherapie, tiefenpsychologische Therapie, Psychopharmaka, PME oder Selbsthilfegruppe).

Option: Legen Sie bei guter Gruppenkohäsion den Teilnehmern nahe, sich nach Ende der Gruppe eigenständig als Selbsthilfegruppe weiter zutreffen.

Abschlussrunde

- Falls nicht schon geschehen, Arbeitsblätter und Teilnahmebescheinigungen zur heutigen Sitzung verteilen.
- Hinweis, dass die Teilnehmer im Ratgeber „Angstfrei leben" jederzeit wichtige Inhalte der Gruppe nachlesen können.

Verabschiedung

Die Therapeuten bedanken sich bei den Teilnehmern für ihre aktive und regelmäßige Teilnahme an der Angstbewältigungsgruppe, verbunden mit einigen guten Wünschen für ihre Zukunft.

Gesprächsleitfaden: Übungsvorbesprechung

Bei der Absprache von häuslichen Übungen steht im Vordergrund, im Dialog mit den Teilnehmern für jeden eine geeignete Übung festzulegen, die realistisch durchführbar ist.

Um dieses einschätzen zu können, haben sich die nachfolgenden Fragen bewährt.

- Wie hoch ist momentan Ihre Erwartungsangst? (☞ Angstintensitäts-Skala/Tabelle 6.3)
- Welche konkreten Befürchtungen haben Sie?
- Was könnte im schlimmsten Fall passieren?
- Wie realistisch sind diese Befürchtungen?
- Sind Sie bereit diese Befürchtungen zu überprüfen?

Die **Angstintensitäts-Skala** (☞ Folie 36 im Anhang/CD) unterstützt die Patienten ihre Erwartungsangst bezogen auf die Übungen besser einschätzen zu lernen.

Skala zur Einschätzung des Angsterlebens im Übungsverlauf („Angstkurve")									
Angstwert	0	1	2	3	4	5	6	7	8
Bedeutung	gar keine Angst		geringe Angst		merkliche Angst		starke Angst		Panik

Planung von häuslichen Übungen

Zu beachten sind dabei folgende Punkte:

Allgemeine Rahmenbedingungen:

- Übungen nach dem **„Prinzip der kleinen Schritte"** planen (gestufte Reizkonfrontation),
- Anwendung der **„10 goldenen Regeln"** zur Angstbewältigung,
- Übung für einen **bestimmten Tag** und zu einer bestimmten Uhrzeit planen,
- Übung möglichst alleine, also **ohne eine hilfreiche Begleitperson** durchführen.

Vermeidung von Über- bzw. Unterforderung:

- Übungen als ein **„Experiment"** deklarieren, bei dem „Fehler" erlaubt sind.
- Die Übung **inhaltlich klar umschreiben** und **zeitlich begrenzen**.
- Weder zu leichte noch zu schwere Übung auswählen lassen. Als Richtwert sollten Patienten die Übung mit einer selbst eingeschätzten **Erfolgswahrscheinlichkeit** von etwa **60–70%** bewältigen können.
- „Überforderungsfallen" vermeiden, dies sind beispielsweise **komplexe Übungssituationen**, die zuvor nicht **kleinstufig** genug aufgegliedert wurden.
- Teilnehmer, die dazu neigen, sich **selbst häufig zu überfordern**, sollten sich nach einer erfolgreich bewältigten Übungssituation **nicht spontan zur Durchführung weiterer und schwierigerer Übungsschritte entscheiden**.
- Bezüglich des Wiederauftretens von Angsterleben während der Übungen sollte den Patienten eine **realistische Erwartungshaltung** vermittelt werden.

Belohnung festlegen:

- **Unabhängigkeit** der Belohnung von **anderen Personen**,
- Belohnung sollte **nicht zu viel Geld kosten**,
- Sie kann immateriell sein, z.B. ein **Entspannungsbad** zum Wohlfühlen.

Wiederholen der Übung:

- Die Übung sollte bis zur nächsten Sitzung **mindestens ein weiteres Mal wiederholt werden**.

Hinweis:
Diese Rahmenbedingungen finden sich für die Patienten in einer Zusammenfassung auf der Folie 35 „Planungshilfe – Was Sie beim Üben beachten sollten" (☞ Anhang/CD).

Gesprächsleitfaden: Übungsnachbesprechung

Bei der Nachbesprechung von häuslichen Übungen steht der Dialog mit den Teilnehmern über den Verlauf der Übungen und die dabei neu gewonnenen Erfahrungen im Vordergrund. Diese Erfahrungen sollen den theoretischen Informationen zugeordnet werden. Kam es für einen Teilnehmer im Übungsverlauf zu Misserfolgen bzw. zu Fluchtverhalten, ist die kognitive Umbewertung dieser Erfahrungen Ziel der Nachbesprechung.

Um diese Ziele zu erreichen, haben sich die nachfolgenden Fragen bewährt.

1. Inhalt und Verlauf der Übung

- Was genau hatten Sie sich als Übung vorgenommen?
- Wie ist Ihre Übung verlaufen?
- Was lief bei Ihnen gut, was konnten Sie anwenden und anders machen als sonst?
- Was war für Sie schwierig umzusetzen?

2. Verlauf der Angstkurve

- Wie hat sich bei Ihnen die Angstkurve verhalten?
- Wie hoch war die Angst minimal/maximal?
- Wie hoch war Ihre Angst auf einer Skala von 1 bis 8 vor und während der Übung?
- Wie hoch war Ihre Angst nachdem Sie die Übung beendet haben?
- Haben Sie nach dem Anstieg der Angst eine Angstreduktion erlebt?
- Welche Körpersymptome sind bei Ihnen vor und während der Übung aufgetreten?

3. Gedanken und Befürchtungen während der Übung

- Welche Erwartungsängste haben bei Ihnen eine Rolle gespielt?
- Welche gedanklichen Befürchtungen sind bei Ihnen vor und während der Übung aufgetreten?
- Was hätte schlimmstenfalls passieren können?
- Was konnten Sie in der Realität feststellen?

4. Verhalten in der Übungssituation

- Welche der „10 goldenen Regeln" haben Sie angewandt?
- Welche Erfahrungen haben Sie damit gemacht?
- Haben Sie vermeintliche „Hilfsmittel" im Sinne der indirekten Vermeidung angewandt?

5. Vermeidungsverhalten – eine Übung wurde nicht durchgeführt oder abgebrochen

- Welche Gedanken haben dazu beigetragen?
- Wie realistisch waren diese Gedanken?
- Was hätten Sie stattdessen anders machen können?
- Haben Sie die Übung zu einem späteren Zeitpunkt noch einmal wiederholt?
- Welche Erfahrungen haben Sie dabei gemacht?

Nachbesprechung von häuslichen Übungen

Bei der Nachbesprechung von häuslichen Übungen sind folgende Punkte zu beachten.

Verstärken von Risikoverhalten

Im Rahmen der Nachbesprechung stellt die operante Verstärkung von „Risikoverhalten" und positiven Erfahrungen während der Übungen eine wichtige Intervention dar. Mit operanter Verstärkung bezeichnet man in der Verhaltenstherapie das Unterstützen von erwünschtem Verhalten. Sie erreichen dies beispielsweise durch lobende Kommentare, die Sie anfangs häufig, bzw. direkt nach Auftreten des gewünschten Verhalten und später intermittierend (seltener und unregelmäßig) in die Nachbesprechung einfließen lassen.

Kognitive Umbewertung

Den Teilnehmern sollen Zusammenhänge verdeutlicht werden, die zwischen den bei ihnen aufgetretenen Gedanken und Bewertungen (z.B. bezogen auf die Wahrnehmung von Körpersymptomen) und ihrem Flucht- oder Vermeidungsverhalten bestehen. Durch das Hinterfragen der Angst verstärkenden Gedanken soll der Patient neu einschätzen lernen, wie realistisch seine Befürchtungen tatsächlich sind.

Erhöhung der Motivation zur Veränderung

Es ist wichtig, die Gruppenmitglieder regelmäßig darauf hinzuweisen, dass zur erfolgreichen Angstbewältigung die Konfrontation mit dem eigenem Angsterleben und -verhalten notwendig ist. Als hilfreich erweist sich dabei der Hinweis auf positive Übungserfahrungen einzelner Teilnehmer innerhalb der Gruppe.

Aufzeigen von Verhaltensalternativen

Nicht zuletzt sollen den Patienten im Rahmen der Nachbesprechung Verhaltensalternativen für künftige Angstsituationen aufgezeigt werden.

Textbausteine/Epikrise

Einleitung

Sehr geehrter Herr Kollege,

wir berichten Ihnen heute abschließend über Ihren Patienten,

Frau/Herrn .... , geboren am .... ,

die/der vom .... bis zum .... an einer Angstbewältigungsgruppe in unserer .... *(Bezeichnung der eigenen Institution)* .... teilnahm.

Diagnose(-n): *(Diagnose(-n) einfügen)*

Die Indikation zur Teilnahme an der Angstbewältigungsgruppe wurde im Rahmen eines Erstgesprächs am .... gestellt. Diesbezüglich verweisen wir auf unseren Arztbrief vom .... .

Inhalte der Angstbewältigungsgruppe:

In den ersten beiden Gruppensitzungen wurden Informationen zu den Themenbereichen

Angstentstehung und -aufrechterhaltung sowie Angsterkrankungen und deren Behandlung nach dem Manual „Psychoedukation Angst- und Panikstörungen" gegeben.

Darüber hinaus wurde als weitere wichtige Grundlage das Angstbewältigungskonzept vermittelt. Auf der Basis dieser Kenntnisse wurden in den zwei weiteren Gruppensitzungen Angstmanagement-Übungen angeleitet.

Bei Frau/Herrn .... statt dabei im Vordergrund .... *(individuellen Text einfügen)*.

Zusammenfassung der Behandlung:

Von der Teilnahme an der Angstbewältigungsgruppe konnte der/die Patient(-in) .... profitieren/nicht hinreichend profitieren *(Anschließend individuellen Text zum Gruppenverlauf einfügen)*.

Behandlungsempfehlung/Abschluss:

Vor diesem Hintergrund besteht derzeit kein weiterer Behandlungsbedarf. *(bzw.)* Als Weiterbehandlung (weitere Unterstützung des bisherigen Therapieerfolgs) empfehlen wir *(individuellen Text einfügen)*.

Für Rückfragen stehen wir Ihnen gerne zur Verfügung.

Mit freundlichen Grüßen

(eigene Unterschrift(-ten)einfügen)

Einverständnis zur Testdiagnostik

Lieber Patient, liebe Patientin,

Ihnen wurden von Ihrem Therapeuten/in mehrere Fragebögen übergeben mit der Bitte, diese vollständig auszufüllen. Der Einsatz von Fragebögen und diagnostischen Interviews sind Standardverfahren innerhalb der Verhaltenstherapie und erfolgen bei allen unseren Patienten.

Fragebögen werden Sie auch am Behandlungsende und gegebenenfalls in den darauf folgenden Monaten noch einmal erhalten. Auf diese Weise können Veränderungen Ihrer Krankheitssymptomatik festgehalten werden. Desweitern ermöglichen Sie uns damit eine Qualitätsüberprüfung und Verbesserung unserer Behandlungsstrategien.

Die Fragebögen sind Teil Ihrer Akte und unterliegen, wie alle anderen Informationen über Sie, der Schweigepflicht, d.h., entsprechende Informationen werden nicht an Dritte außerhalb unserer Institution weitergegeben. Für unsere Forschung und sich daraus ergebende Veröffentlichungen werden die Daten ausschließlich anonymisiert herangezogen.

Sollte Ihrerseits Interesse an den Ergebnissen der Fragebogenerhebung bestehen, wenden Sie bitte an Ihren Therapeuten. Die Ergebnisse können dann gemeinsam besprochen werden.

Wir bitten Sie alle Fragebögen **vollständig** zu beantworten, da uns sonst eine korrekte Auswertung nicht möglich ist. Sollten dabei Schwierigkeiten auftreten, können Sie diese in jedem Fall mit Ihrem Therapeuten besprechen, der Ihnen bei der Beantwortung behilflich sein wird.

Mit freundlichen Grüßen,

Einverständniserklärung

Ich, Frau/Herr ________________________________ bestätige hiermit, dass ich die oben aufgeführten Informationen aufmerksam gelesen habe; meine darauf bezogenen Fragen habe ich mit meinem Therapeuten mündlich klären können und erteile hiermit mein diesbezügliches Einverständnis. Mir ist bekannt, dass ich das hiermit gegebene Einverständnis jederzeit widerrufen kann.

____________________, den ____________________

____

Unterschrift

Fragebogen zur Erhebung soziodemographischer Daten

Name: ______________________________
Datum: ______________________________

Im folgenden Fragebogen bitten wir Sie, Angaben zu Ihrer derzeitigen Lebenssituation zu machen. Bitte kreuzen Sie das jeweils für Sie zutreffende Kästchen an (es sind bei Bedarf auch mehrere Kreuze pro Frage möglich) bzw. machen Sie entsprechende Angaben auf den freien Linien.

1. Fragen zum sozialen Status

Name: ______________________________

Vorname: ______________________________

Straße: ______________________________

PLZ/Wohnort: ______________________________

Geburtsdatum: ______________________________

Telefon: ______________________________

Beruf: ______________________________

Staatsangehörigkeit (-en): ______________________________

Geschlecht: ______________________________

2. Familienstand/Kinder

- ❑ Ich bin verheiratet. ➔ (Seit ________).
- ❑ Ich lebe in Scheidung/Trennung. ➔ (Seit ________).
- ❑ Ich bin verwitwet. ➔ (Wie viele Male? ________).
- ❑ Ich bin ledig.
- ❑ Ich habe eine feste Partnerbeziehung. ➔ (Seit ________).
- ❑ Ich bin ohne feste Partnerbeziehung. ➔ (Seit ________).
- ❑ Ich habe Kinder aus der jetzigen Partnerschaft. ➔ (Wie viele? ________).
- ❑ Ich habe Kinder aus früheren Partnerschaften. ➔ (Wie viele? ________).

3. Wohnsituation

Ich lebe in ....

- ❑ Eigentum (Wohnung/Haus)
- ❑ Miete (Wohnung/Haus)
- ❑ Untermiete
- ❑ Wohngemeinschaft (privat)
- ❑ Wohngemeinschaft (therapeutisch-betreut)
- ❑ Wohnheim, welcher Art ? ______________________________
- ❑ Sonstiges? ______________________________

Ich lebe zusammen mit ....

- ❑ Ehe-/Lebenspartner
- ❑ Eltern(-teil)
- ❑ Kind(-ern)
- ❑ andere Verwandte (Geschwister etc.)
- ❑ andere Nichtverwandte
- ❑ Ich lebe allein

4. Schulabschluss (bitte Zutreffendes ankreuzen und unterstreichen)

- ❑ Hauptschule (mit/ohne Abschluss)
- ❑ Real- (Mittel-)schule (mit/ohne Abschluss)
- ❑ Handelsschule (mit/ohne Abschluss)
- ❑ Gymnasium (mit/ohne Abitur)
- ❑ Studium (ohne Abschluss) welches Fach? ______________________________
- ❑ Studium (mit Abschluss) welches Fach? ______________________________

5. Berufstätigkeit (bitte Zutreffendes ankreuzen und ggf. unterstreichen)

Ich bin ....

- ❑ berufstätig (Teilzeit/Vollzeit)
- ❑ Schüler(-in)
- ❑ Auszubildende(-r)
- ❑ Hausfrau/Hausmann
- ❑ Student(-in)
- ❑ in einer Umschulungsmaßnahme
- ❑ arbeitsunfähig seit: ______________________________
- ❑ Rentner(-in)
- ❑ Arbeitslos

6. Berufsgruppe

- ❑ Leitende(-r) Angestellte(-r)
- ❑ Nichtleitende(-r) Angestellte(-r)
- ❑ freiberuflich tätig
- ❑ Selbständige(-r) in Handwerk/Wirtschaft
- ❑ Beamter(-in) des höheren/gehobenen Dienstes
- ❑ Beamter(-in) des mittleren/einfachen Dienstes
- ❑ Facharbeiter(-in) mit abgelegter Prüfung
- ❑ Arbeiter(-in)
- ❑ Sonstiges: ______________________

7. Körperliche Erkrankungen

Leiden oder litten Sie in der Vergangenheit an ernsthaften ***körperlichen Erkrankungen*** und waren deshalb in längerfristiger ***medizinischer Behandlung***?

- ❑ Nein
- ❑ Ja → (Bitte machen Sie hierzu entsprechende Angaben; ggf. Rückseite benutzen)

Wann? (von ... bis) **Art der Erkrankung?** (ggf. Diagnose) **Art der Behandlung/Medikation**

____

____

____

8. Leiden oder litten Sie in der Vergangenheit an ernsthaften *körperlichen Erkrankungen* und nahmen deshalb *alternativ-heilkundliche Hilfe* (Heilpraktiker, Akupunktur o.ä.) in Anspruch?

- ❑ Nein
- ❑ Ja → (bitte machen Sie hierzu entsprechende Angaben in der Tabelle; ggf. Rückseite benutzen)

Wann? (von ... bis) **Art der Erkrankung?** (ggf. Diagnose) **Art der Behandlung/Medikation**

____

____

____

9. Psychische Erkrankungen

Leiden oder litten Sie in der Vergangenheit an psychischen Erkrankungen und waren deshalb in psychotherapeutischer oder psychiatrischer Behandlung?

- ❑ Nein
- ❑ Ja → (bitte machen Sie hierzu entsprechende Angaben in der Tabelle; ggf. Rückseite benutzen)

Wann? (von/bis) **Art der Erkrankung?** (ggf. Diagnose) **Therapie/Medikamente** (ambulant/stationär)

____

____

____

10. Leiden oder litten Sie in der Vergangenheit an *psychischen Erkrankungen* und nahmen deshalb *alternativ-heilkundliche Hilfe* (Heilpraktiker, Akupunktur o.ä.) in Anspruch?

- ❑ Nein
- ❑ Ja → (Bitte machen Sie hierzu entsprechende Angaben in der Tabelle; ggf. Rückseite benutzen)

Wann? (von/bis) **Art der Erkrankung?** (ggf. Diagnose) **Therapie/Medikamente** (ambulant/stationär)

____

____

____

11. Befinden Sie sich zurzeit wegen der Probleme, die Sie zu uns führen, in anderweitiger Behandlung?

____

____

____

FORMBLATT 31

12. Wann traten Ihre Probleme, für die Sie jetzt hier Behandlung möchten, zum ersten Mal auf?

Jahr: ______________ Alter: ___________

13. Haben Sie in den letzten vier Wochen Medikamente eingenommen? Welche? Dosierung?

____

____

____

14. Wie hoch ist Ihr Gebrauch von

- ❑ Alkohol (Art/ Menge) ____________ pro Tag?
- ❑ Kaffee ________ Tassen pro Tag?
- ❑ Zigaretten ________ pro Tag?

15. Sind Sie schon einmal medikamenten- oder alkoholabhängig gewesen?

- ❑ Ja, im Jahr ________
- ❑ Nein

16. Dachten Sie schon einmal an Selbstmord?

- ❑ Nein
- ❑ Ja

Wann? Wie oft? Erklären sie uns bitte kurz die Umstände (ggf. Rückseite benutzen):

____

____

____

17. Haben Sie schon einmal einen Selbstmordversuch unternommen?

- ❑ Nein
- ❑ Ja

Wann? Wie oft? Erklären Sie uns bitte kurz die Umstände (ggf. Rückseite benutzen):

____

____

____

MHS

Name: ______________________________ Datum: ______________

Name des Partners: ______________________________

In den folgenden Fragen geht es um Ihre derzeitige Zufriedenheit mit Ihrer Partnerschaft. Es handelt sich dabei um 10 Fragen, die sich auf unterschiedliche Bereiche Ihrer Partnerschaft beziehen.

Um die Fragen zu beantworten, steht Ihnen eine Antwortskala mit den Zahlen von 1 bis 10 zu Verfügung: 1 bedeutet absolute Unzufriedenheit – 10 absolute Zufriedenheit mit der Partnerschaft. Die Zahlen zwischen den beiden Extrempunkten geben Abstufungen an: Die Unzufriedenheit nimmt zwischen 1 bis 5 ab – die Zufriedenheit nimmt von 6 bis 10 zu.

Beantworten Sie die folgenden Fragen, indem Sie eine Zahl aus der Antwortskala auswählen, die Ihren derzeitigen Gefühlen entspricht. Schreiben Sie diese Zahlen in die nachstehende Klammer der jeweiligen Frage.

Wichtig, ist dass Sie jede Frage unabhängig von den anderen beurteilen.

Füllen Sie bitte beide Spalten aus: Schätzen Sie in der **linken** Spalte Ihre **eigene** Zufriedenheit und **rechts** daneben die Zufriedenheit Ihres Partners mit den aufgeführten Bereichen ein!

Antwortskala absolut unzufrieden – absolut zufrieden

1 2 3 4 5 6 7 8 9 10

		selbst	geschätzte Zufriedenheit des Partners
1.	Wie zufrieden sind Sie mit der Aufteilung der Hausarbeiten?		
2.	Wie zufrieden sind Sie mit der Aufgabenverteilung in der Kindererziehung?		
3.	Wie zufrieden sind Sie mit der gemeinsamen Freizeitgestaltung?		
4.	Wie zufrieden sind Sie mit der Regelung der Geldangelegenheiten in Ihrer Partnerschaft?		
5.	Wie zufrieden sind Sie mit der Möglichkeit, mit Ihrem Partner über Probleme zu sprechen?		
6.	Wie zufrieden sind Sie mit dem sexuellen Bereich in Ihrer Partnerschaft?		
7.	Wie zufrieden sind Sie mit der beruflichen Situation Ihres Partners und deren Auswirkung auf die Partnerschaft?		
8.	Wie zufrieden sind Sie mit Ihrem persönlichen Freiraum in der Partnerschaft?		
9.	Wie zufrieden sind Sie mit dem Freiraum, den Ihr Partner sich selbst zugesteht?		
10.	Wie zufrieden sind Sie insgesamt mit der Partnerschaft?		

Therapeuteneinschätzung Prä

Clinical Global Impression

Name, Vorname Patient/in: ______________________ Datum: ____________

Name Therapeut/in: ______________________

Beurteilungszeitpunkt: **prä**

Bitte zutreffende Ziffer ankreuzen.

1. Schweregrad der Störung

Ziehen Sie Ihren gesamten Erfahrungsschatz an dieser Art von Patienten in Betracht und geben Sie an, wie hoch Sie den jetzigen Grad der seelischen Erkrankung des Patienten einschätzen.

0 Nicht beurteilbar.
1 Patient ist überhaupt nicht krank.
2 Patient ist ein Grenzfall psychiatrischer Erkrankung.
3 Patient ist nur leicht krank.
4 Patient ist mäßig krank.
5 Patient ist deutlich krank.
6 Patient ist schwer krank.
7 Patient gehört zu den extrem schwer Kranken.

Therapeuteneinschätzung Post

Clinical Global Impression

Name, Vorname Patient/in: ______________________ Datum: ____________

Name Therapeut/in: ______________________

Beurteilungszeitpunkt: **post**

Bitte zutreffende Ziffer ankreuzen.

1. Schweregrad der Störung

Ziehen Sie Ihren gesamten Erfahrungsschatz an dieser Art von Patienten in Betracht und geben Sie an, wie hoch Sie den jetzigen Grad der seelischen Erkrankung des Patienten einschätzen.

0 Nicht beurteilbar.
1 Patient ist überhaupt nicht krank.
2 Patient ist ein Grenzfall psychiatrischer Erkrankung.
3 Patient ist nur leicht krank.
4 Patient ist mäßig krank.
5 Patient ist deutlich krank.
6 Patient ist schwer krank.
7 Patient gehört zu den extrem schwer Kranken.

2. Gesamtbeurteilung der Zustandsänderung

Beurteilen Sie dabei die Zustandsänderung insgesamt. Bitte vergleichen Sie den jetzigen Zustand des Patienten mit dem zu Beginn der Behandlung und geben Sie an, inwieweit sich das Krankheitsbild des Patienten geändert hat.

0 Nicht beurteilbar.
1 Zustand ist sehr viel besser.
2 Zustand ist viel besser.
3 Zustand ist nur wenig besser.
4 Zustand ist unverändert.
5 Zustand ist etwas schlechter.
6 Zustand ist viel schlechter.
7 Zustand ist sehr viel schlechter.

Therapeuteneinschätzung Follow-up

Clinical Global Impression

Name, Vorname Patient/in: ______________________________ Datum: ____________

Name Therapeut/in: ______________________________

Beurteilungszeitpunkt: _____**-Monats-Follow-up**

Bitte zutreffende Ziffer ankreuzen.

1. Schweregrad der Störung

Ziehen Sie Ihren gesamten Erfahrungsschatz an dieser Art von Patienten in Betracht und geben Sie an, wie hoch Sie den jetzigen Grad der seelischen Erkrankung des Patienten einschätzen.

0 Nicht beurteilbar.
1 Patient ist überhaupt nicht krank.
2 Patient ist ein Grenzfall psychiatrischer Erkrankung.
3 Patient ist nur leicht krank.
4 Patient ist mäßig krank.
5 Patient ist deutlich krank.
6 Patient ist schwer krank.
7 Patient gehört zu den extrem schwer Kranken.

2. Gesamtbeurteilung der Zustandsänderung

Beurteilen Sie dabei die Zustandsänderung insgesamt. Bitte vergleichen Sie den jetzigen Zustand des Patienten mit dem zu **Therapieende** und geben Sie an, inwieweit sich das Krankheitsbild des Patienten geändert hat.

0 Nicht beurteilbar.
1 Zustand ist sehr viel besser.
2 Zustand ist viel besser.
3 Zustand ist nur wenig besser.
4 Zustand ist unverändert.
5 Zustand ist etwas schlechter.
6 Zustand ist viel schlechter.
7 Zustand ist sehr viel schlechter.

Patienteneinschätzung Post

Therapie-Ergebnis-Bewertung

Name, Vorname: ______________________ Datum: ____________

Name Therapeut/in: ______________________ Chiffre: ____________

Beurteilungszeitpunkt: **post**

Gesamt-Einschätzung

Beurteilen Sie bitte auf der folgenden Skala die Gesamt-Veränderung Ihrer Beschwerden, die sich Ihrer Meinung nach seit Therapiebeginn ergeben hat. Kreuzen Sie zu diesem Zweck die Zahl an, die am besten auf Sie zutrifft.

0 nicht beurteilbar
1 sehr viel besser
2 viel besser
3 nur wenig besser
4 unverändert
5 etwas schlechter
6 viel schlechter
7 sehr viel schlechter

Patienteneinschätzung Follow-up

Therapie-Ergebnis-Bewertung

Name, Vorname: ______________________________ Datum: ______________

Name Therapeut/in: ______________________________ Chiffre: ______________

Beurteilungszeitpunkt: _____**-Monats-Follow-up**

Gesamt-Einschätzung

Beurteilen Sie bitte auf der folgenden Skala die Gesamt-Veränderung Ihrer Beschwerden, die sich Ihrer Meinung nach seit Therapiebeginn ergeben hat. Kreuzen Sie zu diesem Zweck die Zahl an, die am besten auf Sie zutrifft.

0 nicht beurteilbar
1 sehr viel besser
2 viel besser
3 nur wenig besser
4 unverändert
5 etwas schlechter
6 viel schlechter
7 sehr viel schlechter

FORMBLATT 38

Selbstbeobachtungsbogen

Name: ______________________________ Datum: ____________________

Selbstbeobachtungsbogen

Verhalten											
Gefühle											
Gedanken											
Körperliche Symptome											
Situation (mit Datum+Uhrzeit)											

Spaltentechnik (1)

Name: ______________________ Datum: ______________

Spaltentechnik (1)

Ereignis	Erste Interpretationen	Alternative Sichtweisen („objektiver Beobachter")
Mir wird schwindelig; ich bekommen schlecht Luft	Ich werde gleich in Ohnmacht fallen	Es handelt sich um Angst-Symptome, das ist nicht gefährlich

Spaltentechnik (2)

Name: ______________________________ Datum: ____________________

Spaltentechnik (2)

Ereignis	Erste Interpretationen	Alternative Sichtweisen („Beobachterposition")
Mein Chef grüsst mich heute morgen nicht	Er ist bestimmt mit meiner Arbeit unzufrieden	Er ist heute wieder mal schlecht gelaunt. Vielleicht hat er Ärger mit einem Kunden

Acht ungünstige Denkstrategien

Name: ______________________________ Datum: ____________________

Acht ungünstige Denkstrategien

Überbewertung von Negativem: Sie suchen sich ein einzelnes negatives Detail heraus und dies bekommt für Sie eine viel höhere Bedeutung als andere Aspekte. Beispiel: Für eine Arbeit bekommen Sie viele positive Kommentare, eine Person äußert sich kritisch. Sie beschäftigen sich hauptsächlich mit der kritischen Bemerkung, als wäre dies die einzige oder wichtigste Rückmeldung gewesen.

Geringe Akzeptanz von Positivem: Sie lassen positive Erfahrungen für sich nicht gelten und machen sich selbst klein. Beispiel: Wenn Ihnen ein Freund Komplimente macht, dann glauben Sie, dass er das nur aus Höflichkeit gemacht hat.

Schwarz-Weiß-Denken: Wenn Ihnen nicht alles vollständig gelingt, glauben Sie an ein totales Scheitern. Es gibt nur „alles oder nichts", „gut oder schlecht", aber kein „sowohl als auch". Beispiel: Als eine Angst-Übung nicht vollständig klappte, sagte der Patient sich sofort, dass er versagt hat und beendete das Üben.

Zu hohe Erwartungen an sich selbst stellen: Sie stellen an sich selbst enorm hohe Ansprüche, fühlen sich als Versager, wenn Sie das nicht immer erfüllen können. Beispiel: Es unterlaufen Ihnen bei einer schwierigen Tätigkeit kleine Fehler. Sie sagen sich, dass Sie diese Fehler niemals hätten machen dürfen, statt auch zu sehen, dass Sie insgesamt viel geschafft haben.

Übertriebene Verallgemeinerung: Sie sehen ein einzelnes unangenehmes Erlebnis als Teil einer ewig gleichen Problematik an. Beispiel: Wenn Sie einen Fehler machen, sagen Sie sich, dass Sie das immer so tun und sich dies auch nie mehr ändern wird.

Voreilige Schlussfolgerungen ziehen: Sie interpretieren Dinge negativ, obwohl es keine eindeutigen Fakten gibt, die Ihre Schlussfolgerung stützen. Sie denken beispielsweise, dass sich jemand Ihnen gegenüber ablehnend verhält, ohne dieses nachzuprüfen. Oder Sie erwarten, ohne sichere Hinweise hierfür zu haben, dass etwas schlecht ausgehen wird, sehen die Katastrophen voraus. Beispiel: Vor einem Gespräch sagen Sie sich immer wieder, dass Sie sich lächerlich machen werden, der andere Sie durchschauen kann. Sie glauben dann auch, im Gespräch Zeichen beim anderen hierfür zu entdecken, ohne das Nachzufragen. Hinterher sagen Sie sich, dass Sie ja gleich gewußt hätten, dass das Gespräch schlecht verlaufen würde.

Aus negativen Gefühlen Fakten machen: Sie unterstellen, dass Ihre negativen Gefühle die Realität widerspiegeln, ohne sich mit den Fakten zu beschäftigen. Beispiele: Sie fühlen sich minderwertig, also sind für Sie andere Menschen „objektiv" auch wertvoller als Sie. Entsprechend verhalten Sie sich im Beisein von anderen so, als wären diese insgesamt überlegen.

Übertriebenes Verantwortungsgefühl: Sie beschuldigen sich für den Misserfolg von Dingen, für die Sie gar nicht vollständig verantwortlich sind. Beispiel: Als der Chef unzufrieden mit einer Arbeit war sagten Sie sich, dass Sie Schuld wären und fühlten sich entsprechend schlecht – dabei hatten mehrere andere Kollegen auch wichtige Anteile daran.

Inhalte der Angstbewältigungsgruppe

- Was ist Angst?
- Wie entstehen Angsterkrankungen?
- Welche Angsterkrankungen gibt es?
- Welche Behandlungsmöglichkeiten gibt es?
- Was kann man selber dagegen tun?

Gruppenregeln

1. Schweigepflicht
2. Einander ausreden lassen
3. Pünktlichkeit
4. Regelmäßige Teilnahme

Vorstellungsrunde – Patientengruppe

1. Bitte stellen Sie sich kurz vor.
2. Wegen welcher Ängste nehmen Sie an unserer Gruppe teil?
3. Wie lange bestehen diese Ängste bereits?
4. Was haben Sie bisher unternommen, um Ihre Ängste zu bewältigen?

Vorstellungsrunde – Angehörigengruppe

1. Bitte stellen Sie sich kurz vor.
2. Welcher Ihrer Angehörigen ist von welcher Angststörung betroffen?
3. Wie lange bestehen bei Ihrem Angehörigen bereits Ängste?
4. Was erwarten Sie persönlich von der Teilnahme an dieser Gruppe?

Was ist Angst?

- Angst ist ein normales Gefühl.
- Angst äußert sich unterschiedlich.
- Angst hat verschiedene Gründe.

Angst ist immer notwendig und sinnvoll als ...

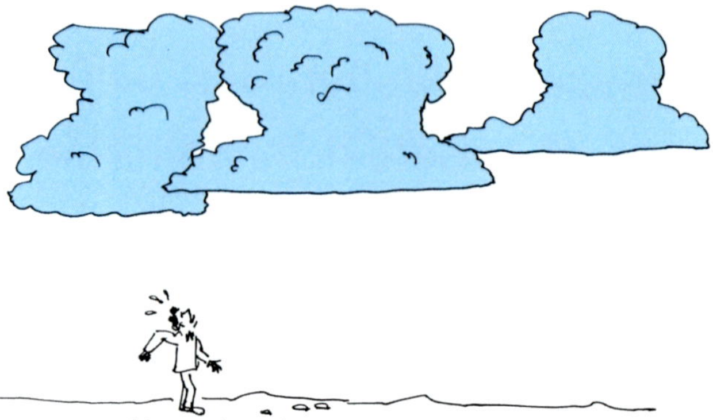

... Alarmsignal

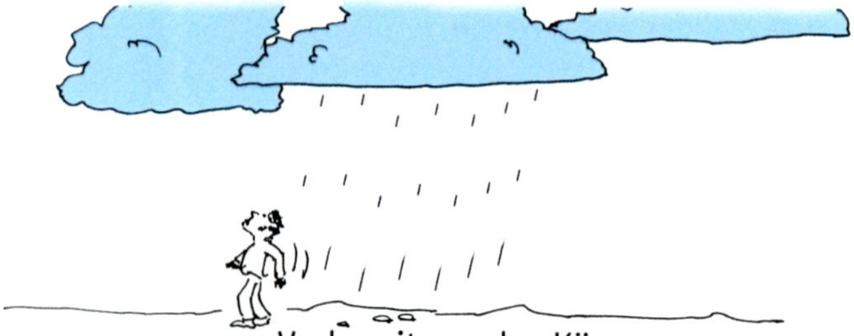

... Vorbereitung des Körpers

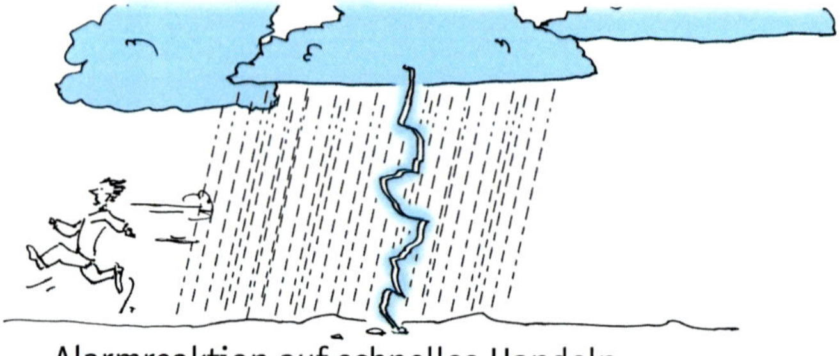

... Alarmreaktion auf schnelles Handeln

Autonomes Nervensystem

Dazu gehören:

- Bestimmte Gehirnareale (z.B. Hypothalamus und Hypophyse)
- Sympathisches Nervensystem (Aktivierung)
- Parasympathisches Nervensystem (Entspannung)

Typische Reaktionen des Sympathikus

Dazu gehören beispielsweise:

- Erhöhung von Herzschlag und Blutdruck durch Engstellung spezifischer Blutgefäße
- Anspannung der Skelettmuskulatur
- Erweiterung der Bronchien
- Bereitstellung von Energie durch Ausschüttung von Blutzucker

Typische Reaktionen des Parasympathikus

Dazu gehören beispielsweise:

- Verlangsamung des Herzschlags und Blutdruckabfall durch Weitstellung spezifischer Blutgefäße
- Verengung der Bronchien
- Erschlaffung der Skelettmuskulatur

Stressreaktion

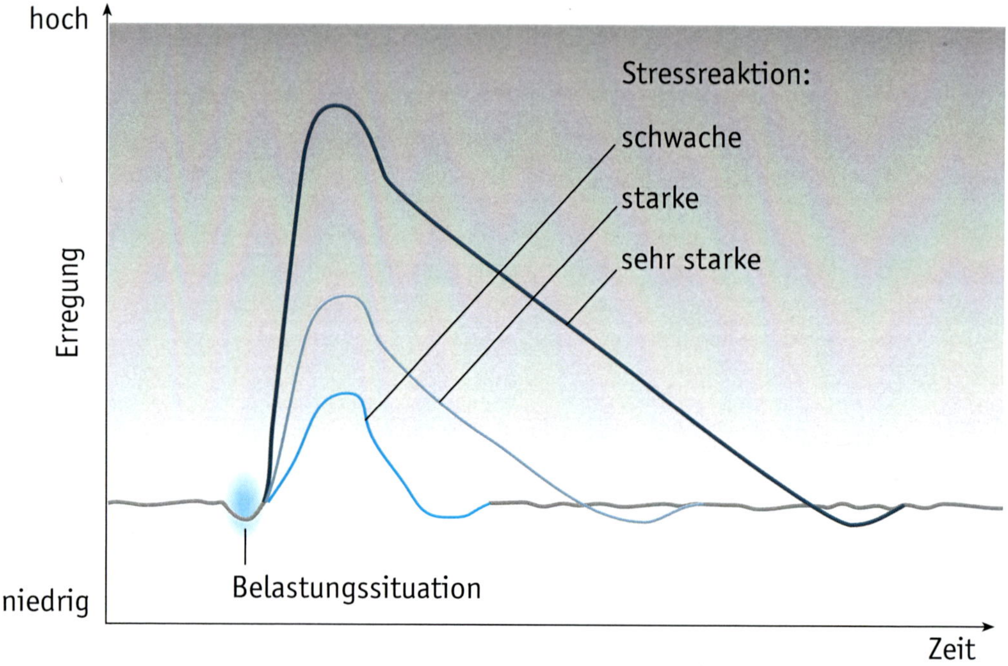

Stress und Angstreaktion im Alltagsleben

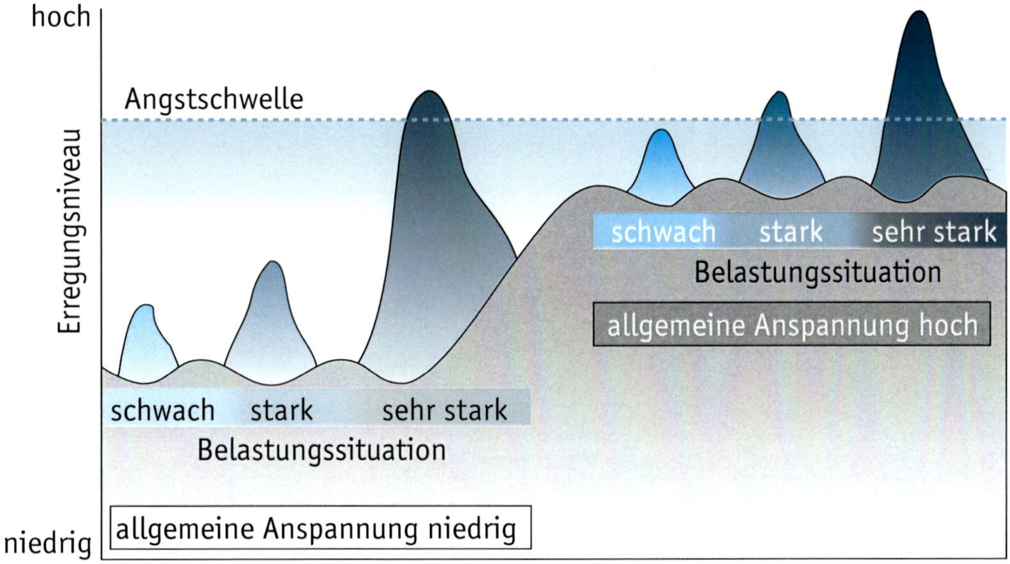

Angst hat immer vier Anteile

Körper:

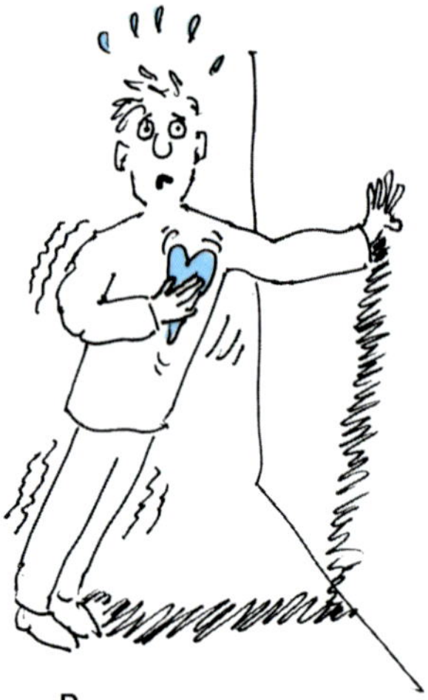

z.B.
Herzrasen, Schwitzen

Denken:

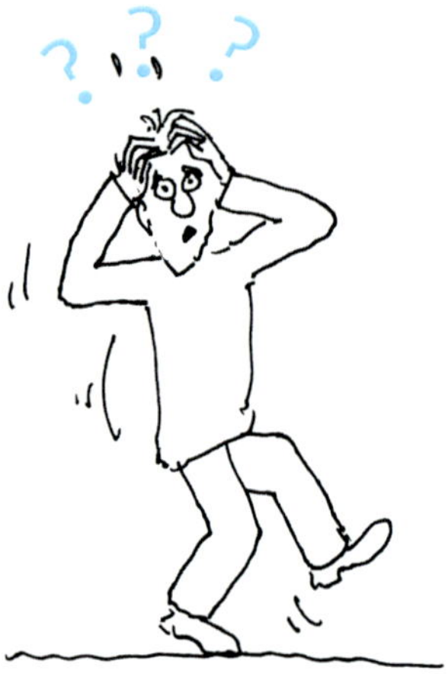

z.B.
„Es wird etwas Schlimmes geschehen", „Ich muss hier raus"

Fühlen:

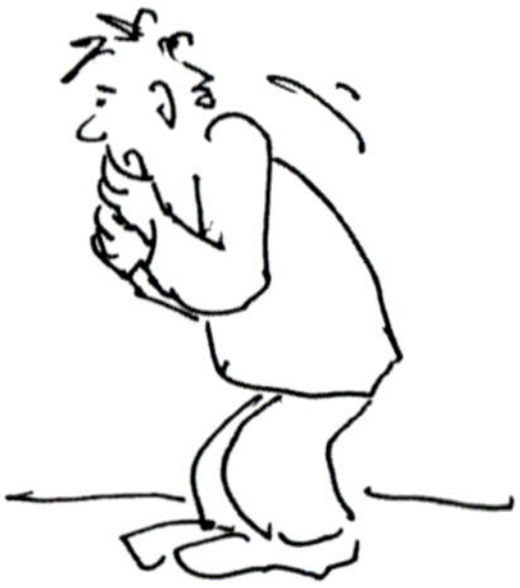

z.B.
„Ich fühle mich hilflos, verzweifelt"

Verhalten:

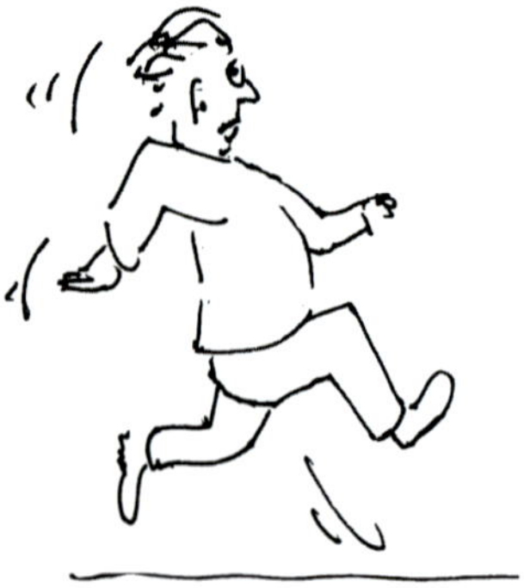

z.B.
vermeiden, flüchten

H. Alsleben, A. Weiss, M. Rufer, B. Karwen, I. Hand, Klinik und Poliklinik für Psychiatrie und Psychotherapie der UKE Hamburg

Stellen Sie sich eine typische Angstsituation vor!

- Welche körperlichen Symptome treten bei Ihnen auf?
- Was denken Sie dabei?
- Und was fühlen Sie?
- Wie verhalten Sie sich typischerweise?

Angst wird zur Krankheit, wenn ...

... sie unangemessen stark ist.

... sie zu häufig und zu lange auftritt.

... man das Gefühl hat, die Kontrolle zu verlieren.

... man Angstsituationen häufig vermeidet oder aus ihnen flüchtet („Angst vor der Angst").

... man einen starken Leidensdruck verspürt.

Aufzugsangst

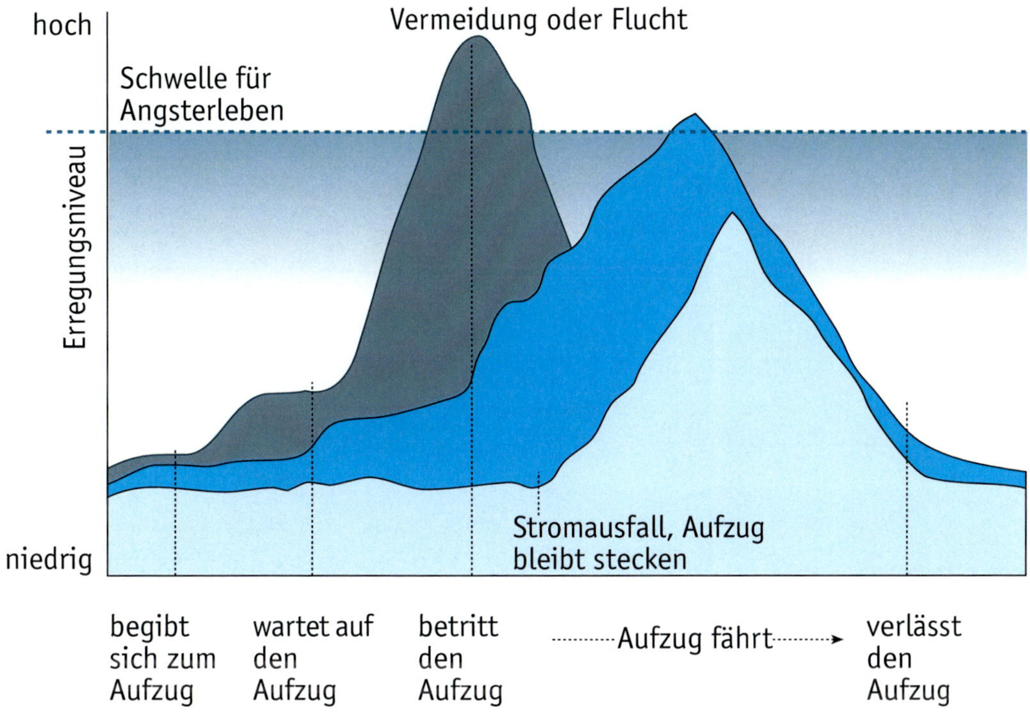

Wie viele Menschen sind von Angst betroffen?

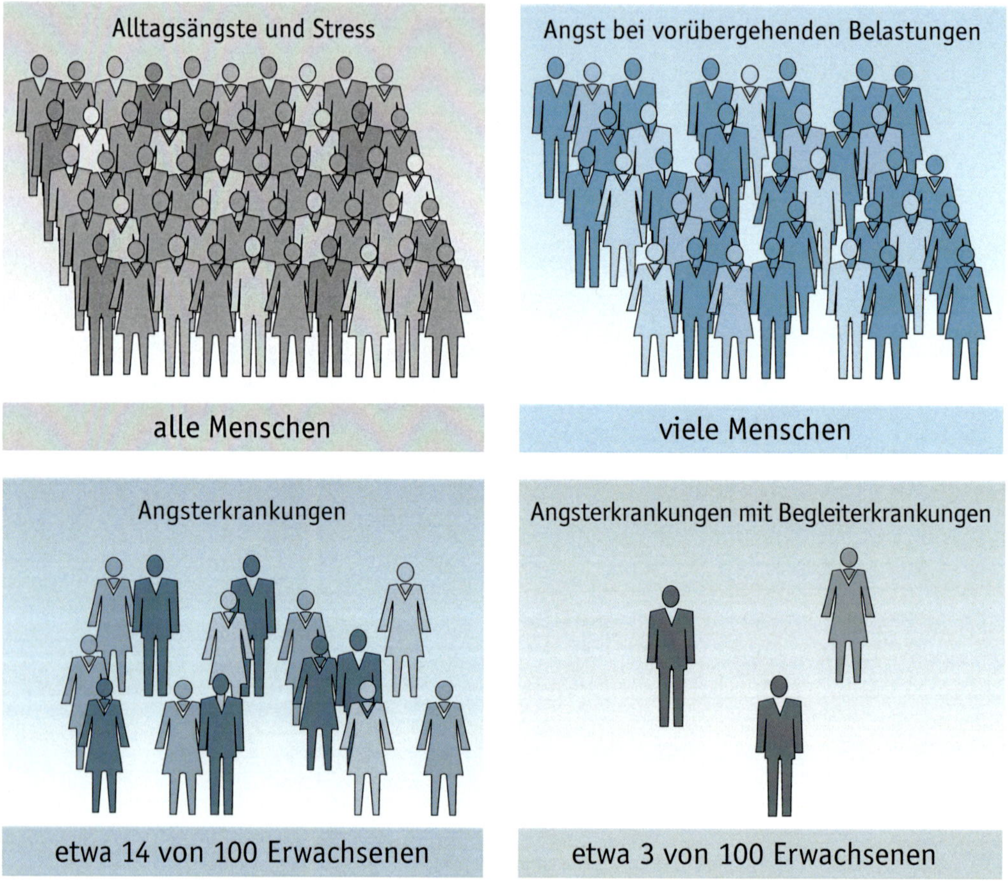

Panikstörung

Eine Panikstörung erkennt man an ...

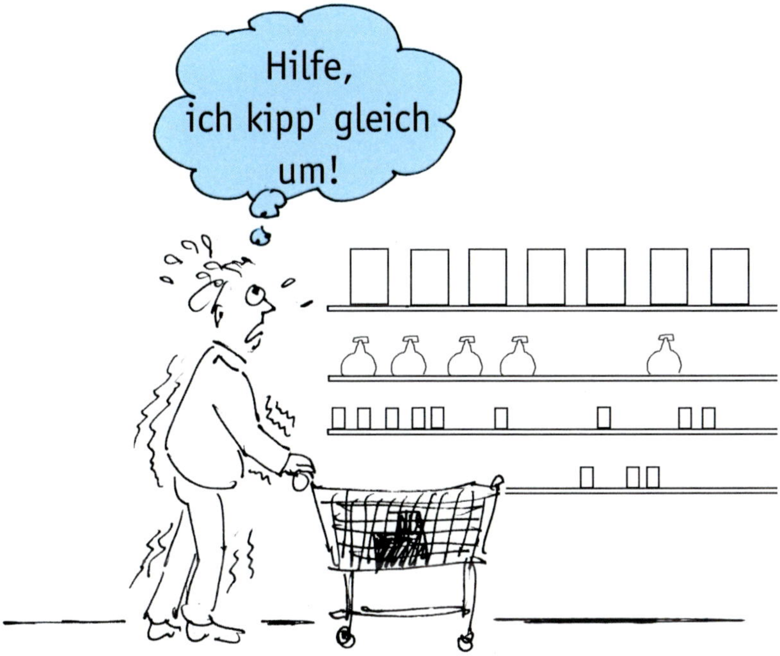

„Panikattacken aus heiterem Himmel",
für die es keine Erklärung gibt.

Agoraphobie (Platzangst)

Eine Agoraphobie erkennt man an ...

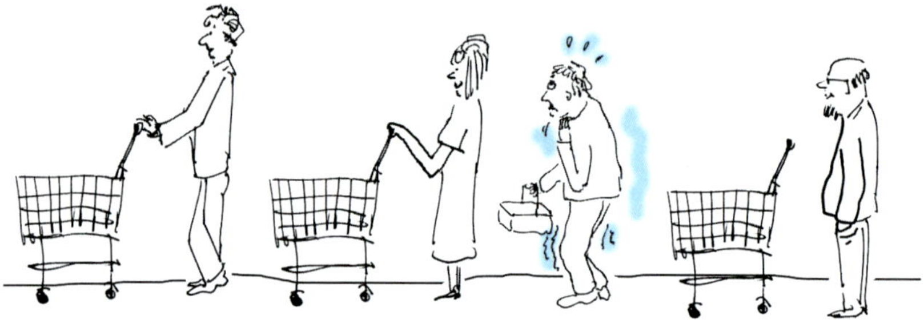

Unbegründet starke Angst vor Plätzen; Menschenmengen; Verkehrsmitteln; Angst, zusammenzubrechen; Angst, Schlange zu stehen

Soziale Phobie

Eine soziale Phobie erkennt man an ...

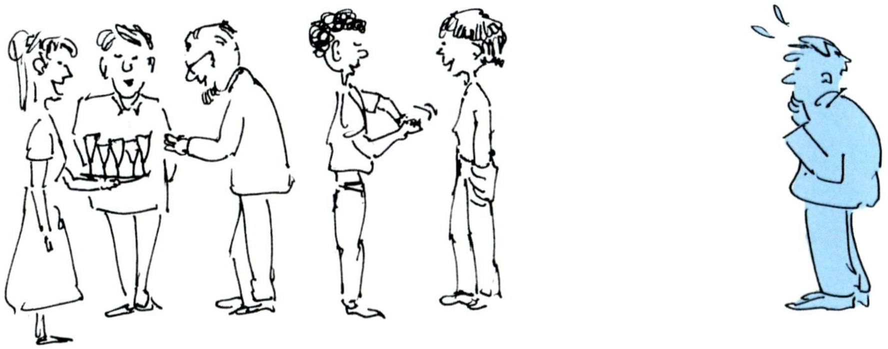

Unbegründet starke Angst in sozialen Situationen,
z.B. bei der Teilnahme an einer Geburtstagsfeier

Spezifische Phobie

Eine spezifische Phobie erkennt man an ...

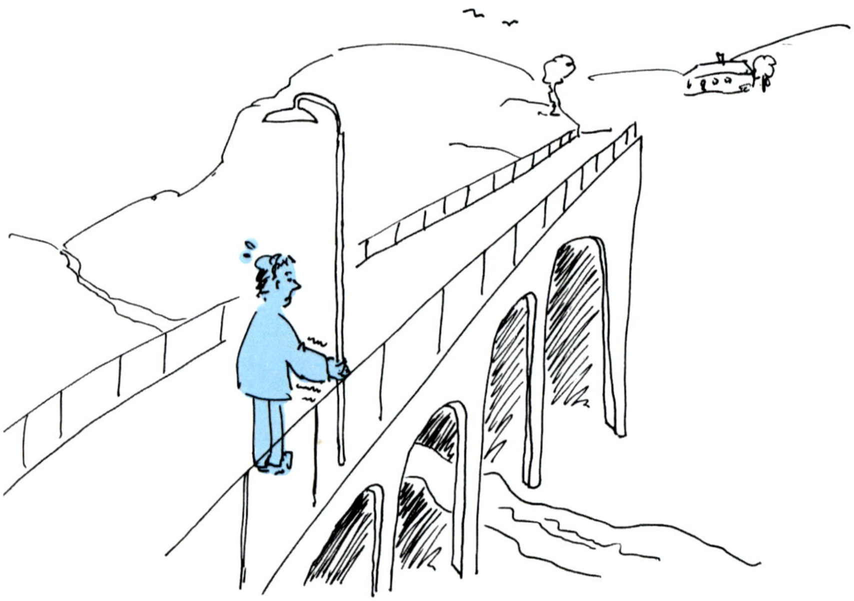

Unangemessen starke Angst, die auf einzelne Situationen beschränkt ist, z.B. Spinnenangst, Flugangst, Höhenangst

Gemeinsamkeiten von Phobien

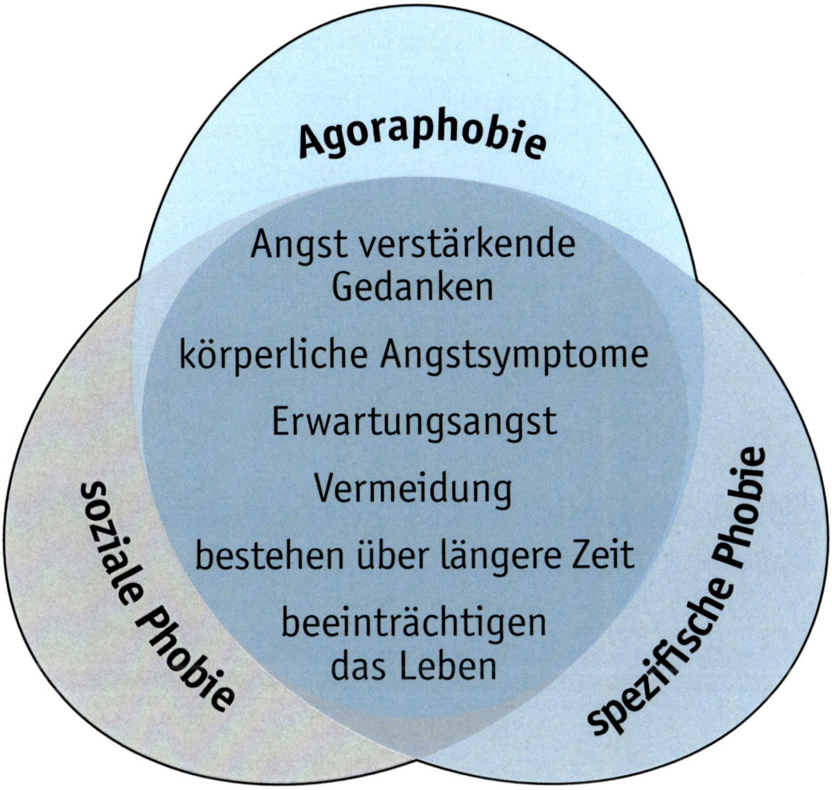

Wodurch können Angststörungen entstehen?

- Negative Erfahrungen in der Vergangenheit
- Lernen am Modell
- Fehlende Lernerfahrungen
- Erbliche Veranlagung zu einer erhöhten Reaktionsbereitschaft
- Erhöhtes Stressniveau und Überlastung
- Vermeidungsverhalten
- Dauergebrauch von Alkohol oder Drogen, wie z.B. Marihuana

Teufelskreis der Angst

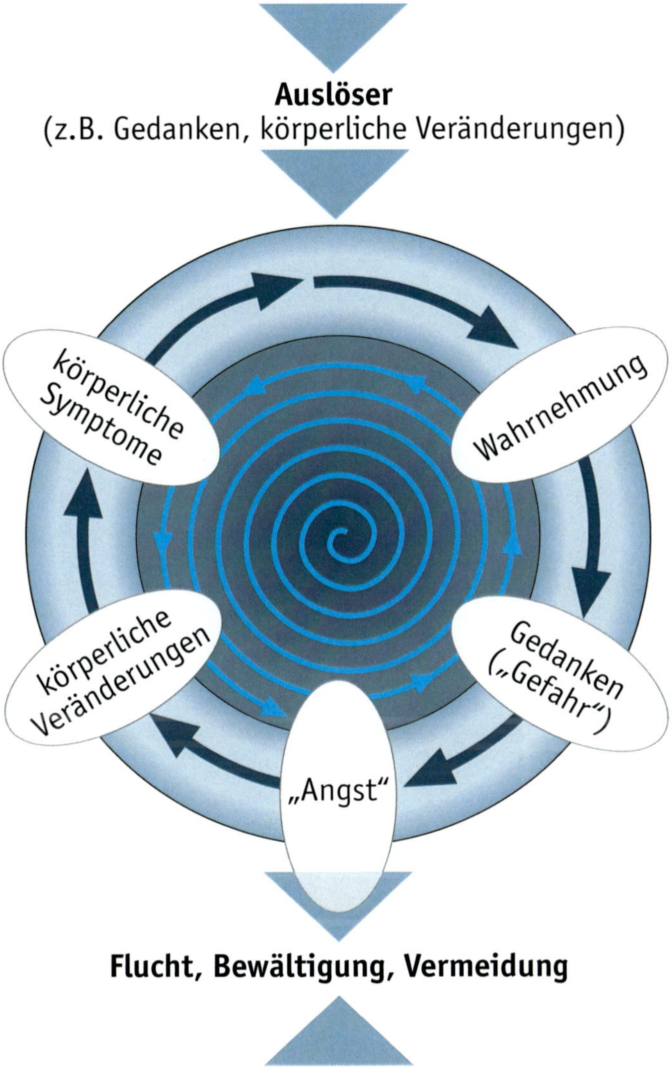

Was bei Angsterkrankungen problematisch ist ...

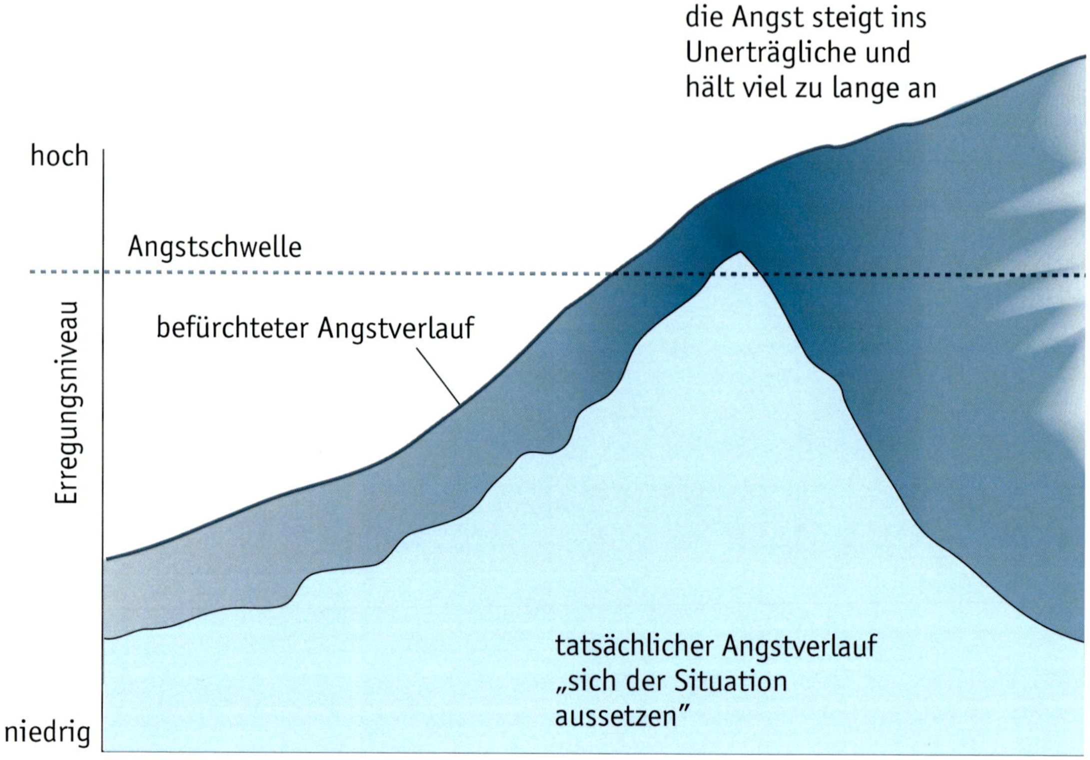

Was kann geschehen, wenn nichts gegen die Angst unternommen wird?

Mögliche Folgen:

- Zunehmendes Vermeidungsverhalten
- Hilflosigkeits- und Unsicherheitserleben
- Beeinträchtigungen in:
  - der Partnerschaft & Familie
  - Beruf
  - Freizeit & soziale Kontakte
- Alkohol-/Medikamentenmissbrauch
- Traurigkeit bis hin zu ausgeprägten Depressionen

Behandlungsmöglichkeiten

- Selbstbehandlung
- Behandlung mit professioneller Hilfe

Selbstbehandlungsstrategien

Vier Regeln:

- Reduktion der Erwartungsangst
- Verbleiben in der Angstsituation
- Neue Erfahrungen machen
- Angstreduktion erleben

Professionelle Behandlungsstrategien

1. Bausteine der Verhaltenstherapie
   - Vorgespräche (Verhaltensanalyse)
   - Exposition
   - Kognitive Techniken
   - Entspannungsverfahren
2. Medikamentöse Therapie
   (☞ wird später ausführlich erläutert)
3. Kombinationstherapie aus 1. und 2.

Expositionstherapie bei Agoraphobie

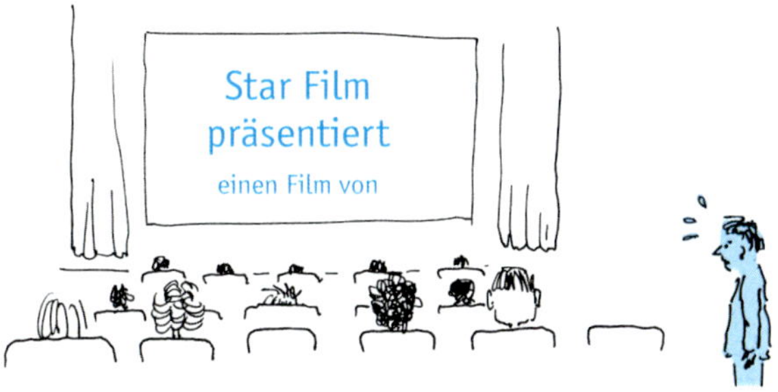

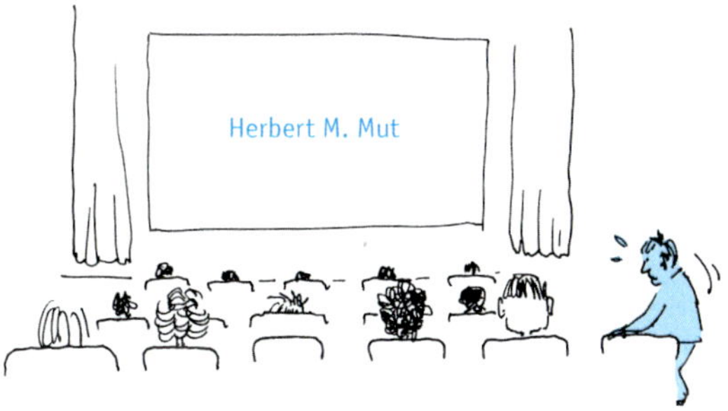

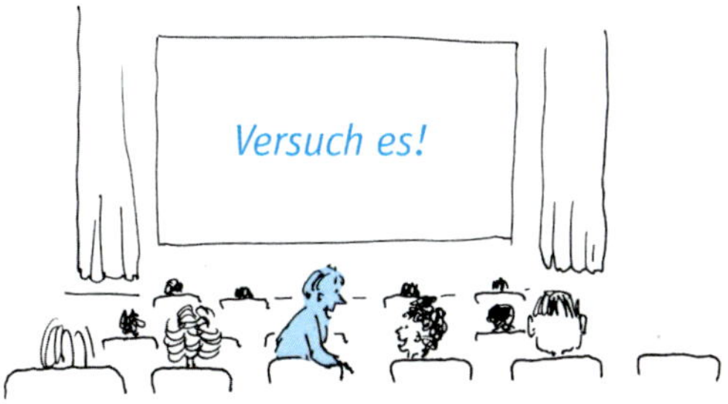

FOLIE 29

Expositionstherapie bei spezifischen Phobien

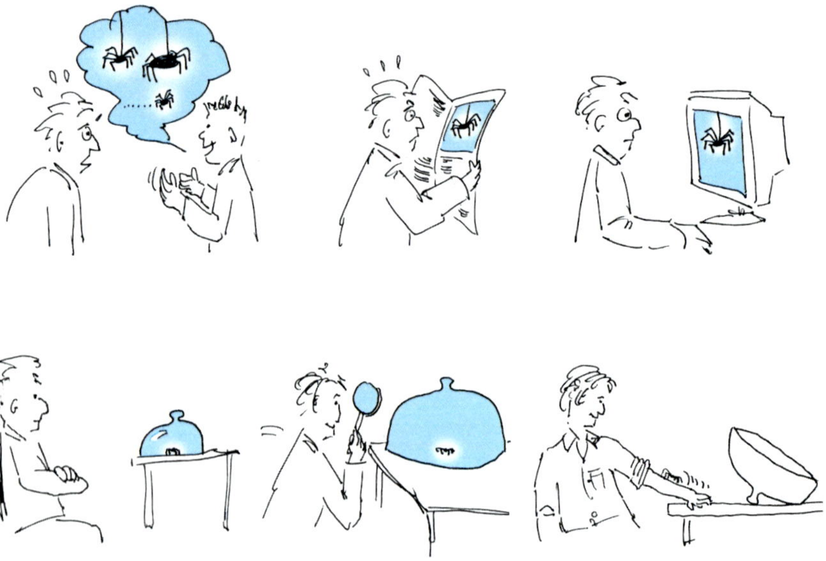

Expositionstherapie bei sozialer Phobie

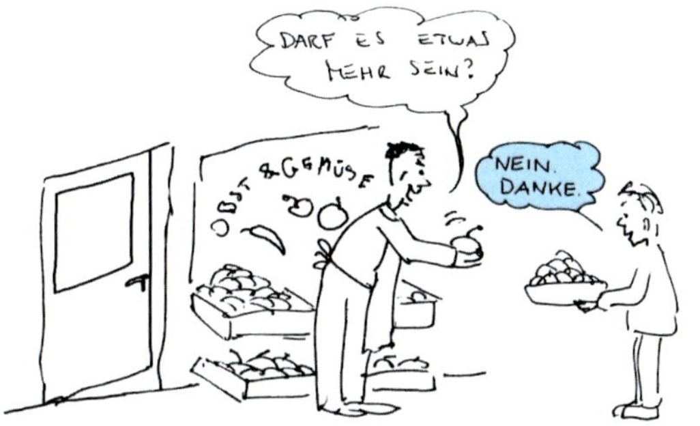

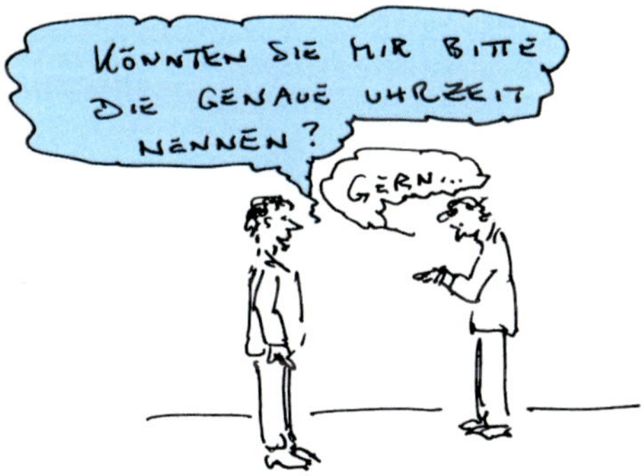

Medikamente bei Phobien und Panikstörungen

Meistens erste Wahl: Antidepressiva

Sorotonin-Wiederaufnahme-Hemmer (SSRI)
- Citalopram (z.B. Sepram®)
- Fluoxetin (z.B. Fluctin®)
- Fluvoxamin (z.B. Fevarin®)
- Paroxetin (z.B. Seroxat®)
- Sertalin (z.B. Zoloft®)

Trizyklische Antidepressiva
- Clomipramin (z.B. Anafranil®)
- Imipramin (z.B. Tofranil®)
- und weitere

Nur kurzfristig
(z.B. in akuter Krise)

Benzodiazepine
- Alprazolam (z.B. Tafil®)
- Diazepam (z.B. Valium®)
- Lorazepam (z.B. Tavor®)
- und weitere

Meistens nicht zu empfehlen

Betablocker
- Propanol (z.B. Dociton®)
- und weitere

Neuroleptika
- Fluspirilen (Fluspi®; Imap®)
- Promethazin (z.B. Atosil®)
- und weitere

Pflanzliche Präparate
- Baldrian
- Johanniskraut
- und weitere

Zusammenfassung: medikamentöse Behandlung

Erste Wahl: Antidepressiva

- Selektive Serotonin-Wiederaufnahme-Hemmer (SSRI)
- Einige Trizyklische Antidepressiva

Wichtig zu beachten:

- Die Wirkung von Antidepressiva tritt meistens erst nach 2–3 Wochen ein.
- In den ersten 1–2 Woche können Nebenwirkungen auftreten, die dann meistens trotz weiterer Medikamenten-Einnahme verschwinden.
- Die Medikation sollte immer sorgfältig mit Ihrem Arzt besprochen werden.
- Benzodiazepine/Tranquilizer wirken zwar sofort, können aber abhängig machen. Daher, wenn überhaupt, nur kurzzeitige Einnahme von Benzodiazepinen in „Krisen"

Leben mit der Angst

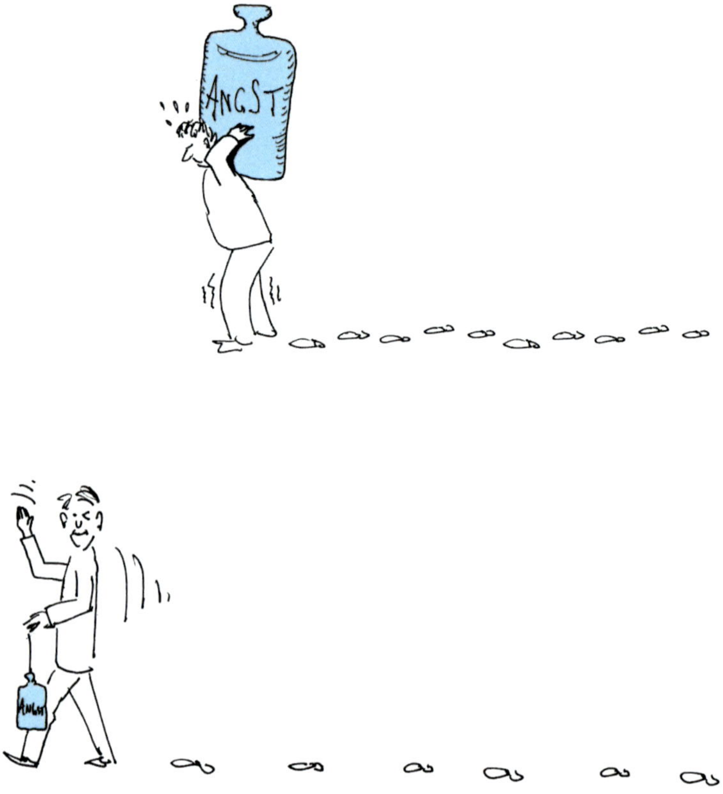

„Planungshilfe" – Was Sie beim Üben beachten sollten!

Ihre Übung sollte:

- mit Hilfe der „10 golden Regeln" zu 60–70% erfolgreich bewältigbar sein.
- klar umschrieben und zeitlich begrenzt sein.

Wichtig:

- Planen Sie nach dem „Prinzip der kleinen Schritte".
- Legen Sie Datum und Uhrzeit für die Übung vorher fest.
- Wenden Sie die „10 goldenen Regeln" an.
- Erweitern Sie die Übung nicht spontan um zusätzliche schwierigere Schritte.
- Wiederholen Sie die Übung später noch einmal.
- Entscheiden Sie sich zuvor für Ihre Belohnung.

Skala zur Einschätzung der Angstintensität

Diese Skala dient als Unterstützung, Ihr eigenes Angsterleben im Verlauf der Übungen besser einschätzen zu lernen.

Skala zur Einschätzung des Angsterlebens im Übungsverlauf („Angstkurve")									
Angstwert	0	1	2	3	4	5	6	7	8
Bedeutung	gar keine Angst		geringe Angst		merkliche Angst		starke Angst		Panik

Angstkurve

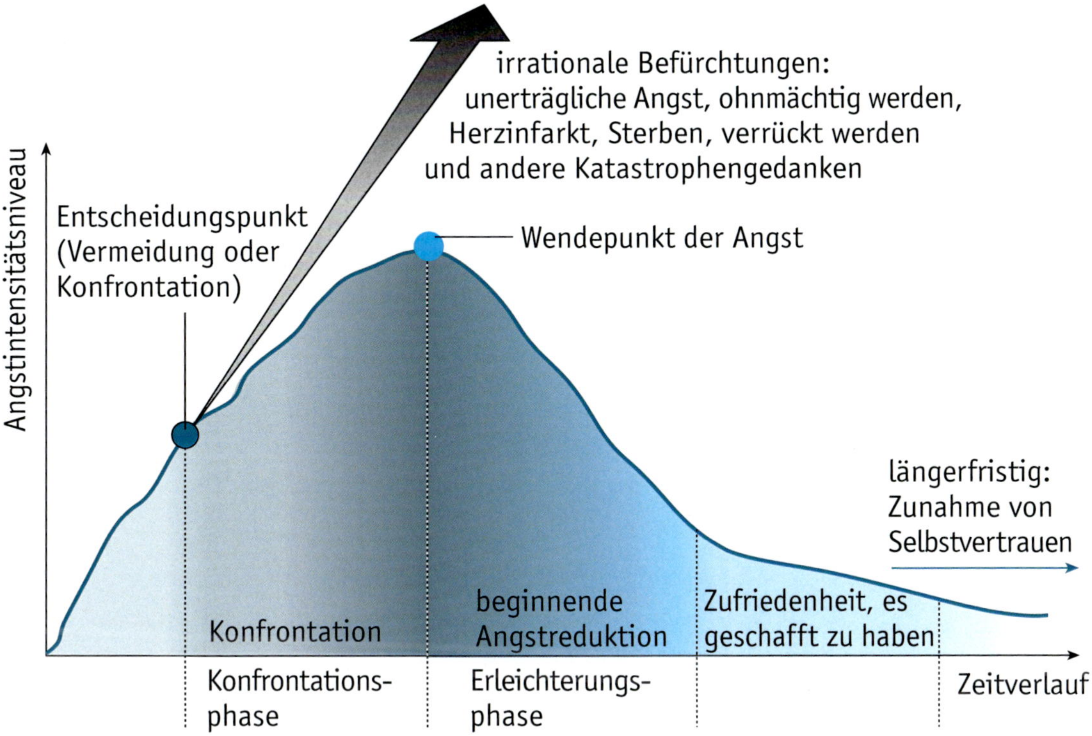
irrationale Befürchtungen:
unerträgliche Angst, ohnmächtig werden,
Herzinfarkt, Sterben, verrückt werden
und andere Katastrophengedanken
Angstintensitätsniveau
Entscheidungspunkt
(Vermeidung oder
Konfrontation)
Wendepunkt der Angst
längerfristig:
Zunahme von
Selbstvertrauen
Konfrontation
beginnende
Angstreduktion
Zufriedenheit, es
geschafft zu haben
Konfrontations-
phase
Erleichterungs-
phase
Zeitverlauf

Register

A

Q

R

S

T

U